환자 혁명

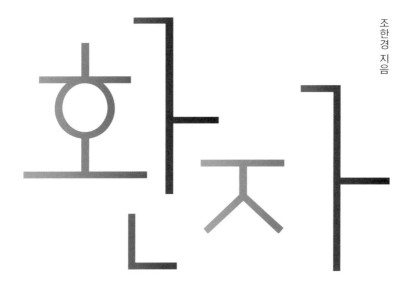

조한경 지음

환자

약과 병원에 의존하던 건강 주권을 회복하라

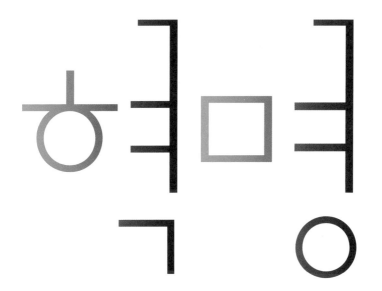

혁명

에디터
editor

매주 목요일이면 진료실을 비우는 이유

매주 목요일 오전.

진료실을 뒤로하고 '가주생협'으로 향한다. 한국의 한살림이나 아이쿱생협처럼 미국 로스앤젤레스 인근 한인들이 모여서 운영하는 생활협동조합이다. 가주생협의 '가주(加州)'는 캘리포니아를 뜻한다. 여느 생협과 마찬가지로, 농장 직거래를 통해 건강한 유기농 먹거리를 추구하고 실천하는 곳이다. 이곳에서 2년째 매주 목요일마다 다양한 주제를 놓고 건강 강의를 진행하고 있다. 10여 명에서 30명 사이의 소규모로 들쭉날쭉한 인원이지만 내게 그 가치는 대단하다.

처음 강의에 참석한 분들은 나를 보고 놀란다. 보통 건강 강의라고 하면 황수관 박사나 이상구 박사처럼 나이 지긋하신 분이 나올 줄 알았는데, 새파랗게 젊어 보이는 남자가 앉아 있으니 놀랄 수밖에. 주식

강의하게 생겼다는 말을 많이 들었다. 아니면 입시 학원 강사?

　바로 그것이 문제다. 사람들은 건강보다 주식에 관심이 더 많고, 재테크에 관심이 더 많다. 주식 강의나 대학 진학 정보 세미나였으면 엄마들이 구름처럼 몰렸을 것이다. 나처럼 새파랗게(?) 젊은 의사들이 건강 강의를 하고 다녀야 하는데 찾아보기 힘들다. 수요가 없어서 그럴 것이다. 말로는 "건강이 최고다" 혹은 "건강을 잃으면 다 잃은 것이다"라고 해도, 진짜 속마음들은 그렇지 않다. 얼마든지 성공과 건강을 맞바꿀 준비가 되어 있다. 물론 성공의 정의는 사람마다 다르겠지만, 나의 기준으로 볼 때 건강을 잃으면 그것은 무조건 실패다. "성공했지만 건강을 바쳤어……"와 같은 모순어법은 존재하지 않는다. 그것은 그냥 실패한 거다. 세상의 그 어떤 성공이라 할지라도, 건강을 잃는다는 것은 대가치고는 너무도 가혹하다. 겪어본 사람만 안다.

　목요일 건강 강의를 향하는 나의 발걸음이 경쾌한 이유는, 그저 답답한 진료실을 벗어나 기분 전환을 할 수 있어서가 아니다. 강의에 참석하는 사람들의 건강이 회복되는 기쁨을 만끽하는 곳이다. 단순히 듣고 깨닫고 행함으로써 '자신의 건강은 자신이 지키는 것'이라는 기본적인 진리가 현실로 이루어지는 곳이다. 바로 내가 힐링되는 곳이다.

　강의를 찾는 사람들은 다양하다. 생협 회원으로 생협 활동의 일환인 건강 강의까지 열심히 참석하는 사람들부터 그저 살을 좀 빼고 싶은 사람 혹은 당뇨나 고혈압 약을 끊고 고쳐보고 싶은 사람들 그리고 암 환자까지 그야말로 다양한 수강생들을 접하게 된다. 병원이 아니다 보니 개인적인 상담이나 진료는 전혀 이루어지지 않는다. '건강 강의' 제목 그대로 그냥 정보 전달의 장(場)일 뿐이다. 그런데 이 강의가 어쩌면 내게는 의사로서 가장 걸맞은 일을 하고 있는 시간인지도 모른다. 의사를 칭하는 '닥터(doctor)'의 라틴어 어원이 '가르치는 자, 인도하는 자'이기 때문이다. 조직화된 거대한 현대 의학의 틀 안에서 의사의 역할은 테크니션 수준으로 축소되어 있다. 약을 처방하거나 수술을 집도하는 기술자로 전락한 것이다. 인공지능으로 얼마든지 대체 가능한 직무를 수행하고 있는 경우가 많다. 환자를 가르치고 인도할 만한 진료 시간은 주어지지 않는다. 환자들도 못마땅해하고 의사들도 불만스러워하는 부분이지만 현재로선 개선의 여지가 보이지 않는다.

그래서 '진료'를 하는 것이 아니라, '강의'를 통해 사람들이 모르던 것을 가르쳐줄 뿐인데 그분들은 병이 나았다며 나에게 찾아와 고마움을 전한다. 내 입장에서는 당연한 결과들이지만, 환자들 입장에서는 기적처럼 느껴질 수 있다.

이런 기적 아닌 기적을 체험하는 이유는 간단하다. 현대인들의 질병 대부분이 음식을 비롯한 환경이 가장 큰 원인이기 때문이다. 당뇨, 고혈압, 고콜레스테롤혈증, 암은 물론 우울증이나 골다공증, 관절염조차 예외가 없다. 운이 없어 세균이나 바이러스에 감염되는 것이 아니다. 또 유전이기 때문에 꼼짝없이 당해야만 하는 운명의 장난도 아니다.

그 말은 현대 의학의 적극적이고도 강력한 군대식 대응을 필요로 하지 않는다는 것이다. 이런 적극적인 치료가 오히려 몸을 더 망가뜨리는 경우가 많다. 결국 병을 일으키는 것도, 병을 고치는 것도 음식과 환경이기 때문에, 우리 몸이 정상적인 기능을 하기 위해 꼭 필요로 하는 영양소와 환경을 제공해주고 의사는 뒤로 빠져주는 것이 오히려 도움이 되는 경우가 많다.

하지만 다양한 이유로 현대 의학은 지금 같은 방식의 적극적인 개입을 거두려 하지 않고, 환자들 역시 지금까지 병을 키워왔던 것처럼 아무것도 바꾸지 않고 계속해서 아무 음식이나 막 먹고 살면서 병을 고치는 것은 병원에서 의사들이 할 일이라는 그릇된 사고방식을 가지고 있다. 최첨단 의료 기술이, 인류를 구원할 신약 개발이, 과학이, 테크놀로지가 답을 갖고 있을 거라는 확신에 찬 환상에 빠져 있는 것이다.

돈은 남에게 맡기면 안 된다는 것을 잘 알면서, 막상 더 중요한 건강은 잘도 맡기는 것이 현대인의 모순된 모습이다. 응급처치와 성형이 아닌 이상, 현대인의 질환 중 대부분을 차지하는 성인병 치료 성공의 열쇠는 어디까지나 환자 자신에게 달려 있다. 본인의 질병에 대한 환자 스스로의 관심, 환자의 지식, 환자의 의지, 환자의 자신감이 치료의 시작이다.

환자가 주체가 되어 중심에 서지 않으면 그 어떤 병도 고칠 수 없다. 의사들은 그저 관리만 해줄 뿐이다.

내가 이 책을 쓴 이유다. 유튜브 채널을 통해 방송을 하는 이유다. 사람들에게 전해줄 정보는 넘쳐난다. 나의 건강을 어떻게 지킬 것인가? 남에게 맡길 것인가? 스스로 책임질 것인가?

2017년 가을에
조한경

차례

제3장 현대 사회 진단

제4장 건강을 결정짓는 5요소

제5장 2차 소견

제6장 환자 혁명

제1장

현대 의학 진단

현대 의학의
참담한 성적표

미국에서 하루에 의료 과실로 죽는 사람이 몇 명이나 될까?

무려 700명이 넘는다. 하루에 점보 여객기가 두 대씩 추락하는 꼴이다. 누가 감히 이런 낭설을 퍼뜨리고 다니는가? 2016년 5월 국제 학술지 《영국 의학 저널》에 실린 존스홉킨스대 마틴 매커리(Martin Makary) 교수 연구팀의 보고에 따르면, 미국에서 2013년 기준 3541만 6020명이 입원했고 의료 과실로 25만 1454명이 사망한 것으로 파악됐다. 전체 사망자의 9.5%에 해당하고, 심장 질환과 암에 이은 미국인 사망 원인 3위로 호흡기 질환, 사고, 뇌졸중, 알츠하이머로 인한 사망보다 높았다. 연간 약 25만 명.

내용을 살펴보면 더 놀랍다. 《미국의사협회지》가 발표한 연간 의료 과실 사망자 25만 명의 사망 원인을 분석해보면 '의약품의 부정적 효과'가 10만 6000명으로 가장 많았고, 병원 내 감염이 8만 명, 약 처방 외에 의료진의 실수 2만 명, 불필요한 수술 1만 2000명, 병원 내 약 처방 실수 7000명 순이었다.

'의약품의 부정적 효과'란 무엇을 의미할까? 의료진의 실수가 아니라는 뜻이다. 올바르게 처방된 약이었으나 환자가 이를 복용하고 약물 부작용으로 사망한 것을 의미한다. 마이클 잭슨, 휘트니 휴스턴, 지미

헨드릭스, 엘비스 프레슬리······ 등 수많은 유명 인사들의 사망 원인이기도 하다.

병원 안전 평가 회사인 리프프로그(Leapfrog)의 보고서는 더욱 절망적이다. 적게는 5%에서 많아봐야 20% 미만의 의료 과실만 정상적으로 보고되고 있다는 것이다. 이는 무엇을 뜻하는가? 만약 의료 과실에 의한 사망이 정확하고 완벽하게 보고되었다면, 지금의 연간 의료 과실 사망자 수보다 훨씬 많은 통계가 나올 수 있다는 것이다. 참고로, 2013년 10월 리프프로그가 집계한 연간 의료 과실 사망자 수는 44만 명에 달했다.

그나마 미국이 한 가지 나은 점은 의료 과실이 활발하게 공론화되고 있다는 점이다. 그리고 의료 사고가 났을 때 소송을 통해 막대한 보상금을 받을 수 있다. 의사들도 의료 과실 사고를 대비한 보험에 의무적으로 가입해야 한다. 이는 의료비 증가로 이어져 결국 부담은 환자들 몫이 된다. 하지만 피해 환자들에겐 금전적 보상을 통해 조금이라도 억울함을 보상받을 장치가 갖춰져 다행이라고 할 수 있다. 적어도 한국에서처럼 억울함 때문에 병원 앞에서 1인 시위를 하거나 병원 대기실에 드러누울 필요가 없다.

매커리 교수는 보고서에서 "의료 과실은 나쁜 의사에 의해 유발되는 게 아니며, 처벌이나 법적 대응으로만 풀어갈 문제도 아니다. 의료 과실의 구조적 문제를 해결해야 소중한 생명을 잃지 않는다"고 강조했다. 내가 가장 공감하는 부분이다. 나의 질문은 왜 이런 위험천만한 의술을 고집하느냐는 것이다. 다른 방법이 없다면 모를까······.

현대 의학은 인간의 건강에서 다음과 같은 매우 중요한 관점들을 놓치고 있다.

- 스트레스와 스트레스가 생체 활동 및 면역력에 미치는 악영향
- 운동 부족
- 영양소 결핍
- 화학 물질에 범벅이 된 변형된 토양에서 자란 채소와 과일
- 식품첨가물과 가공식품
- 셀 수 없이 많은 환경호르몬

인간의 몸을 전체적으로 보지 않고 지나치게 세분화해서 들여다보는 분위기와 테크놀로지나 약물에만 의존하는 풍토 때문에 현대 의학은 큰 그림을 놓치고 있다. 질병의 원인이 되는 환경을 바꾸고 환자들에게 올바른 정보를 전달하는 데 힘을 쏟는 것이 아니라, 고가의 의료 장비나 의약품 그리고 수술의 남용을 통해 오히려 건강을 해치고 있는 실정이다. 현대 의학이 이러한 방향으로 나아가는 것은 '질병 예방'에 무관심한 결과다. 비타민과 영양소들을 효과적으로, 그리고 약리적으로 사용하는 방법에 대한 연구와 투자가 전혀 이루어지지 않기 때문이다. 제약 회사가 주도하는 과학에 그저 끌려다니고 있기 때문이다. '예방'은 돈이 안 되지만, 의료는 '산업'이기 때문이다.

의료 산업이란 단어가 아무렇지 않게 자연스러운 사람들도 있겠지만 나에겐 매우 불편하게 들리는 이유다. 산업으로서의 의료 시스템 속에선 의사도 생존경쟁을 해야 한다. 제약 회사 주도의 의료에 코가 꿰여 따라가거나 전공을 못 살리고 미용과 같은, 소위 돈이 되는 진료

과목으로 외도할 수밖에 없는 것이 현실이다.

개혁을 가로막는 것이 무엇인지 우리는 잘 알고 있다. 막강한 권력을 가진 제약 회사를 주축으로 포진해 있는 의료 산업이 가장 큰 원인이다. 그들이 모든 의학 연구에 자금을 지원한다. 제약 회사들이 의과대학과 대형 종합병원을 후원하고, 저명한 의학 저널의 최대 광고주 노릇을 한다. 막대한 자금을 바탕으로 과학자들과 학계 인사들을 포섭하여 자신들의 목적을 지지하게 만든다. 돈의 영향으로 신약과 새로운 치료법들에 대한 날카로운 지적이나 비판이 무뎌지고 의사들은 여과 없이 새로운 기술과 신약을 받아들이는 풍토가 만연하다. 대형 병원과 의학계 그리고 정부 보건 당국에 포진해 있는 인사들을 들여다보면 이해관계의 충돌이 심각하다는 것을 확인할 수 있다.

한 예로 2003년 보고 자료에 따르면, 미국 신약 허가에 자문 역할을 맡은 임상시험심사위원회(Institutional Review Board) 소속 의사 중 절반 가까이가 제약 회사의 고문을 겸직하고 있는 것으로 나타났다. 일반 대중은 이러한 상황을 전혀 인지하지 못하고 있다. 가습기 살균제의 안전성을 평가하는 검사 담당관이 가습기 살균제 제조업체 고문이라면 편치 않을 것이다. 한발 더 나아가 의사들이나 의대생들에게 영향력을 행사할 수 있는 유명한 의과대학 교수들이나 학계의 거물들이 제약 회사 고문으로 재직하는 경우도 흔하다. 이런 타락한 시스템의 전면적인 개혁이 필요하다.

유럽인들은 종교개혁을 단행했다. 프랑스는 왕권주의를 없애고 민주주의를 시작했다. 무슨 뜻인가? 주권이 귀족에서 국민들에게 넘어왔다. 권력을 쥐고 있던 기득권 세력은 그 권력을 국민들에게 이양하길 원치 않는다. 당연한 현상이다. 하지만 거대한 흐름을 막을 수는 없다. 우리나라도 정치가 바뀌고 있다. 그리고 이제는 의료가 바뀌어야 할 때다. 제약 회사와 의료계가 틀어쥐고 있는 의료 권력이 환자들에게 넘어와야 한다. 그것이 환자 혁명이다. 깨어 있는 시민의 조직된 힘이 정치를 바꿀 수 있었다면 환자들이 먼저 깨어나는 것이 환자 혁명의 첫걸음이다. 의학적 배경이 없는, 아무것도 모르는 환자들이 의료를 망칠까 봐 걱정인가? 정치권력을 놓지 못했던 독재자들도 똑같은 염려를 했다.

의과대학의 교육과정부터 현장에서의 환자 보호에 이르기까지 현대의 의료 시스템은 광범위하고 전면적인 개혁을 필요로 한다. 무엇을 어떻게 바꾸어야 하는가에 대해 의학계와 보건 당국이 정직하지 못하다면 우리는 개혁을 이룰 수 없다. 하지만 열쇠는 환자들이 쥐고 있다. 환자들이 관심이 없다면 변화는 일어나지 않을 것이다. 우리 정치가 오랜 세월 무관심으로 인해 구태를 답보해왔듯이. 환자는 소비자이고, 변화는 소비자만이 이끌어낼 수 있기 때문이다.

제약 회사:
현대 의학의 가장 큰 비극

　현대 의학의 가장 큰 비극은 제약 회사가 의료계를 장악했다는 데 있다. 그게 뭐 어떠냐는 식으로 아무런 문제의식조차 갖지 않는 사람도 있겠지만, 이는 심각한 문제다. 어떤 문제가 있을까? 제약 시장을 주도하는 거대 다국적 제약 회사의 면면을 살펴보면 답이 나온다.

　제약 회사의 첫째 목표는 매출 증대와 이윤의 극대화다. 그 외의 다른 목표는 없다. 질병을 정복한다거나 건강한 세상을 만드는 것과 같은 고결한 목표를 갖고 있지 않다는 것이다. 매출을 올려 회사의 주가를 띄울 수만 있다면 그걸로 족하다. 결코 환자들을 섬기지 않고 주주들의 이익을 대변한다. 거대 다국적 제약 회사의 홈페이지에 들어가보면 그대로 적혀 있다. 회사의 비전과 목표가 그렇다고 당당하게 명시되어 있다. 기업이기 때문에 그렇다. 숨김없이 당당하게 적어놓았건만 환자들과 의사들만 모르는 듯하다.

　최근에 미국 내 처방 의약품 가격이 가파르게 상승하고 있다. 약품의 종류와 분야를 가리지 않고 일반적인 상식을 뛰어넘는 폭의 가격 상승이다. 이러한 미국 의약품 가격 급등 스캔들을 보면 거의 갈취, 사기 수준의 범죄에 가깝다. 《뉴잉글랜드 의학 저널(NEMJ)》에서 이 문제의 심각성을 폭로했고, CBS뉴스와 〈60분〉 같은 시사 프로에서도 비중 있게 다루었다.

미국민의 처방약 지출 비용은 2013년 3260억 달러 수준이었던 것이 점차 증가하여 2018년에는 1조 3000억 달러로 치솟을 전망이다.

2015년에는 미국 역사상 최악의 의약품 가격 스캔들이 발생했다. 62년 전에 출시된 약 가격이 갑자기 한 알에 736달러로 급등하는 사건이 일어난 것이다. 전직 헤지펀드 매니저였던 마틴 슈크렐리(Martin Shkreli)는 튜링(Turing Pharmaceutical)이라는 벤처 제약 회사를 설립하고 에이즈 치료제로 쓰이던 다라프림(Daraprim) 판권을 사들인 뒤 한 알에 13.5달러이던 약값을 하루 만에 736달러로 올려버렸다. 환자 입장에서는 하루아침에 약값이 55배 상승한 것이다. 이 때문에 환자들은 생명 유지를 위해 연간 10만 달러에 달하는 약값을 지불해야 하는 상황이 벌어진 것이다.

비난 여론이 거세지면서 마틴 슈크렐리는 의회 청문회까지 불려가는 신세가 되었지만 이는 그만의 문제가 아니었다. 2013년 10월 천식 치료제 알부테롤(Albuterol) 2mg 100정 한 병의 가격은 11달러였으나, 2014년 4월부터 434달러로 급등했다. 이는 4000%에 달하는 가격 상승이다. 간질·편두통 치료제 디발프로엑스(Divalproex Sodium) ER의 경우, 2013년 10월 80정에 31달러였던 것이 2014년 4월 234달러로 상승했다(736% 증가).

그 밖에 항생제 독시사이클린(Doxycycline)은 6.3센트에서 3.36달러(5300%)로, 항고혈압세 캡토프릴(Captopril)은 1.4센트에서 39.9센트(2800%)로, 항우울제 클로미프라민(Clomipramine)은 22센트에서

8.32달러로 증가(3780%)하였고, 콜레스테롤 억제제 프라바스타틴 (Pravastatin)은 2013년 10월부터 2014년 4월까지 가격 상승률 573%를 기록하면서, 미국 소비자들에게 연간 59억 달러의 비용 부담을 안겼다. 누군가 돈을 벌기 위해 전 국민의 부담이 상승한 것이지 다른 이유나 설명은 없다.

항암 치료제 트레티노인(Tretinoin)의 1개월 치(10mg 40캡슐) 비용은 1100달러다. 이 약에 포함된 유효 성분의 원가는 80센트에 불과하다. 이쯤 되면 사기 아닌가?

제약 회사들은 의약품 가격이 비싼 이유를 연구개발 비용 때문이라고 항변하지만, 40년 전 출시된 항암제도 여전히 가격이 높다. 병의 위중에 따라 약값이 책정된다고 보는 것이 맞다. 지푸라기라도 잡고 싶은 암 환자에겐 부르는 게 값이다.

미국 내 제약 회사들의 마케팅 지출 대비 연구개발비는 19：1이다. 연구개발 비용 1달러당 19달러의 마케팅 비용을 지출하는 셈이다. 그리고 의회 로비 비용으로는 연간 1억 8000만 달러를 지출한다. 연구개발 비용 때문에 약값이 비싸다는 것은 옹색한 변명에 지나지 않는다. 제약 회사의 사업 목적이 질병 퇴치에 있다고 믿는 것은 허상이다.

신자유주의 시장경제 논리란 미명 아래 이런 담합이나 폭리를 규제하지 못하기 때문에 오바마케어나 메디케어는 실패할 수밖에 없다. 이런 말도 안 되는 약값을 충당하기 위해 월 건강보험료가 올라갈 것이고, 그 부담은 고스란히 국민의 몫으로 돌아오게 되어 있다. 이미 오바마케어는 전 국민 의료보험이 아닌 '강제보험'으로 혜택보다는 중산층의 경제적 부담만 가중시키고 있다는 지적이다. 그리고 한국 정부가

밀어붙이려 하는 의료보험 민영화는 미국처럼 전문의약품 가격을 폭
등시킬 수 있는 기틀을 만들어주는 것이다.

　이렇듯 돈에 철저한 제약 회사들이다 보니 로비도 극심하다. 미국
에서 제약 산업은 가장 로비가 심한 산업 분야 중 하나다. 군수업체나
오일이 아니라 제약 회사다. 미국 상하원 의원 1인당 2.5명의 제약 회
사 로비스트가 활동한다. 입법기관뿐만 아니라 보건 당국도 제약 회사
가 쥐고 있다. 미국 식품의약국(FDA) 내 신약 허가 부서 재정의 60%
가 제약 회사로부터 온다. FDA는 제약 회사가 소유하고 있다고 봐
도 무방하다. 1992년 미 의회는 '전문의약품 허가 신청자 비용 부담법
(Prescription Drug User Fee Act)'을 통과시켰다. 신약을 허가받기 위해 들
어가는 비용을 제약 회사가 부담한다는 내용의 법안인데, 바꿔 말하
면 FDA를 돈으로 매수하겠다는 뜻이다. 그 결과, 2010년 제약 회사
가 신약 신청 비용으로 FDA에 지급한 금액이 5억 6920만 7000달러
에 달했다. 제약 회사가 FDA에 지급한 항암제 신약 신청비는 건당 평
균 140만 5500달러에 이른다(2010년 기준). 특이한 것은 이 법안을 미
의회나 FDA가 요구한 것이 아니었다. 제약 회사 스스로 의회에 찾아
가서 요구한 것이다. 정부 기관이자 국민들을 섬겨야 할 FDA의 신약
허가 부서를 통째로 사버린 격이다. 제약 회사 입장에서는 효과가 있
었다. 2008년 이후, 암 치료제 승인 기간이 평균 21개월에서 6개월로
단축되었다.

　이러한 현실을 모르는 일반 사람들은 FDA가 세금으로만 운영된다
고 생각해 공공의 이익을 대변한다고 믿는다. 그 때문에 FDA와 같은
보건 당국을 신뢰한다. 'FDA 승인'이라는 말은 마법과도 같은 힘을

갖고 있어서 단번에 소비자의 신뢰를 얻는다. 하지만 어떤 약이 FDA 의 승인을 받았다고 해서 심각한 부작용을 일으키지 않는다는 뜻은 아니다. 심한 경우 사망 사고도 빈번하다.

또 FDA 승인을 받았다고 해서 효과가 보장된다는 뜻도 아니다. 질병을 완치하는 것은 더더욱 아니다. FDA의 승인을 받은 의약품이 리콜되는 사태는 끊이지 않는다. 무엇보다도 제약 회사의 의약품이 충분한 실험을 거쳐 안전성과 효과가 입증되었다고 믿는다면 크나큰 착각이다. 그처럼 큰 환상이 없다.

2013년 8월 15일, FDA는 퀴놀론 계통의 항생제 약물이 영구적인 신경 손상을 초래할 수 있다고 경고했다. 퀴놀론 계통의 항생제는 미국에서 가장 많이 소비되고 있다. 이 약물의 부작용으로 인한 의료 사고 소송이 2000여 건 넘게 계류 중에 있으며, 이에 대한 조치로 FDA는 신경 손상에 대한 경고문을 약물 포장에 삽입할 것을 명령했다. FDA가 뒤늦은 조치를 한 것이다. 그러나 이 경고 조치에 대한 정보는 일반 소비자들에게까지 전달되지도 않았다. 어느 환자가 의사가 처방한 약물의 포장지를 구경이라도 해볼 기회가 있겠는가?

2006년 제약 회사 머크(Merck)의 바이옥스 진통제가 심장마비 부작용을 일으켜 6만 명이 사망한 스캔들이 있었다. 밝혀진 것만 6만 명이었다. 바이옥스 진통제 사건이 단순 소송에 그치지 않고 의회 청문회까지 열리는 스캔들로 번진 이유는 따로 있다. 바이옥스의 경우도 제약 회사가 심장마비 사망 부작용을 미리 알고 있었다. 문제는 제약 회사뿐만 아니라 FDA도 알고 있었다는 것이다. 한통속이란 말은 이럴 때 쓰는 것이다. 제약 회사와 FDA가 그 사실을 감추고 감추다가 FDA

의 내부 고발자가 문제 제기를 하면서 세상에 드러났다.

결국 바이옥스 진통제는 시장에서 퇴출되고 머크는 60억 달러(약 6조 7000억)의 벌금형을 받으며 사태가 마무리되었다. 국방 예산 단위의 어마어마한 액수처럼 보이지만, 60억 달러는 머크의 몇 주 치 매상에 불과한 금액이다. 그야말로 꿀밤 한 대 맞는 듯한 가벼운 처벌이다. 머크의 사장은 중국 분유 회사 사장처럼 사형을 당한 것이 아니라 엄청난 퇴직금을 받고 자리에서 물러났는데 더 큰 반전이 기다리고 있었다. 불과 몇 달 지나지 않아 FDA 고문으로 취임한 것이다. 후임 사장들이 뭘 보고 배울까? 아무런 경각심이 생길 리 없다. 불법·합법을 가리지 않고 매출만 올리면 되는 것이다. 그리고 이제…… 바이옥스 스캔들을 기억하는 이는 많지 않다.

또 다른 심각한 문제가 있다. 미국의 여타 산업과 비교했을 때 부패와 타락이 가장 심한 곳이 제약 산업이다. 미국 내 제약 회사들은 한 해도 거르지 않고 벌금형을 받는다. 앞서 살펴보았듯, 그 규모 또한 천문학적이다. 2012년 세계 3위 제약 회사 글락소스미스클라인(GSK)은 항우울제 신약 웰부트린(Wellbutrin)의 홍보 과정에서 의사들에게 각종 불법 로비를 펼치고, 거짓 실험을 게재하도록 의학 저널에 뒷돈을 뿌리는 불법행위를 저지르다 덜미가 잡혔다. 미국 정부와 30억 달러의 배상에 합의했는데 10억 달러는 범죄행위에 대한 벌금이고 20억 달러는 집단소송 합의금이었다. 이런 범죄행위는 글락소만의 문제가 아니다. 2015년 세계 1위 제약 회사 노바티스(Novartis) 역시 의사들을 상대로 한 리베이트 의혹으로 3억 9000만 달러의 벌금형을 받았다. 노바티스는 한국에서도 똑같은 행위를 하다 적발되어 처벌받았다. 2016

년 한국노바티스가 의료인 등에 학술 세미나와 강연료 지급, 식사 접대 명목으로 총 72억 원 규모의 불법 리베이트를 제공한 혐의로 전·현직 임원 6명이 불구속 입건되고 과징금 23억 5300만 원을 부과받았다. 사실 이런 탈법행위는 1990년대부터 2000년대 초반까지 거의 대부분의 제약 회사에서 동시다발적으로 진행됐다. 2009년 화이자(Pfyzer)는 23억 달러의 벌금형을 선고받았다. 이 역시 화이자의 몇 주 치 매상에 불과한 금액이다. 2009년 일라이릴리(Eli Lilly)는 조현병 치료제 자이프렉사(Zyprexa)의 불법 마케팅 혐의로 14억 달러의 벌금형을 받았다. 일라이릴리의 2008년 연 매출은 200억 달러에 달했다. 웬만해선 형사처벌이 없다 보니 제약 회사들은 이러한 벌금을 사업 비용 정도로 대수롭지 않게 생각한다. 천문학적인 액수의 징벌적 벌금형을 받아도 매출에 비하면 벌금은 미미한 수준에 그치니 문제 될 것이 없다.

삼성 갤럭시 노트7 폭발 사고는 큰 뉴스가 되는데, 그와는 비교도 할 수 없을 만큼 대형 사고가 발생하는 의약품만은 무사하다. 사람들이 알지도 못한다. 뉴스에서 알려주지 않기 때문이다. 제약 회사가 언론까지 장악한 결과다. 미국과 뉴질랜드만 전 세계에서 처방약 광고를 허용하는 유일한 국가들이다. TV나 신문 광고를 통해, 그리고 지분 소유를 통해 언론을 장악하고 있다. 사람들은 필요한 정보를 듣는 것이 아니라 주는 정보를 접할 수밖에 없다.

제약 회사를 다른 시각으로 바라보면 곤란하다. 아무리 좋게 봐줘도 위법행위를 밥 먹듯 자행하는 범죄 기업이다. 다국적 제약 회사가 되었든, 시골 장터의 약장수가 되었든 약장수는 약장수일 뿐이다. 조직적 힘과 자금을 동원해 경쟁 관계에 있는 비타민, 미네랄, 약초와 같은 자연치료 물질들을 음해한다. 의사와 교수들을 매수하고, 환자들에게는 허위 과장 광고를 한다. 제약 회사의 목적은 오로지 돈이다. 건강을 지키기는커녕 환자들을 해치고 상하게 하고 죽게 만들어도 전혀 개의치 않는다. 지금까지 보아온 바로는 그렇다. 그런 제약 회사에 의사도 매달리고 환자도 매달리는 것이 지금의 현실이다.

병원에서 비타민이나 미네랄을
처방하지 않는 이유

비타민이나 미네랄에 대한 일반의 인식은 보약 같다는 것이다. 곧바로 효과가 나타나는 약리작용은 없지만 꾸준히 먹다 보면 몸에 좋겠지…… 하는 정도의 시각이다. 건강보조제와 영양제는 식품으로 분류되고, 음식은 약이 아니라는 인식 때문에 그렇다.

하지만 우리의 생명을 유지하는 것도 음식이고, 병을 일으키는 것도 음식이며, 병을 고치는 것도 오로지 음식을 통해서만 가능하다. 비타민이나 미네랄의 효능은 때론 막강하다. 예를 들어 마그네슘은 응급실에서 사용한다. 심장박동이 불규칙하고 혈압이 높은 환자에게 마그네슘을 주사하면 혈압과 박동이 정상화된다. 응급약인 것이다. 비타민 C 고용량 요법은 소아마비 바이러스를 72시간 이내에 죽이는 효과가 있다. 의약품 중에도 바이러스를 죽이는 항바이러스제는 많지 않다. 오메가3의 경우 시중에 나와 있는 그 어떤 약물보다 심혈관 질환 예방효과가 뛰어나다. 이는 미국 FDA와 법정 다툼에서 승소하며 공인받은 사실이다. 비타민 B_3 나이아신은 때론 관절염 환자에게 진통제보다 더 효과가 좋다. 또한 콜레스테롤을 낮추는 데 스타틴 약물과 견주어도 전혀 손색이 없다. 나이아신은 LDL을 낮추고 HDL은 높이며 지질 단백질 A를 낮추는 효과가 탁월하다. 식사와 함께 500mg씩 복용하면 스타틴과 같은 효과를 낼 수 있다. 맹목적으로 콜레스테롤 수치만 떨어뜨리는 게 별 의미는 없지만, 아무튼 원하면 얼마든지 가능하다. 물론 스타틴에 비해 부작용은 훨씬 덜하다. 대부분의 약은 효과도 빠르지만 부작용 역시 빠르고 만만치 않은 데 비해, 자연 물질들은 효과가 빠른 것들도 부작용은 훨씬 적다.

그렇다면 왜 병원에선 나이아신을 사용하지 않고 스타틴 약물만을 고집할까? 스타틴 대신 훨씬 안전한 나이아신을 사용할 것을 제안했던 클리브랜드 의대 심장 내과 전문의 스티븐 니신(Steven Nissen) 박사는 의학계로부터 거센 비난을 받았다.

이유는 간단하며, 오직 하나다. 제약 회사의 비즈니스 모델에 맞지 않기 때문이다. 지난 20년을 돌아보면, 비타민이나 미네랄과 같은 영양보조제를 총칭하는 자연 약물(Natural medicine)은 제약 회사의 의약품(Pharmaceutical medicine)과 경쟁 관계에 놓여 있었다. 예를 들어 코엔자임Q10, 폴리코사놀, L-카르니틴, R-라이보스, 아르기닌과 같은 성분들은 강력한 치료 효과가 있는 자연 물질들이다. 그런데 합성된 약물이 아닌 자연 물질이기 때문에 특허가 불가능하다. 그리고 이러한 물질은 일단 다국적 제약 회사들로부터 외면당한다.

실제로 코엔자임Q10 합성에 최초로 성공하고 대량생산을 가능하게 했던 것은 미국의 제약 회사 머크였다. 하지만 코엔자임Q10은 자연 물질이기 때문에 특허가 불가능했다. 나는 개인적으로 정말 대단한 발견 중 하나라고 생각히는데, 놀랍게도 머크는 코엔자임Q10 합성 기술을 일본 제약 회사에 팔아넘겼다. 아무리 좋은 기술이라 하더라도 비즈니스 모델과 맞지 않으면 일본으로 넘어가는 것이다. 과학적으로 검증되지 않아서, 혹은 연구가 불충분해서 그런 것이 아니라, 특허가 불가능해서 제약 회사가 원하는 이윤 폭에 들어갈 수 없기 때문에 외면당하는 것이다. 즉 제약 회사가 추구하는 사업 모델과는 안 맞는 것이다.

실제 처방약들의 이윤은 어마어마하다. 공황장애 불안증 치료제 자낙스(Xanax)의 이윤은 5600배에 달한다. 1mg 100정이 들어 있는 한 병의 가격은 약 180달러 정도. 이 중 유효 성분의 원가는 2.4센트에 불과하다. 한 알이 아니라 100정 모두를 만드는 원가가 2.4센트다. 코엔자임Q10과 비교하면, 코엔자임Q10의 100개들이 한 병 가격은 40달러에 달한다. 물론 원가도 훨씬 비싸다. 아예 비교 대상이 되질 못한다.

이러한 폭리를 취하는 것이 가능하려면 '특허'받은 치료약이어야만 한다. 제약 회사의 '의약품'이어야만 가능하다. 이를 지노바이오틱(xenobiotic)이라고 한다. 지노바이오틱은 생명체나 자연에 존재하지 않는 물질, 그래서 특허가 가능한 신합성 물질을 의미한다. 토끼나 사과를 특허 낼 수 없는 것처럼.

그런 까닭에 병원에서 처방해주는 약은 콜레스테롤 저하제든 혈압약이든 당뇨약이든 전부 자연계에 존재하지 않는 합성 분자구조를 가지고 있다. 즉 모두 특허받은 약물들이다. 도대체 왜 비슷비슷한 콜레스테롤 치료제들이 대여섯 가지나 있어야 하는가? 그럴 필요가 전혀 없다. 개인적 견해로는 하나도 없어도 된다. 그런 약들이 존재하고 병원에서 오직 그 약만 처방하는 이유는 제약 회사의 비즈니스 모델에 부합하기 때문이지, 다른 이유는 하나도 없다. 제약 회사는 정치적인 힘도 강하고, 돈도 너무 많아서 자사의 특허약과 경쟁 관계에 있는 자연 물질들을 음해하고 제거하려는 시도를 한다. 괜한 음모론이 아니라 경쟁 대상을 제거하는 것은 비즈니스의 당연한 생리다. 치열한 사업 현장일 뿐이다.

미국 의회에 가장 큰 로비 세력이 제약 회사다. 군수 무기나 오일 산업이 아니라, 화학 산업이 주도하는 식품과 제약업계가 가장 큰 로비 세력이다. 왜 미국의 의료비만 말도 안 되게 비쌀까? 응급실 한 번 갔다 오면 몇천 달러, 입원이라도 했다 하면 몇만 달러씩 병원비가 나오는 게 정상인가? '원래 그런 건가 보다' 여기면서 그냥 살고 있는 어리석은 미국 국민들에게도 책임이 있지만, 로비를 통해 다 그렇게 만들어놓은 거다. 미국의 상하원 의원 1인당 제약 회사 로비스트가 2.5명씩 있다. 이권 세력이 의료보험을 엉망으로 만들어놓고, 의료수가와 약값은 천문학적 수준으로 올려놓은 것이다. 전 세계에서 처방약의 TV 광고를 허용하는 국가는 미국과 뉴질랜드뿐이다. 강력한 로비의 결과다. 제약 회사들은 왜 막대한 돈을 들이며 처방약들의 TV 광고를 하는 걸까? 정작 약을 처방하는 의사들만 상대로 광고를 하면 훨씬 비용이 덜 들 텐데. 환자들이 TV 광고를 보고 의사를 찾아가 그 약을 처방해달라길 바라고 그러는 걸까? 아니다. 그냥 돈으로 언론을 통제하는 거다. TV 매체의 가장 큰 광고주 역시 제약 회사다. 자동차나 맥주 회사가 아니다. 말 안 들으면 광고를 뺄 수 있다. 돈으로 위협하니까, 아무거나 함부로 탐사 보도도 못하고, 정말 중요한 정보도 뉴스 전파를 못 탄다.

2015년에도 미국 질병통제센터(CDC)에서 홍역 백신이 흑인 아동들에게서 자폐증 발생을 증가시킨다는 연구 결과를 15년간 은폐해오다가, 수석 연구원의 내부 고발로 세상에 공개되었지만 주류 언론에선 대서특필하지 않았다. 메르스(MERS)나 신종 플루보다 훨씬 더 큰 뉴스가 아닐까? 물론 메르스나 신종 플루 피해자들 단 한 명의 목숨도 안타깝지만, 당뇨로 수십만 명이 사망하고, 당뇨약 부작용으로 수천 명이 간암과 방광암에 걸려 집단소송이 한창인데도 언론의 헤드라인을 장식하지 않는다. 중요한 뉴스가 전달되는 것이 아니라 그들이 원하는 뉴스만 전파를 탄다.

제약 회사는 그렇다 치고 의사들은 왜 약만 고집할까?

의사들을 교육하는 게 제약 회사다. 물론 의대 교육과정을 통해 수련하지만, 의대를 후원하는 것은 제약 회사다. 의대 교수를 찾아가 새로운 최신 약물에 대해 홍보하면 교수들은 그것을 수련의들에게 가르친다. 저명한 대학교수들은 '키 오피니언 리더'로 제약 회사에서 특별 관리를 하며 연구 논문 발표와 심포지엄을 통해 충분한 부수입을 올릴 수 있다. 제약 회사 주도의 비즈니스 모델이 아니고서는 고가의 의료 장비로 가득 찬, 화려한 대학병원을 설립하고 유지할 수 없다. 현재의 암 산업이 계속 유지되지 않는다면 모든 대학병원들이 문을 닫을 수밖에 없다.

현대 의학은 대증요법으로 대표된다. 좀 더 구체적으로 정의하자면, '제약 회사의 화학 약물을 사용해 증상을 치료하겠다고 하는 대증요법'으로 수많은 의학 중 한 가지 패러다임에 불과하다. 다만 20세기를 지나면서 자본의 힘을 등에 업은 제약 회사 주도의 의학 모델이 헤게모니를 잡았을 뿐이다. 의과대학 수련 과정 10년 중 영양학에 대해서는 몇 시간을 배울까? 보통 한 시간, 많으면 두 시간, 심하면 0시간에 불과하다. 의대에서는 의약품의 용량, 투여 방법, 독성학, 효능, 부작용, 대처법 등을 배우지 자연 물질이나 비타민, 미네랄의 약리작용에 대해서는 배울 기회가 전혀 없다. 배움의 기회가 거의 없다 보니 왠지 마음이 안 간다. 뜻있는 의사들은 의대를 졸업하고 따로 공부해야만 한다. 보통 대부분의 의사들은 그저 배운 대로만 의술을 행한다. 환자가 혈압이 높다고 하면 당장 혈압약을 처방하는 것이다. 거의 모든 상황을 응급 상황으로 보고 대증요법을 적용한다. 혈압약의 부작용에 대해서는 크게 우려하지 않는다. 부작용이 생기면 부작용에 대한 약이나 처치 방법이 또 있으니 문제없다는 식이다.

당황스럽게도 대부분의 환자들이 그런 사실을 모른 채 비타민이나 미네랄 영양제에 대해 누구와 상담하겠느냐고 물으면 90%가 의사를 지목한다. 90%의 환자들이 비타민에 대해 한 시간도 교육받지 않은 의사들에게 상담하는 아이러니가 발생하는 것이다. 의사에게 비타민에 대해 물어보는 것은 의사에게 한약에 대해 물어보는 것만큼이나 어색한 일이다. 그나마 솔직한 의사들은 '잘 모른다'고 답하지만, 많은 의사들이 비타민이나 미네랄에 대해 쓸데없다거나 먹지 말라고 조언한다. 잘 모르는 분야인데도 불구하고 당당한 태도를 내려놓지 않는다. 그러다 보니 최근까지도 당뇨 환자에게 설탕을 대신해 인공감미료인 아스파탐을 권하거나, 수술 후 암 환자에게 아무거나 상관없이 골고루 먹으라고 하면서도 ○○버섯을 먹어도 되느냐는 환자의 질문에는 항암 치료에 방해가 될 수도 있으니 먹지 말라는 모순된 모습을 보여주기도 한다. 상황이 이렇다 보니 환자들은 의사들과 언쟁을 벌이기도 하고, 아예 비타민과 미네랄 보충제의 복용 여부에 대해서는 말을 안 하는 경우도 허다하다. 의사 몰래 먹는 것이다. 한 연구에서는 환자들의 60%가 의사에게 말을 안 하고 건강보조제를 먹는다는 통계가 나왔다. 문제는 어떤 비타민들은 처방약과 함께 먹으면 안 되는 것도 있다는 사실이다. 약효를 떨어뜨리거나, 부작용이 나타나기도 한다. 결국 손해는 고스란히 환자 몫이다.

현대 의학의 정체성:
문제 해결이 아닌 증상 완화

　현대 의학이 규정한 암 표준 치료는 단 세 가지. 수술, 항암, 방사선이어다. 그 외의 치료법들은 일반적으로 병원에서 다루지 않는다. 검증되지 않았기 때문이라고 이야기한다. 하지만 정말 그럴까?

　그렇다면 항암, 수술, 방사선은 어떤 검증을 거쳐 현대 의학에서 표준 치료로 인정받게 된 것일까? 한번 따져볼 필요가 있다. 왜 지금의 표준 치료들이 자리 잡게 되었는지 그 이유를 이해하고 살피는 과정은 생각보다 매우 중요할 수도 있다. 하지만 대체로 그러지 못한다. 직장 문제, 인간관계, 돈 문제, 자녀들 문제, 우리 삶 자체가 바빠서 그럴 겨를이 없는 것이다. 그리고 스스로 알아볼 것 없이 전문의와 병원에 맡기라고 배웠기 때문이다. 의사가 제일 잘 알고 있겠지…… 과학자들이 어련히 알아서 잘했겠지…… 하는 믿음. 의사와 과학자…… 남들이 할 일이라고 여긴다. 자기 병인데도 불구하고 말이다.

　현대 의학의 정체성은 '환원주의적 대증요법'이다. 환원주의는 관찰 가능한 사물이 아니면 존재하지 않는다고 여긴다. 영적인 세계나 사람의 영혼은 눈으로 본 사람도 없고, 해부학적으로 발견된 적도 없고, MRI나 CT, 초음파로 촬영된 적도 없기 때문에 그런 것들은 존재하지 않는다고 여기는 것이다.

물론 실제로 존재하지 않을 수 있다. 문제는 '존재할 수도 있다'는 가능성을 인정하지 않는 자세에 있다. 관찰 불가능한 것을 자꾸 거론하면 '비과학적'이라고 손가락질 받는다. 영적인 세계나 정신적인 문제들은 간과되고 무시되기 일쑤다. 모든 걸 수학적으로 계량하고 분석을 해야만 직성이 풀린다.

눈에 보이지 않는다고 해서, 우리가 관찰할 수 없다고 해서 존재하지 않는 것은 아니다. 인류가 '아직' 볼 수 없는 것일 뿐 먼 훗날 보게 될 수도 있다. 지구가 평평하지 않고 구(球) 형태라는 것을 인류는 오랜 기간 관찰할 수 없었다.

우리 몸속에서는 하루에도 수십만 가지 생화학 작용이 일어난다. 우리가 컨트롤할 수 없는 영역에서 스스로 알아서 벌어지는 일이다. 몸 전체 세포 수보다 많은 장내 세균총의 수를 거느리고 한데 모여서 잘 살아가고 있다. 찢어지면 아물고, 뼈가 부러지면 다시 붙고 하면서…… 이런 힘은 어디서 오는 걸까? 뭔가 있겠지만 아무도 모른다. 과학은 DNA를 발견했다고 좋아했지만 궁극적인 답을 얻지는 못했다. DNA는 도대체 왜 그렇게 명령하는 건지 알 길이 없다. 전혀 답이 안 된다. 이처럼 생명을 탄생시키고 유지하는 보이지 않는 힘을 인정하지 않는다. 그러다 보니 몸이 스스로 치유하는 힘, 다시 정상화시키는 힘이 있다는 것도 인정하지 않는다.

'대증요법'의 유일한 목적은 말 그대로 '증상 완화'일 뿐 근본적인 문제 해결이 아니다. 예를 들어 당뇨의 원인은 인슐린 저항이다. 그런데 현대 의학은 혈당에만 집중해서 혈당만 낮추려고 한다. 그걸 치료라고 한다. 마치 폐에 염증이 생겨서 몸에 열이 나는데 폐의 염증은 놔둔 채 열만 치료하는 격이다. 폐의 염증을 없애기 위해서는 항생제가 필요한데 열을 낮추는 해열제만 처방하는 것과 다를 바 없다. 환자가 당뇨 진단을 받아 당뇨약을 처방받게 되면 그 약은 당뇨를 고치려는 목적으로 처방된 것이 아니다. 앞으로 평생 먹으면서 혈당을 관리하는 약이다. 현대 의학은 당뇨 치료를 그런 식으로 하고 있다. 혈압도, 콜레스테롤도, 암도 모두 마찬가지다.

나름대로 설명은 있다. 고혈압이나 당뇨 같은 만성 질환 대부분은 현대 의학으로 근본적인 원인 규명이 어려운 질병이어서, 완치보다는 더 이상의 병증이 심화되거나 합병증이 발병하는 것을 막는 치료에 목적을 둔다는 것이다. 당뇨나 고혈압의 근본적인 완치가 어려운 이유가 뭘까? 음식과 생활 습관에 원인이 있는데, 음식이나 생활 습관 개선을 치료로 여기지 않기 때문이다.

현대 의학에서는 병을 '완치'하려는 시도를 하거나 말만 꺼내도 돌팔이 내지는 사기꾼 소리를 듣기 십상이다. 동료 의사들의 시선이 곱지 않다. 모두 환원주의적 대증요법을 트레이닝받았기 때문이다.

하지만 환원주의적 대증요법은 철 지난 임상 모델이다. 간단히 말하면 "무슨 병에는 무슨 약" 하는 식으로 공식이 정해져 있다. 장터를 떠돌던 약장수의 모습이다. 그런 의학을 트레이닝받는 것이다. 환자들을 제대로 섬길 수가 없다. 의사의 역할도 치유하는 치료자가 아니라 질병의 증상만 관리하는 관리자에 불과하다. 뭘로? 반드시 약으로만. 그것도 제약 회사의 처방약으로만. 처음부터 이와 같이 편향된 의학의 한계를 알고 시작하는 의대생은 그리 많지 않다. 또한 이를 알고 병원에 가는 환자들도 많지 않다. 당뇨 환자가 의사가 처방한 당뇨약을 복용하고 피검사 결과 정상 혈당이 나오면 "관리가 잘되고 있다"면서 의사는 좋아한다. 의사가 좋다고 하니 환자도 안심한다. 그러나 혈당만 관리되고 있을 뿐 시간이 갈수록 당뇨병 상태는 점점 악화된다. 하지만 의사는 혈당이 잘 관리되고 있는 것에만 집중한다. 거기까지가 치료의 목적이기 때문이다. 잘 관리하면 합병증을 예방할 수 있다는 '믿음'이 확고하기 때문이다. 실제로 환자들의 상태가 악화되고 부작용이 발생해도 약을 처방한 의사가 책임질 일이 아니다. 응급실이 있고, 다른 진료 과목 의사들의 몫이다. 당뇨약을 처방해 환자를 관리해오던 의사는 법적 책임도 없고 도의적 책임도 지지 않는다. 그저 의사로서 최선을 다했을 뿐이다. 환자들의 기대와는 많이 어긋난다. 실망스러울 수 있다.

환원주의가 바라보는 우리 몸은 언제든 고장 날 준비가 되어 있는 생화학적 기계에 불과하다. 영혼이나 영적인 영역을 인정하지 않고, 신체는 각각의 파트들로 이루어져 있다. 기계의 부속품처럼 몸의 부위별로 제약 회사가 개발한 약이 있어서 해당 약을 처방하면 되는 것이다. 편두통이 있으면 편두통약 하나를 처방받고, 위산역류가 있으면 위산역류약 하나를 처방받는다. 고혈압약 하나, 당뇨약 하나, 관절염약 하나 그리고 그 약의 부작용을 치료하기 위한 약들이 또 두세 개씩 처방되는 그런 구조가 갖춰져 있다.

《미국 의약품집(*Physician's Desk Reference*)》에는 수만 가지 의약품이 등록되어 있지만 '완치'를 위한 약은 몇 가지 없다. 항생제 몇백 가지에 불과하다. 나머지는 모두 증상을 완화시키는 약들이다. 대증요법인 것이다.

환원주의의 주장에 따르면, 인간이 자연보다 똑똑하다. 인간이 신보다 똑똑하다. 그래서 우리 몸에 뭔가 문제가 생겼을 때, 환원주의적 대증요법을 트레이닝받은 의사가 제약 회사의 화학 약품을 가지고 공격적으로 우리 몸의 대사 활동에 개입해서 증상을 없애버리는 것이 치료 목적이고 철학이다. 그러니 항생제, 항염제, 항고혈압제, 혈당억제제 등 전부 다 증상을 억제하고 죽여야 할 대상으로 바라본다. 그러다 보니 암의 경우에도 항암제밖에 없는 것이다.

왜 '대증요법'이 현대 의학을 좌지우지하는 최고의 가치관으로 자리 잡게 되었을까? 물론 환자들, 즉 고객들이 원하기 때문이다. 빠른 효과를 보는 치료나 약물을 선호하는 것은 당연하다. 그래서 강력하고 효과가 빠른 약제들을 개발하려는 시도는 당연한 것이었다. 화학 기술이 발달하면서 전에 알지 못했던 새로운 물질들을 얻을 수 있었고, 이러한 물질들로 좀 더 강력하고 빠르게 질병을 치료하려는 시도는 의사들뿐만 아니라 환자들도 바라는 바였다. 그전까지 의사들에게 치료약이란 자연 물질과 약초밖에 없었지만 화학 약품이라는 전혀 새로운 무기가 등장하게 된 것이다. 그리고 화학 약품을 빠르게 받아들이는 의사들과 자연 약제를 고집하는 의사들 사이에 갈등이 생기기도 했다. 하지만 이러한 의료 권력의 균형은 20세기에 들어서면서 곧바로 깨졌다.

미국의사협회는 의학을 산업으로 탈바꿈하기 위해 강력한 금융 세력의 자본을 끌어들였다. 과학 기술의 발달과 함께 등장한 잠재적으로 수익성 좋은 새로운 의학적 치료들은 금융권의 호기심을 끌어모으기에 충분했다.

록펠러와 모건, 카네기 재단의 재정적 후원은 새로운 의료 산업의 경제적 기초가 되었다. 록펠러와 카네기 같은 금융가들은 의학의 발전을 위해 의과대학에 보조금을 지원했다. 그리고 의과대학 이사회에 참여했는데, 이는 의과대학들이 돈을 지원한 투자 관계자들에 의해 장악되는 결과를 초래했다. 막강한 자금력으로 병원 건물을 지을 수 있었고 최고의 교수들과 의료진을 확보할 수 있었지만 동시에 현대 의학은 제약 회사가 원하는 방향으로 왜곡되기 시작했다. 당시의 금융가들이 곧 화학 기업이기 때문이었다. 외형상으론 의학 발전이라는 자선사업이었지만 세상에 공짜가 있을 리 없다. 이후 의사들은 제약 회사의 의약품만 배우게 되었고 그 외의 것들은 의대 교과과정에서 사라졌다. 의사들이 10년 넘게 의대를 다니면서도, 영양학에 대해 공부하는 시간이 제로에 가까운 이유다.

제약이 의학의 기준으로 자리 잡으면서 현대 의학은 생약이나 식품을 비과학적이라 여겨 더 이상 거들떠보지 않게 되었고, 일반인들도 그런 사상을 따르게 되었다. 병원에서 약만 처방하고 음식이나 생활 습관을 소홀히 해도 이를 이상하게 여기는 환자는 많지 않다. 원인을 들여다보지 않고 증상을 없애기 위한 약만 처방하는데도 이를 당연한 것으로 받아들인다.

하지만 대증요법으로는 역류성 식도염 하나도 고칠 수 없다. 혈압도 마찬가지고, 당뇨도 마찬가지다. 무좀도 못 고치는데 암을 고쳐달라며 제약 회사와 병원에 수천억 달러를 갖다 바치고 있는 게 현실이다.

지금 현대 의학을 비판하고 의사들을 성토하려는 것이 결코 아니다.

정확한 관점으로 바라보자는 것이다. 지금까지 그러지 못했다면 한 번쯤 따져보고 생각해보아야 할 일이 아닐까?

대부분의 환자들이 스스로 뭘 모르는지도 모른 채 살아간다. 그냥 건강 문제가 생기면 서둘러 병원에 가서 의사를 만나야 하고 의사가 시키는 대로 해야 한다는, 심어준 믿음이 있을 뿐이다. 이유는 단 하나. 다른 치료법이나 다른 접근법을 구경도 못해봤기 때문이다.

현대 의학의 환원주의적 대증요법을 수련한 의사들에겐 장점이 있다. 이들은 트라우마 케어에 능숙하다. 응급의학과 수술이 장점이다. 일부 감염성 질환을 치료하고 관리하는 데 능하다. 여기에는 성형도 포함된다. 노바케인 마취제가 있어 얼마나 다행인지 모른다. 페니실린 같은 항생제는 수많은 이들의 목숨을 살려냈다. 그러니 현대 의학의 대증요법이 필요할 때와 장소가 있기 마련이다. 환자들이 지혜롭게 잘 선택하면 된다.

그런데 현대 의학이 모노폴리가 되어버려서 다른 모든 상황에도 간섭하려는 것이 문제다. 생활 습관 교정과 식습관 개선이 훨씬 더 절실한 만성 질환이나 성인병도 모두 응급의학식으로 접근하는 것이 문제다. 음식으로 치료할 것을 약으로 치료하는 것이 문제다. 겨우 증상만 다루는데도 전면에 나서서 다른 방법들을 무시하거나 핍박하다 보니 문제가 되는 것이다.

하지만 모든 의사들이 이에 동조하는 것은 아니다. 지금의 의학적 접근법과 시스템에 부족함을 느끼는 의사들이 많다. 본인들이 환자에게 처방하는 약물의 부작용이나 미미한 효과에 자괴감을 느끼고 개선되기를 원하는 의사들이 있다. 새로운 접근이나 시도를 두려워하지 않고, 동료 의사들의 따가운 시선도 아랑곳하지 않는 의사들이 있다. 의학적 자존심이나 철학에서 해방되어 환자의 몸 상태를 개선시키기 위해 보다 나은 방법을 찾아 헤매는 의사들이 있다. 그래서 탄생한 것이 기능의학이다.

기능의학의 탄생:
의사는 약을 처방하는 사람이 아니다

의사는 환자를 진찰하고 치료하는 사람이지 제약 회사 세일즈맨이 아니다.

무슨 말일까? 의사의 무기가 제약 회사에서 출시한 '의약품'으로만 한정될 필요는 없다는 뜻이다. 아니, 그래서는 안 된다. 의사들은 법적으로 정해진 진료 범위 안에서 다양한 치료를 행하는 것이 보장되어 있다. 그럼에도 불구하고 현대 의학에서 의사들은 약에만 의존한다. 환자와 5분 상담하고 바로 처방전으로 손이 간다. 증상에 맞는 약을 처방하기 위해서라면 5분도 많다. 1분이면 충분하다. 실제로 그렇게 진료하는 경우도 있다. 아니, 흔하다. 처방전을 빼앗으면 환자에게 해줄 수 있는 게 아무것도 없는 내과 의사들도 꽤 많다.

많은 의사들의 의식 속에는 제약 회사의 약이 아닌 것은 다 사이비이고 비과학이라는 편견이 자리 잡고 있다. 무리에서 벗어나 색다른 시도를 해보려는 의사를 동료 의사들이 바라보는 시선 역시 곱지 않다. 근거 중심 의학이라는 강박 속에서 특정 치료 행위가 '과학적'인가 아닌가를 재단한다. 수천억 달러의 매출을 올리는 제약 회사가 주무르는 과학이 온전할 리 없다. 공정하길 기대하는 것은 무리다.

의사들 개인이 나빠서 이런 현상이 벌어지는 것은 아니다. 미국 기능의학원(The Institute for Functional Medicine) 원장을 역임했던 데이비드 존스(David Jones) 박사는 "나쁜 의사가 되려고 의료계에 진출한 사람은 절대 없다"고 말했다. 이 말에 전적으로 동의한다. 기나긴 의과 교육과정을 거치면서 사고와 가능성이 축소된 것이다. 의대 교과과정이 제약 회사가 주도하는 방식으로 치우쳐 있기 때문이다. 오염이 심각하다. 의대 6년, 인턴 2년, 레지던트 4년의 기나긴 교육과정에서 굳어진 사고로는 어쩔 수가 없다.

미국에서 4차에 걸친 국가고시를 통해 의사 면허 자격시험을 치르는 이유는 단 한 가지다. 명의를 만드는 것이 아니다. 충분한 트레이닝을 통해 '안전한' 의술을 행할 수 있는 실력이 되는지를 확인하는 것이다. 그래서 환자를 다치지 않게 하는 것. 환자의 안전을 최우선으로 하면 된다. 그것이 의사의 최우선 덕목이다. 모든 의사들이 윤리적 지침으로 삼는 히포크라테스 선서에도 나와 있다. "우선 해를 입히지 마라(First do no harm)."

그러나 불행하게도 통계자료들은 전혀 다른 양상을 보여주고 있다. 미국의 의료 시스템은 우리가 기대하는 만큼 안전하지 않다. 미국에서 연간 의료 사고에 의한 사망자는 심혈관 질환과 암에 이어 세 번째로 높다. 2009년을 기점으로 미국에서 약물에 의한 사망자 수가 자동차 사고 사망자 수를 넘어섰다. 60% 이상이 약물 남용이 아닌 정식적인 진료를 통해 병원에서 처방받은 약으로 사망한다.

히포크라테스 선서가 무색할 정도다. 제약 회사의 약물이 가장 위험한데도 의사들이 가장 선호하는 치료법이다. 아니, 가장 선호하는 것이 아니라 거의 유일한 치료법이다. 다른 대안이 없다면 모를까, 훌륭한 영양학적 접근법이 있음에도 불구하고 약물에만 의존하면서 비타민 제품에 대해선 겨우 과다 복용할 경우 간에 안 좋다고 말하는 것이 전부다. 한약도 간에 안 좋다고 말한다. 하지만 술 말고는 처방약보다 간에 해로운 것들을 찾아보기 힘들 지경이다. 콜레스테롤 저하제를 복용하는 환자가 분기마다 간 검사를 해야 하는 이유다.

현대 의학 시스템 속에서 의사의 진료 범위가 제한되어 있는 것은 누군가 법적으로 정해놓았기 때문이 아니다. 암 치료처럼 일부 법적으로 제한된 경우도 있지만, 그보다 더 큰 원인은 의사들의 머릿속에서 제한되어 있기 때문이다. 오랜 시간 의과대학 트레이닝을 받으면서 자연스럽게 형성된 사고의 한계다. 영양학에 대해서는 거의 배우지 않는다. 그러다 보니 영양을 간과한다. 음식이 병의 원인이란 인식도 희박하고, 음식이 병을 고친다는 것은 상상조차 못한다.

하지만 약에 대해서는 관대하다. 아이의 탄생부터 비만까지 모든 것이 의학적 응급 상황이다. 현대 의학이 응급 상황에 특화되어 있는 것은 사실이다. 문제는 고혈압, 당뇨, 고지혈증, 암과 같은 만성적인 대사 질환에 접근할 때도 응급 상황적 멘탈리티가 나온다는 것이다. 혈압이 높게 나왔다면 일단 혈압부터 내려야 한다. 고혈압은 응급 상황이기 때문이다. 우선 혈압부터 내리고 질문은 나중에 한다. 마침 간단하고, 과학적으로 증명된 처방약이라는 수단이 있어 다행이다. 그 약의 부작용으로 인해 다른 문제가 생겨도 할 수 없다. 일단 지금의 응급 상황을 정리하는 것이 급선무다. 혈압약 부작용에 의한 문제가 생기면 그때 가서 또 다른 응급처치를 하면 된다. 부작용을 대비한 좋은 약이 있으니 문제없다. '과학적'인 임상 시험과 연구를 마쳐 FDA가 인정한 약들이 있지 않은가?

이런 상황이다 보니 의사들 입장에서 볼 때 약을 끊고 음식으로 병을 고친다는 주장은 두 가지 문제점을 갖고 있다. 약이 아니고 겨우 '음식'이라니? 그것도 병을 '완치'시킨다고?

완치라는 말은 암묵적 금기어다. 증상을 완화하고 관리하는 것일 뿐 완치라는 단어를 자꾸 거론하면 오만하고 괴팍한 돌팔이 취급을 받는다. 환자들을 희망고문하는 사기꾼들이나 하는 소리다.

상당수 의사들이 비슷한 경험을 한다. 혈압이나 당이 높아 약을 처방하면 처음에는 약효가 나타난다. 하지만 얼마 지나지 않아 약물에 대한 저항이 생기고 약효가 듣지 않는다. 그래서 약물의 용량을 늘리거나 다른 약을 추가한다. 환자의 건강 상태는 갈수록 나빠지는 것을 목격한다. 몇 년 후 더 안 좋은 상태가 되어 돌아오는 것을 경험한다. 다시 돌아온 환자는 똑같은 방법으로 치료한다. 치료라고 하기에도 민망한 증상 완화 요법만 거듭 반복한다. 어떻게? 약물을 이용해서.

이런 임상 경험이 반복되다 보면 의사는 두 부류로 나뉜다.

문제의식을 전혀 못 느끼고 그냥 똑같은 진료를 반복적으로 행하는 의사가 있다. 그러기 위해선 내가 배워서 알고 지금 행하고 있는 현대 의학이 완벽하진 않지만 현재로선 최선이라는 믿음을 필요로 한다. 대부분이 여기에 해당한다. 대체의학적인 아이디어에 거세게 반발하는 부류들이다. 호기심도 없을뿐더러 질문조차 해보지 않고 우선 거부하고 본다.

또 다른 쪽에는 '이건 아니다'라는 걸 느끼고 깨어나는 의사들이 있다. 뭔가를 눈치채고 이건 아니라고 느끼는 것과 깨어나는 것은 다르다. 눈치를 채고 '그래도 어쩌겠냐'라고 자기 합리화로 덮어버리는 경우가 대부분이다. 극히 일부 의사만 몸소 다른 대안을 찾아보기 시작한다. 심지어 침술을 공부하기도 하고 영양학에 눈을 돌리기 시작한다. 의사가 좀 그러면 어떤가?

나 역시 학교를 막 졸업하고 진료를 시작한 초반에는 의사로서의 역할이 증상을 컨트롤하는 능력을 키우는 것인 줄로만 알았다. 그래야만 좋은 의사라고 생각했다. 환자가 바로 통증이 멈추면 그것처럼 뿌듯한 경우가 없었고 당연히 의사의 역할은 그것이라고 생각했다. 시간이 지나고, 그 환자들이 다시 돌아왔다. 통증도 더 심해지고 다른 건강 상태도 더 나빠져서 나타나는 민망한 상황을 접하면서 많은 고민을 하게 되었다.

앞으로 더 나빠질 것이 뻔하지만 당장 괜찮게 느끼도록 증상만 완화해주는 약이 존재하는 것도 문제다. 환자와 의사 모두 유혹에 빠지기 때문이다. 수요가 있고 요구하는 사람이 많으니 제약 회사는 시장의 요구에 부응한 것일 뿐이다. 그런데 최근에는 환자들을 진료하면서 강조하는 것이 음식, 수면, 스트레스 관리, 운동, 생활 습관 교정 같은 것들이다. 환자와 의사 모두 피드백이 중요하다. 음식을 잘 가려 먹었을 때 통증이 덜하다는 사실, 잠을 잘 잤을 때 통증이 감소한다는 사실. 환자들이 단 한 번이라도 경험을 통해 이러한 것을 직접 깨달으면 본인들의 병에 접근하는 태도가 달라진다. 이런 것들을 시도해보고 자가점검을 해볼 기회가 단 한 번도 없었다는 것이 문제다. 그러나 해보면 인생이 바뀐다. 잠 좀 자고 스트레칭을 하는 것처럼 간단한 행위가 치료 차원에서 큰 차이를 만드는 것을 보고 환자들 스스로 놀란다.

이것은 지극히 개인적인 진료 경험에서 비롯된 나의 생각이지만, 비단 나만의 생각은 아니다. 그렇게 해서 생겨난 것이 '기능의학회'다.

기능의학은 단순히 질환의 증상만 억제하는 의학이 아니다. 문제의 근본 원인과 메커니즘을 찾아 인체 스스로 본연의 치유 능력을 회복하는 생리적 균형을 이루도록 유도하는 의학이다. 현대 의학의 근간을 이루는 '약물 의존적 증상 완화'에 반대되는 개념이다. 현대 의학은 증상이 발견되면 그것을 없애는 약을 처방한다. 이 때문에 약물 복용을 중단하면 증상이 다시 돌아온다. 기능의학은 그게 싫은 거다. 증상이 문제가 아니라 원인을 찾아 제거하면 몸이 얼마든지 회복할 수 있다는 것이다.

복잡한 이야기를 간단히 요약하면, "몸이 필요로 하는 것들을 채워주고, 몸에 해가 되는 것들을 빼내라"는 것이다. 그러다 보니 당연히 음식이 곧 약이고 약이 곧 음식이라는 전제를 깔고 있다. 현대인의 질병 대부분은 음식이 원인이 되어 생긴 것이므로 음식을 점검해야 한다는 것이다. 질병이 보여주는 증상만 억제하는 데 급급한 것이 아니라 질병의 원인을 제공한 환자의 나쁜 생활 습관이나 환경을 찾아 손상된 몸의 기능을 되살리는 것이다. 현대 의학이 증상이나 환부에 집중한다면, 기능의학은 환자 자체에 집중한다.

기능의학의 다섯 가지 기본 철학은 다음과 같다.

1. 모든 환자가 다르다는 것이다. 유전적으로 다르고 생화학적으로 다르기 때문에 똑같은 약물로 똑같은 방법으로 치료할 수 없다.

진부한 표현이지만 '개인 맞춤형 치료'다. '질병'을 치료하는 것이 아니라 '사람'을 치료한다. 질병을 적극적으로 공격하기보다는 우리 몸의 자연치유 능력을 인정하고 이를 도움으로써 자연스럽게 치료한다.

2. 기능의학은 과학적이고 근거 중심적인 의학이다. 심도 있는 과학 연구 활동을 통해 전에는 몰랐던 신체 내 생화학 작용과 네트워크 기능들이 밝혀지고 있다. 영양학적 지식들이 축적되면서 이를 통해 몸의 기능과 대사 활동에 대한 이해가 넓어지고 있다.

3. 우리 몸의 지적 능력과 스스로를 규제하는 통제력을 믿는 것이다. 이를 통해 몸이 스스로 균형을 맞춰간다는 것을 믿는다.

4. 우리 몸은 스스로 치유하는 능력이 있고, 노화 질환들을 예방하는 능력도 갖추고 있음을 믿는다.

5. 건강이란 단순히 질병이 없는 상태가 아니라 넘치는 활력을 발휘하는 상태를 의미한다.

기능의학은 질병을 갖고 있는 환자를 대할 때, 그 증상을 보자마자 '어떤 약이더라?' 하고 약부터 찾는 것이 아니라 핵심적인 질문을 먼저 던진다. '왜 이 질병이 시작되었을까?', '어떤 기능이 제대로 작동을 못하고 있는 걸까?', '어떻게 하면 기능을 되살려줄 수 있을까?' 많은 의사들이 잊고 있던 질문들이다. 너무 효과 좋은 약들이 많아서 그럴 것이다. 하지만 이제는 만성적인 대사 질환의 증상만 숨겨주고 환자를 돌려보내는 것이 아니라 원인을 찾아 치료해보자는 것이다.

미국 의학계에서도 기능의학에 대한 관심이 커지면서 2009년에 '미국기능의학회'가 조직되었다. 기능의학은 학회 역사도 짧고 비교적 젊은 학문이지만 기능의학이 추구하는 아이디어는 1900년대 초반부터 존재해왔고, 1980년대부터 자라나기 시작했다. 1980년대는 미국에서 기능의학뿐만 아니라 통합의학을 비롯해 대체의학들이 꽃피기 시작한 시기다. 최근에는 기능의학으로 환자를 진료하는 의사들이 빠른 속도로 늘어나고 있으며 하버드, 예일, 다트머스 등 26개 유명 의과대학에서 기능의학 수료과정을 채택하고 있다.

제2장

현대 과학 진단

도구로 전락한 과학:
현대 의학은 정말 과학적일까?

대부분의 사람들이 현대 의학을 신뢰하는 이유는 '과학적'이기 때문이다. '침대도 과학'이라는 광고를 듣고 자라온 탓에, '과학이 미래'라는 구호도 거부감 없이 와닿는다. 그만큼 '과학적'이라는 단어는 마법의 주문처럼 사람들에게 신뢰감을 주고 지적 권위를 높여준다. 현대를 사는 이들의 머릿속에는 과학은 늘 옳다는 등식이 자리 잡고 있다. 절대적 선이며, 참으로 받아들인다.

정말 그럴까? 두 가지를 확인할 필요가 있다.

'정말 과학은 신뢰할 만한가?'

'과연 현대 의학은 과학적일까?'

태양이 지구를 돈다고 믿었던 인류가 과학 발전 덕분에 지구가 태양을 공전한다는 사실을 알게 되었다. 천둥 번개를 보고 신의 노여움을 두려워했던 인간이 위성사진을 보며 일기예보 관측을 하게 되었으니 과학을 믿는 것은 이성적인 현대인의 표상이 되었다. 창조론과 진화론의 대립 같은 시대적 화두를 통해서도 비이성과 이성으로 진영이 갈리고, 스스로 이성적이고 싶은 사람들은 자연스럽게 과학의 편에 서게 되었다. 그리고…… 과학을 새로운 신으로 받아들였다.

현대인들은 과학이라면 비판 없이 수용하는 존재로 전락하고 말았다. 그러고는 신을 믿는 것보다 더 큰 믿음으로 과학의 권위 앞에 복종하고 있다.

그러나 과학은 인간이 만들어낸 통계적, 확률적, 수학적 모델에 불과하다. 과학은 도구일 뿐이다. 과학은 진리가 아니다. 계속 변하는 것이 과학의 본질이다. 도구이기 때문에 사적인 이익을 위해 사용되기도 한다. 그래서 진실을 은폐시키기에 좋은 도구가 아닐 수 없다. 진실을 없애기도 하고 진실을 창조해내기도 한다. 대부분의 사람들에게는 그저 귀로 들은 것이 진실이기 때문에 그렇다. 좀 더 파보고 스스로 알아보려는 노력을 기울이는 사람들이 많지 않기 때문이다.

이런 이유로 과학은 우리를 배신하고 우리에게 거짓말을 한다. 수도 없이 그래왔다. 과학이 그런 것이 아니라 과학을 악용하는 사람들이 늘 있어왔던 것이다. 과학이 절대가치를 갖게 된 현대 사회, 특히 서구 중심의 사회 모델에서 과학은 정보를 왜곡하고 사람들을 기만하는 데 쓰이는 도구로 전락했다.

한국과 같이 공교육을 통해 오랜 세월 동안 획일화된 사고를 주입받은 사회에서는 과학이 종교적 위치에 올라가 있기 때문에 더더욱 그렇다. 신을 대적하는 사람도 과학이라면 쉽게 믿는 경우가 많다. 믿고 의지하면 그것은 종교일 뿐 과학이 아니다. 합리적인 의심을 던지고 끊임없이 탐구하는 것이 과학이다.

과학을 지지하는 이들에게는 과학이 종교이기 때문에 과학이 말하는 것에 의심을 품거나 질문하는 태도에 크게 분노한다. 분통을 터뜨린다. 갈릴레이 시절에 종교 지도자들이 그랬던 것처럼 다양한 의견을 수용하지 못하는 것이다. 이는 정작 '과학 정신'에는 위배되는 것이다. 종교, 도그마, 파시즘 같은 단어가 훨씬 더 잘 어울린다.

미국의 급진적인 역사학자인 하워드 진(Howard Zinn)은 이런 말을 했다.

"역사상 가장 처참했던 전쟁, 학살, 노예 제도는 불복종이 아니라 복종했기 때문에 일어난 일이었다."

의료계 안에서 똑같은 일이 벌어진다. 복종이라는 코드가 자리 잡고 있다. 의사 개인은 학회의 권위 앞에 복종한다. 제약 회사 주도의 연구 논문에 복종한다. 보건 당국의 권위에 복종한다. 병원과 제약 회사와 보건 당국이 말하는 것은 늘 과학적이고 검증되었으며 국민을 위한 것이라고 믿기 때문이다. 항암 치료에 문제가 있어도 의사 개인이 틀렸다고 나서지 못한다. 하나의 치료에 불과할 뿐인데도 그것을 비판하거나 의심하는 일 자체가 허락되지 않는다. 백신의 문제점을 지적하면 집단면역을 위협하는 돌팔이로 몰린다. 백신도 의약품인데 왜 문제가 없겠는가? 하지만 그런 지적은 허락되지 않는다. 정부 정책에 반하거나 복지를 거론하면 안보를 위협하는 빨갱이로 몰리는 것처럼 매카시즘과 비슷한 메커니즘이 작동한다. 한낱 의약품, 즉 상품에 불과한 항암제나 백신이 함부로 비판해서도, 없어서도 안 되는 신의 자리에 올라 있다.

그러니 의사 개인이 '과학적' 검증을 마쳤다고 하는 주류 의학계의 시각에 반하는 의견이나 의심을 내는 순간 곧바로 '비과학적'이라는 낙인이 찍히고 '비주류'로 분리수거된다. 의학계 안에서 조롱당하고 인격 살인이 저질러지기도 한다. 대부분의 의사들이 그것을 감내할 만한 동기도 없고(얻을 것이 없기 때문에) 그럴 만한 지적 용기도 부족하다. 시키는 대로 말 잘 듣고 열심히 공부하라면 공부만 하던, 순응하는 성향들이기 때문에 더 그렇다.

현대 의학이 과학에 기반을 둔다는 의미는 인류가 갖고 있는 최고의 지적, 물질적 자원을 동원해 사회현상 혹은 자연현상을 알아가기 위해 노력하고 있다는 뜻일 뿐, 그 이상도 그 이하도 아니다. 완벽을 바랄 수는 없다. 아직도 과학자들은 대부분의 자연현상들에 대해 아는 것이 많지 않다. 이해할 수 없고 풀리지 않는 수수께끼들이 대부분이다. 그래서 끊임없는 실수를 되풀이하고 있다. 우주의 기원도 모르고 생명의 기원도 모른다. 수많은 과학자들이 열심히 연구하며 알아가고 있는 중일 뿐이다. 그 과정에서 과학은 수많은 실패와 오류를 저지르기도 했다. 그러니 과학적이라고 큰소리칠 일이 아니다. 과학적이니 겸손해야 할 일밖에 없다.

이처럼 과학은 한계가 있다. 이렇게 말하는 것은 연구에 몰두하며 인류의 지적 돌파구를 찾기 위해 노력하는 과학자들의 노고에 누를 끼치려는 것이 아니라, 과학에 지나치게 의존적이거나 맹종하는 태도를 경계할 필요가 있다는 점을 지적하고 싶은 것뿐이다.

사람을 섬기는 과학
vs 기업을 섬기는 과학

일본 후쿠시마에 가서 세슘이나 방사선 이야기를 하면 그곳 주민들로부터 돌아오는 말이 있다.

"그래서 어쩌라고!"

맞는 말이다. 해답도 주지 못하면서 문제만 제기하면 듣는 사람은 짜증 나기 마련이다. 지금의 사회가 그렇다. 건강 이야기를 할 때 돌아오는 냉담한 반응. "어쩌라고!" 해답 없는 문제들이 훨씬 많기 때문이다. 환경호르몬을 피해야 한다고 하지만 현실적으로는 불가능하다. 미세먼지가 건강을 위협한다고 하지만 어쩔 도리가 없다. 오죽하면 환경부에서 미세먼지 기준치를 올리는 방안까지 내놓았겠는가? 상황이 이렇다 보니 사람들도 더 이상 답도 없는 환경 문제나 먹거리 문제에 대해 지적하는 데 염증을 느낀다. 반사적으로 튀어나오는 말이 "어쩌라고!"다.

이미 시스템에 잘 길들여져 편안히 살고 있는 사람들에게 '아이들 알레르기와 아토피, 자폐증'이 늘어나는 이유라든가 암 환자가 증가하고 당뇨, 고혈압, 콜레스테롤 환자가 늘어나는 이유가 먹거리와 환경 문제에 있다고 아무리 지적해봐야 그 누구도 고마워하지 않는다. 지금

제2장 · 현대 과학 진단 57

의 값싸고 편리한 먹거리, 안락한 생활을 포기할 수 없기 때문이다. 직접 소 키우고 농사지을 수도 없는데 "어쩌라고!"

현대 사회는 먹고사는 문제를 많이 해결했다. 한국이나 미국에선 굶어 죽는 사람들을 찾아보기 힘들다. 모두 다 식료품 생산 단가를 내릴 수 있었던 덕분이다. 직접 사냥하고 채집하고 작물을 키우지 않고, 스마트폰 게임하고 TV 보고 놀면서도 먹을 것 걱정하지 않아도 되는 사회가 되었다. 하지만 그렇게 해 가지곤 진짜 음식을 먹지 못한다. 사발면으로 한 끼 때울 순 있지만 매일 먹을 수 있는 음식은 아니다. 어쨌거나 굶지 않고 배는 채울 수 있게 되었다.

식료품 가격이 내려간 데에는 여러 요인이 있다. 식자재 원가가 내려간 것과 유통기한을 효과적으로 늘릴 수 있었던 것, 장거리 운송이 가능해진 것 등등.

식자재 원가는 실제 재료를 사용하지 않고 식품첨가물로 대신함으로써 비용 절감이 가능해졌다. 실제 음식이 아닌 첨가물로 향을 내고, 맛을 내고, 식감을 더하고, 색상을 입힌다.

시간이 돈이다. 시간이 오래 걸리는 발효 단계를 단숨에 뛰어넘는 화학품들이 마술을 부리고 방부제로 유통기한을 거의 무제한 늘릴 수 있게 되었다. 방부제가 문제 되자 음식에 효소를 제거하는 기술이 개발되었다. 촌스럽게 방부제 사용하지 않고도 유통기한을 늘리는 일이 가능해졌다. 효소를 제거당한 음식은 발효도 되지 않고 썩지도 않기 때문이다. 물론 효소 없는 음식이 제대로 소화와 흡수가 될 리 없다.

아무튼 세상은 그렇게 바뀌었다. 하지만 얻는 게 있으면 잃는 게 있는 법. 굶주림은 해소되었지만 대신 건강을 담보로 잡혀야 하는 세상이 되고 말았다. 그리고 값싼 식료품을 제공해준 식품업계는 입바른 사람들의 지적이 못마땅하고 거슬렸다. 사람들의 의식이 깨어나고 요구 조건이 많아지면서 값싼 원료로 실컷 돈을 버는 데 제동이 걸렸다. 한마디로 좋은 시절이 다 지나간 셈이다.

그래서 '화학 기술'이 어느새 '과학'으로 둔갑했다. 계속 돈을 벌면서 더 이상 손가락질 받고 싶지 않은 식품업계는 태클 거는 사람들을 물리칠 묘안을 떠올린다. 바로 과학과 정치를 장악하는 것이었다. 돈이 많으니 어렵지 않았다. 과학자들에게 연구 과제를 내주고, 거액의 연구비를 지원하며, 유리한 논문들을 쏟아내기 시작했다. 정치인들에겐 정치자금을 지원하며 규제 완화와 허가를 약속받았다.

슬금슬금 사카린이 다시 허가되었다. MSG가 억울하다고, 그동안 누명을 쓴 것이었으며 위험한 식품은 아니었다고 재조명받으면서, 사람들을 효과적으로 설득하기 시작했다. 최근 대한민국은 가습기 살균제 파동을 겪었다. 가습기 살균제 사태가 우리 사회에 던지는 교훈은 도덕성이 결여된 기업은 반드시 소비자보다는 매출과 기업 이미지를 우선시한다는 것과, 도덕성이 결여된 학자라면 아무리 권위와 학력을 갖고 있더라도 기업의 하수인으로 전락할 수 있다는 것이었다. 열심히 공부해서 권력 앞에 한낱 부역자로 살아가는 지식인들이 얼마나 많은가? 문제는 가치관이 말살된 경쟁 위주의 사회에선 이런 도덕성 결여가 너무 흔하다는 것이다.

같은 부류의 사람들이 같은 방법으로 GMO는 안전하다고 말한다. 하지만 GMO가 밥상 위의 가습기 살균제가 될 수도 있는 것이다. 돈이 주인 노릇 하는 사회에서 사람을 위한 과학은 설 자리가 없다. 과학

신봉자들의 전체주의적 발상은 과학이 알려주는 것 외에 다른 의견이나 의심을 용납하지 않는다. 서슬 퍼런 사회 분위기는 조금만 조심하자고 얘기해도 건강염려증 환자로 내몰기 일쑤다. 그리고 비현실적 자연주의자로 내몰린다. 엄마 아빠의 입장에서 우려를 표명해도, 소비자로서 우려를 표명해도, 과학을 모르기 때문에 저런다는 콧대 높은 조롱이 돌아온다.

사람들의 건강 상태가 나날이 나빠져도 바뀌는 것은 아무것도 없다. 공공의 건강보다 기업의 호주머니가 더 중요한, 정의롭지 못한 사회이기 때문이다.

　현대인들 건강의 가장 큰 위협은 제약업계가 의학을 지배한 것과 식품업계가 식탁을 점령한 것이다. 식품공학은 업계를 섬기는 학문일 뿐 건강에는 전혀 관심이 없다. 미안하지만 그럴 겨를도 없고 관심도 없다. 그들에게 식품첨가물은 느슨한 법을 통과할 정도로만 안전하면 충분하다.

　어떻게 하면 유통기한을 늘릴 수 있을까? 어떻게 하면 식재료 값을 줄일 수 있을까? 등등 값싼 식품첨가물을 개발하는 데 매진한다. 원가를 절감해 이윤을 극대화하는 것이 유일한 관심사다. 기업이기 때문에 그렇다. 제약업계의 최대 관심사가 질병 퇴치나 인류의 건강이 아니라, 최대 매출과 최대 이윤 그리고 주가 상승인 것과 마찬가지다.

　이러한 사실을 제대로 직시하는 사람들이 있는가 하면, 쉽게 이해하지 못하는 사람들도 있다. 그래서 식품업계가 제공하는 불량 과학을 등에 업은 '일부' 식품공학자들의 기세가 등등하다. 적어도 대한민국에서는 그렇다.

　MSG, GMO, 인공감미료…… 아무거나 먹어도 안전하다는 그들의 주장은 사실 위안이 되기도 하고 반갑게 들리기도 한다. 현대 과학이 그렇게 증명한다고 말하니 더욱 든든하다. 설상가상으로 담배도 몸에 좋다는 연구 논문이 나오면 많은 이들이 반가워할 것이다.

실제로 미국에선 그런 시절이 있었다. 1960년대까지 담배는 건강식품이었다. 식사 후 소화를 돕는다고 하여 흡연이 권장되었다. 미국의 사협회(AMA)나 질병통제센터(CDC)까지 나서서 담배를 옹호하던 시절이 있었다. 담배업계가 AMA와 CDC를 돈으로 매수하는 것은 그리 어렵지 않았다. 신문, 잡지, TV의 담배 광고 모델은 카우보이 이전에는 의사였다.

돈만 있으면 모든 것이 가능하다. 돈만 벌 수 있다면 무슨 짓이든 저지른다. 과학도 소유할 수 있고, 언론도 통제할 수 있다. 대기업으로부터 받은 연구 과제와 일치하는 연구 결과를 내는 과학자는 연구비도 많이 타내고 학계에서 승승장구한다. 반면, 기업의 이윤에 반하는 연구를 하는 학자들은 어김없이 가혹한 공격 대상이 된다. 진정한 과학 정신을 유지하는 과학자들은 얼마 없고 청부 과학자들이 설치는 세상이다. 돈을 받고 가습기 살균제가 안전하다는 연구 발표를 했던 서울대 교수가 그리 놀랍지 않은 이유다.

기업을 광고주로 섬기는 상업 언론 역시 기업의 눈치를 볼 수밖에 없다. 국민들은 들어야 할 정보를 듣는 것이 아니라 주는 정보를 들을 수밖에 없다. 왜 공중파 방송국이 MSG를 향한 국민적 오해를 안타까워하며 이를 풀기 위해 친절한 홍보성 방송까지 제작해야 했냐는 거다. 아는 사람이 없어도 그만인 정보 아닌가? 'MSG가 전혀 해롭지 않다'는 것은 사실도 아니거니와, 설령 그것이 오해라 하더라도 해당 제조 업체와 식품업계의 매출 감소 말고는 별문제도 아니다. MSG가 좋다는 사회적 분위기가 대세가 되어버린 나라는 전 세계에서 대한민국 밖에 없다. 방송 하나로 인해 벌어진 결과다. MSG가 아주 해로워서 하는 이야기가 아니다. 사회 분위기를 지적하는 것이다. FDA는 MSG를 대체적으로 안전한 식품(GRAS)으로 분류했지만 MSG 민감성 콤플렉스(MSG Sensitivity Complex) 또한 인정하고 있다. 민감한 사람은 불편함을 느낄 수 있다는 것이다. 당연하다. 술을 마셔도 알코올 분해 능력에 따라 각기 다른 증상을 보이지 않는가? 하지만 한국의 식품공학자들은 모두가 다 기분 탓이라고 한다. MSG를 먹고 불편한 사람은 애당초 존재하지 않는다는 식으로 몰아붙이고, 이에 반론을 제기하면 비과학적이고 연구 논문 하나 찾아볼 줄 모르는 무식쟁이 취급하는 거만함을 보인다. 방송 하나 때문에 생긴 분위기다.

이런 사회 분위기가 조성되면서 유기농을 고집하거나 건강한 먹거리를 추구하면, 주변에서는 유난 떨지 말고 대충 먹고 살라며 눈살을 찌푸린다. 반면, 전혀 운동하지 않고 패스트푸드나 과자, 라면 같은 가공(가짜)식품만 먹고 사는 건 누구도 뭐라고 하지 않는다. 뭔가 잘못되어도 단단히 잘못되어 있다.

그 결과물이 바로 한국인들의 건강 상태다. 그리고 대한민국 아이들의 건강 상태다. 대한민국 아동들의 자폐 증가율은 세계 1위다. 성인 남성 2명 중 1명이 암에 걸리고, 갈수록 당뇨, 고혈압 환자는 늘어만 간다. 이제 유전이란 말은 무색하기만 하다. 무슨 놈의 유전자가 그토록 빨리 변한단 말인가? 지금의 가파른 질병 증가 추세는 현대 과학이 떠받들고 있는 다윈의 자연선택설에도 위배된다.

의학계가 유전학적 허무주의에 빠져 손 놓고 있는 동안, 국민들 모르게 환경은 급변하고 있다. 그중에서도 식품 원가를 혁신적으로 낮춰 줄 수 있는 새로운 식품첨가물과 가공식품 제조법들이 경쟁적으로 추가되었다. 지금 아이들이 먹는 식품첨가물은 기성세대가 어렸을 때 먹었던 식품첨가물과 비교하면 그 종류도 많을뿐더러 위해성의 차원도 다르다. 사실 이제는 더 이상 위해성을 예측하기조차 어려운 수준이 되어버렸다.

미국의 담배업계들이 담배가 건강에 해롭다고 자인하기까지는 30년 이상의 오랜 세월이 걸렸다. 담배업계가 어느 날 갑자기 자기반성을 통해 스스로 각성하고 모든 것을 인정한 것이 아니다. 길고 지루한 싸움, 법정 다툼을 통해 얻어낸 결과였다. 깨어 있는 일부 소비자들이 먼저 기업과 싸웠기 때문에 얻은 결과다. 그냥 뒀으면 지금도 담배가 건강식품으로 인식되고 있을지 모른다.

식품공학자에게 식품첨가물이 안전하냐고 묻는 것은, 담배 세일즈맨에게 담배가 몸에 좋냐고 묻는 것과 다를 바 없다. 요리사 백종원 씨는 여느 요리사들과 다르게 TV에 출연하여 설탕을 가득 넣는 비밀 아닌 비밀(?)을 당당히 공개함으로써 사랑받았다. 원래 솔직하면 매력 있다. 그래서 나도 백종원 씨를 좋아한다. 백종원 씨는 요리사니까 그렇다. 요리사에게는 맛있고 손쉬운 음식을 요구하지 건강식을 요구하지 않는 것처럼, 식품업계를 향한 제대로 된 기대와 인식이 필요하다.

나는 환자를 보는 입장에서,

- 염증 반응으로 만성 통증에 시달리는 환자들
- 당뇨, 고혈압, 과체중의 대사 증후군 환자들

- 살을 빼고 싶은 다이어트 환자들
- 아이들 알레르기와 아토피, 천식 등 자가면역 질환

등을 치료할 때, 가공식품(식품첨가물)부터 끊고 시작한다. 가공식품만 끊어도 많은 것이 달라진다. 지금까지 먹어오던 대로 가공식품을 계속 먹으면 아무것도 못 고친다. 그저 약 먹고 관리하는 수밖에 없다. 임상에서의 내 경험이 그렇다. 물론 반대론자들은 공격할 것이다. 그것은 지극히 개인적인 경험일 뿐 객관적인 데이터가 아니라고.

하지만 '경험주의'도 과학이고 훌륭한 의학이다. 진정한 과학 정신이 실종된 시대에 '과학주의자'들은 절대 이해하지 못할…….

영어로 된 연구 논문 몇 편 읽었다고 자랑할 일이 아니다. 왜 순진하게 본 대로 다 믿는가? 기업들의 이익만 대변하고 있지는 않은지? 대기업이나 보건 당국이라는 권위에 눌려, 가당치도 않은 신뢰를 너무 많이 준 것은 아닌지 고민해봐야 한다.

환자의 입장에선, 하루도 거르지 않고 하는 환자의 행위가 있다. 바로 음식을 먹는 것이다. 따라서 식습관부터 점검해봐야 한다. 먹는 음식을 바꾸지 않고는 건강을 기대할 수 없다. 우리 몸이 정상적으로 작동하려면 체내에서 수만 가지의 화학작용이 정상적으로 일어나야 한다. 정상적으로 호르몬을 분비하고, 효소와 조효소들이 만들어지고 분비되어야 한다. 호르몬을 만들기 위해서는 원재료를 공급해주어야 한다. 바로 비타민이고 미네랄이다. 영양가는 하나도 없는 음식을 먹으면서 우리 몸이 건강해지기를 기대할 수는 없다. 반대로, 환경만 만들어주면 우리 몸은 회복한다는 사실을 알아야 한다. 환경도 만들어주지 않으면서 영웅적인 의학적 개입으로 건강을 되찾을 수 있을 거라는 착각은 버려야 한다.

식품업계만 비난받을 일은 아니다. 우리의 소비 패턴에도 문제가 있다. 요즘 미국에서 Korean BBQ 하면 대부분 'All You Can Eat', 즉 '고기 무제한' 집이다. 그걸 보면서 나는 생각한다. 고기를 왜 배 터지게 먹어야 하는가? 그것도 질 낮은 고기로 말이다. 좋은 고기로 조금만 먹으면 될 것을. 누구 말대로 개돼지도 아니면서 우리의 가치관은 그렇게 길들여져 있다. 마트에서 싼 음식만 찾으니까, 식품업계가 싸구려 가짜 음식을 시장에 내놓는 것이다. 소비자들이 원하니까 판매할 뿐이다. 그야말로 간단한 논리다. 집은 능력이 허락하는 최대 평수에서 빡빡하게 살고, 자동차도 분에 넘치는 배기량으로 허덕허덕 겨우 타면서, 몸에는 아무렇지 않게 쓰레기 음식을 집어 넣으며 유기농 식품은 비싸다고 외면한다.

가치관과 입맛을 바꿔야 한다. 비만 환자와 대사 증후군 환자들을 대하다 보면 '맛의 즐거움'을 느끼는 개인차가 얼마나 큰지 놀라게 된다. 나 자신부터 예전에는 군침을 흘렸으나, 지금은 전혀 끌리지 않는 음식이 한두 가지가 아니다. 또한 제대로 치료된 환자치고, '입맛'이 바뀌지 않은 이를 본 적이 없다.

의사들도 속는
의학 연구 논문

　엄밀히 말하면 통계 분석은 의사들의 전문 영역이 아니다. 과학 연구를 진행하고 분석하는 훈련을 제대로 받기 위해서는 연구원으로서 석사 및 박사 과정을 거쳐야 한다. 이것이 의과대학에서 다루는 분야가 아니다 보니 의사도 일반인들과 마찬가지로, 그저 소비자로서 주어지는 정보를 접하는 경우가 대부분이다. 그래서 의사들도 속는 경우가 많다. 문제는 의사들이 연구 논문에 지나치게 의존적인데 그럴수록 더 속기 쉽다는 것이다. 저명한 의학 저널에 소개된 동료 심사(peer-reviewed) 연구 논문이라면 절대적인 신뢰를 보낸다.

　문제는 의학계에 근거 중심 의학이 아닌 시장 주도의 의학이 만연하다는 사실이다. 전 세계적으로 임상의학 연구는 제약 회사와 의료기 제조 회사들의 지원을 받아 이루어지고 있으며, 의과대학의 교육과정 역시 제약 회사들에 전적으로 의존하고 있는 상태다. 의사들의 보수(補修) 교육이나 학회, 세미나 대부분이 제약 회사의 지원으로 이루어지고 있다. 강사들도 거의 제약 회사의 지원을 받는다. 이런 환경에서 완전히 객관적이고 중립적인 의료 정보를 기대한다는 것은 어리석은 일이다. 《미국의사협회지》는 2006년 논문에서 이러한 문제를 지적했다. 공공 기관이 시행한 임상 연구보다 이익 창출이 목표인 기업들이 주관하거나 지원한 연구의 결과들이 더 긍정적인 결론을 발표한다는 것이다.

연구 결과는 어떻게 디자인하느냐에 따라 얼마든지 원하는 결과를 도출해낼 수 있다. 가장 흔한 방법이 실험 기간을 조절하는 것이다. 예를 들어 3개월 이후 부작용이 속출하는 약물이라면 실험 기간을 2개월 이내로 잡는 식이다. 척추 수술의 경우, 수술 후 단기간 내의 입원율이나 중재술, 통증 감소 여부만 분석해서 치료 효과가 있다는 결론을 얻을 수 있다. 1년 후 수술을 받은 환자 대부분의 상태가 악화되거나 통증이 재발하지만 이미 긍정적인 연구 논문이 존재하게 된다.

또 다른 예로 백신 부작용이 의심되어 백신이 신경 계통에 문제를 일으키는지 알아보는 연구를 진행할 경우, 이중 맹검 연구에서 대조군에 위약으로 식염수를 주사하는 것이 아니라 알루미늄을 사용하는 식이다. 대조군과 실험군 양쪽 다 신경독소인 알루미늄을 주사받게 되니 별 차이가 있을 리 없다. 그러고는 실험군과 대조군 사이에 별 차이가 없었으므로 "백신이 신경 계통에 손상을 유발하지 않는다"고 결론을 내린다.

일반적인 상식에 어긋나지만 이런 식으로 연구를 교묘하게 디자인하는 사례는 무수히 많다. 이렇게 해서 양산된 의학 연구 논문들이 범람한다. 또한 증가 추세를 보여 이제는 한 달에 쏟아져 나오는 연구 논문이 지난 1년 치보다 더 많다. 의사들이 일일이 다 살펴보는 것은 현실적으로 불가능하고, 이 중에서 제대로 된 연구를 솎아내는 것조차도 쉬운 일이 아니다. 제약 회사 세일즈맨이 입맛에 맞는 연구 논문을 몇 편 발췌해 개원의를 찾아간다. 그리고 자사의 신약이 연구 결과 이런 긍정적인 효과가 있는 것으로 나타났으니 처방을 늘려줄 것을 권하면 의사들은 그에 의존하는 식이다. 실제로 약을 처방했을 때, 효과가 덜하거나 간혹 부작용이 보고되어도 연구 논문 뒤에 숨으면 그만이다. 진통제 부작용 심장마비로 환자가 사망해도 의사는 처벌받지 않는다. '표준 치료'와 학계에서 공인된 의료 행위를 했을 경우 환자에게 문제가 생겨도 의사들은 괜찮다. 반면, 비타민을 처방했다가는 사소한 문제가 생겨도 처벌받을 수 있다. '표준 치료'를 하지 않았기 때문이다. 그래서 때로는 의학 연구 논문이란 것이 의사들의 정신 승리를 위한 도구로 전락해버렸다는 생각이 들기도 한다. 제약 회사가 연구 논문을 주도하고, 의사들은 이를 받아들인다. 이것이 제약 회사가 주도하는 시장주의 의학의 심각한 문제점이다.

의사들뿐만 아니라 환자들이나 소비자들도 언론과 뉴스를 통해 연구 결과를 접한다. 의사들도 잘 모르는 통계 분석을 일반인들이 이해할 리 없다. 언론에서 알려주는 그대로 받아들이는 경우가 대부분이다. 하지만 그렇게 되면 속을 수 있다. 다음은 누구나 알아두면 좋을 만한 통계적 표현 방법들이다. 간단한 차이점들을 이해하면 언론의 통계를 바라보는 시각이 달라질 것이다.

의학 관련 뉴스나 의학 저널 논문을 보면, 특정 치료나 약물의 효과 대비 위험성을 표현하는 데 세 가지 다른 방법이 사용된다.

- 절대 위험 감소(ARR, Absolute Risk Reduction)
- 상대 위험 감소(RRR, Relative Risk Reduction)

- 필요 치료 환자 수(NNT, Number Needed to Treat)

첫째, 절대 위험 감소(ARR).

말 그대로 절대적인 수치다. 아무런 치료를 받지 않은 사람들 중에서 발생한 사망자 수와 시험 치료를 받은 사람들 중에서 발생한 사망자 수의 차이를 집계한 후 그 차이를 전체 참가자들의 수로 나누는 것이다.

예를 들어 고지혈증 치료제 프라바스타틴 약물의 연구 결과, 플라세보 대조군에서는 1000명 중 41명이 사망했고, 프라바스타틴 약물 치료를 받은 그룹에서는 1000명 중 32명이 사망했다. 이 경우 절대 위험은 1000명 중 9명이다. 41명과 32명의 차이가 9명이기 때문이다. 이는 각각 1000명의 참가자를 기준으로 봤을 때, 현실적으로 0.9% 위험 감소 효과에 불과하다. 프라바스타틴 약물 복용자 중 약물 덕으로 사망을 피할 수 있는 환자가 1%에도 못 미친다는 뜻이다. 달리 말하면 99% 이상의 환자들은 스타틴 약물을 복용해도 아무 도움을 못 받는다는 뜻이다.

두 번째 방법은 상대 위험 감소(RRR).

약물이 되었든 진단 장비가 되었든, 뭔가를 판매하는 사람이나 기업들이 좋아하는 방식이다. 앞서 언급한 프라바스타틴 연구 결과를 두고 이런 해석이 가능하다. 간단히 양쪽 그룹의 사망자 32명과 41명을 비교한다. 두 그룹 간 사망자 수는 9명의 차이가 난다. 9명을 아무 치료도 받지 않아 사망한 사람들 41명으로 나누는 것이다. 그냥 놔두면 41명이 사망할 수 있는 것을 32명으로 낮췄으니 22%의 차이가 난다. 앞서 언급한 절대 위험 감소 0.9%보다는 숫자가 훨씬 크고 보기에도 좋다. 제약 회사가 주로 사용하는 숫자는 이것이다. 의대 교과서, 저널, 연구, 보건 당국 모든 곳에 인용된다. 그래야 의미 있는 수치로 보이기 때문이다.

'사망률 0.9% 감소!'가 뉴스에 나올 리 없다.

'사망률 22% 감소!'쯤 되어야 헤드라인을 장식할 만하다.

의사가 환자에게 "이 비싸고 위험한 스타틴 약물을 복용할 경우 사망률을 0.9% 낮춥니다"라고 말하면 대부분의 환자가 약 처방을 거부할 것이다. 하지만 22%라고 말하면 환자는 받아들인다.

세 번째 방법은 필요 치료 환자 수(NNT).

이 방법은 제약 회사나 보건 당국 사이에서 지독하게 인기가 없다. 하지만 셋 중 가장 합리적인 방법이다. 환자 1명을 살리기 위해 몇 명을 치료해야 하는지를 계산하는 방식이다. 앞서 언급한 프라바스타틴의 경우 1명의 목숨을 구하기 위해 111명이 치료를 받아야 한다. 그리 인상적이지 않다.

연구 디자인 자체가 문제 되기도 하지만, 이처럼 이미 나온 통계 결과들을 입맛에 맞게 해석하는 다양한 통계학적 테크닉들이 존재한다는 것이 문제다. 통계를 어떻게 해석하느냐에 따라 연구 결과가 판이하게 달라질 수 있기 때문이다.

또 다른 예로 콜레스테롤 저하제 리피토(Lipitor)의 뇌졸중 예방 효과를 놓고도 다음과 같은 세 가지 다른 결론이 가능하다. 1000명이 리피토를 복용할 경우 뇌졸중 발병 가능성을 28명에서 15명으로 낮출 수 있다. 절대 위험 감소로 보면 1000명당 13명 혹은 1.3% 위험 감소 효과가 나타난다. 반면, 비교 위험 감소로 보면 무려 48% 위험 감소라는 강력한 효과를 자랑할 수 있다. 하지만 다시 필요 치료 환자 수로 보면 숫자는 초라해진다. 1명의 뇌졸중을 예방하기 위해 77명에게 리피토를 처방할 필요가 있다는 결과가 나온다.

독일의 정신과 의사 게르트 기거렌처(Gerd Gigerenzer)는 《계산된 위험(Calculating Risk)》에서 이러한 문제들을 지적하고 있다.

스위스 병원에서 훈련을 잘 받은 부인과 전문의 15명에게 유방 조영술 매모그램의 상대 위험 감소율(RRR) 25%(1000명당 4명에서 3명으로 감소)의 의미를 질문했을 때, 단 1명만 정답을 맞혔다. 미국 의사들을 대상으로도 비슷한 테스트를 실시한 결과, 95%가 틀린 답을 내놨다. 평균적인 대답의 대부분은 현실보다 10배나 높은 수치를 제시했다.

의사들이 연구 논문에 잘 속는 이유는 확실성에 대한 환상과 지나친 신뢰 때문이다. 의사로서 과학적이어야 한다는 일종의 강박도 작용한다. 현대 의학은 과학적이니까! 이를 간단히 해결해주는 것이 의학 연구 논문이다. 연구 논문을 의지하기 위해선, 이 사회에 절대선이 작동하고 과학 혹은 적어도 과학계가 흠 없이 완벽하다는 가정이 있어야한다. 항상 기업의 이익이 아닌 공공의 이익이 대변된다고 믿어야 한다. 이 얼마나 어리석은 바람인가?

가습기 살균제 사건이 좋은 예다. 단순히 연구가 미흡해서 선의의 실수로 벌어진 사건들이 아니다. 기업과 그 기업을 관리해야 하는 관리 당국이 기업과 한 침대에서 같이 뒹굴며 사건을 은폐한 결과, 수많은 사람들이 피해를 보고 심한 경우 목숨을 잃었다. 그래서 좀 더 현실을 잘 아는 의사들은 의학 연구 논문을 무조건 신뢰하지 않는다. 20년간 《뉴잉글랜드 의학 저널》 편집장을 지냈던 하버드 대학의 마샤 앤겔 (Marcia Angell) 박사가 돌연 사표를 낸 이유다. 그녀는 지속적으로 올라오는 사기성 짙은 논문들에 신물을 느껴 스스로 편집장 자리에서 물러났다. 지금은 의료 시스템의 부패와 타락을 고발하는 저술 활동을 하고 있다.

제3장

현대 사회 진단

현대인의 건강 관리를
재정 관리에 비교하자면

어떤 사업가가 방만한 경영을 하다가 파산 직전까지 갔다. 그제야 재정 전문가를 찾아가 얼마 남지 않은 자산을 다시 불려달라고 요구했다. 엄청나게 비싼 비용을 지불하고 엄청난 믿음으로 얼마 남지도 않은 전 재산을 맡기고 돌아왔다. 재정 전문가는 왜 재정 파탄이 났는가를 다각도로 분석하기 시작한다. 그 과정에서 비싼 장비가 동원되기도 한다. 그리고 집으로 돌아온 사업가는 왜 본인이 파산 직전까지 이르렀는지에 대한 아무런 반성이나 분석 없이 이전과 똑같은 생활을 이어간다. 왜냐하면 재정 전문가가 다 알아서 해줄 테니까.

그 사업가의 재무 상태가 과연 살아날 수 있을까?

질병을 대하는 현대인들의 태도가 이와 똑같다. 사업가는 환자고 재정 전문가는 의사다. 환자들의 태도는 사업가와 조금도 다를 게 없다. 돈은 남한테 맡기면 안 된다는 걸 상식으로 알면서도 내 건강은 잘도 갖다 맡긴다.

신용불량자가 다시 신용을 회복하기란 쉽지 않다. 평소에 재정을 잘 관리하고 유지하는 것은 상내적으로 쉽지만 한번 망가진 재정을 다시 회복하는 것은 훨씬 어렵다. 우리의 건강도 마찬가지다.

그 때문에 건강은 투자이지 지출이 아니다. 유기농 식품이 비싸다고 불평할 수는 있겠지만, 한 달 항암제 비용이 얼마인지 알고 하는 소리인지 묻고 싶다. 제초제는 확인된 발암 물질이고, 인구 3명당 1명이 암에 걸릴 정도로 암 환자가 증가했다. 유기농 식품을 먹으려는 시도는 결코 유난 떠는 것이 아니다. 괜찮은 투자다. 유기농 식품이 비싸다고 느낀다면 가치관의 차이일 뿐이다.

병원은 멀리할수록 좋을까, 가까이할수록 좋을까?

이 간단한 질문에 대한 답조차 아리송하다면 그만큼 병원 광고에 세뇌된 것이다. 정답은 당연히 멀리할수록 좋은 것이다. 아니, 좀 더 정확히, 멀리할 수 있다면 좋은 것이다. 평생 병원 갈 일 없이 살 수 있다면 가장 좋은 것이다. 하지만 안타깝게도 현대 의학은 탄생부터 죽음까지 인생의 전 과정을 응급 상황으로 만들어버렸고 사람들은 이에 순응했다.

빨리 병원 가서 의사와 상담하고, 때마다 정기검진을 해야 의식 있는 현대인이라는 착각에 빠져 있기 때문에 이런 질문에도 혼란스러워하지만, 원칙적으론 병원 갈 일 없이 사는 것이 가장 바람직한 삶이다.

가족들의 손에 이끌려 병원을 찾은 환자들 중에 가끔 이런 사람들을 본다. 병원에서 권장하는 정기건강검진이나 암 조기 검진은 꼬박꼬박 잘 받는 사람이, 평소 생활 습관이나 식습관은 건강과 전혀 동떨어진 경우가 있다. 부족한 수면과 과도한 스트레스를 술과 담배로 풀고 음식도 엉망으로 먹는 것이다. 이 사람은 건강에 관심이 있다고 해야 할까? 없다고 해야 할까? 아무튼 건강과 전혀 동떨어진 삶을 살면서 정기검진만 받는 것이다.

마치 수험생이 평소에는 숙제도 제대로 안 하고 지내다가 모의고사만 열심히 보는 모습과 다를 바 없다. 성적을 받아 볼 때까지 조마조마 가슴 졸이다가 성적이 괜찮으면 다시 학업과 담 쌓고 사는 문제아 수험생의 모습과 다를 바 없다.

한국은 국민건강보험 덕분에 진료비 부담이 덜하다 보니 병원 문턱이 낮다. 병원 문턱이 낮은 것은 다행스러운 일이지만 싸다고 해서 남용할 필요는 없다. 미국의 경우 의료보험 종류에 따라 치료 혜택이 다르고 환자가 부담하는 병원비도 차이가 난다. 하지만 내가 갖고 있는 의료보험 혜택이 좋다고 해서 그걸 자주 사용하는 게 좋은 건 결코 아니다. 의료보험이 아무리 좋아도 쓸 일이 없어서 돈 아깝다는 생각이 드는 게 바람직하다. 그게 복이다. 좋은 생명보험을 가지고 있다 해서 보험비를 타기 위해 일부러 죽지 않는 것과 마찬가지다.

원래 보험은 그런 것이다. 내 재정 능력으로는 감당할 수 없을 만큼 큰 병에 걸릴 수도 있다는 경우의 수에 베팅을 하는 것이 건강보험의 목적이다. 정말 큰 사고나 큰 질병에 걸렸을 때를 대비하기 위해 들어놓은 것이 보험이다. 화재보험이든 생명보험이든 사용할 일이 없어야 좋은 것이다. 건강보험도 마찬가지다.

진짜 보험은 따로 있다. 국민건강보험공단의 의료보험이나 미국의 오바마케어가 보험이 아니다. 정기검진만 열심히 하는 것 역시 아무것도 보장해주지 못한다. 진정한 보험이란 유기농 딸기, 강황, 야채 주스 갈아 마시고, 운동하고, 잠 잘자고, 스트레스 없는 삶을 사는 것이다. 이만한 보험이 없다.

환자의 목숨을 구하는 응급실 의사는 영웅과도 같다. 자주 소방관에 비교한다. 급한 불을 꺼주는 영웅들이다. 그런데 한번 구해줬으면 조심해서 다시 불을 내지 않는 것이 정상이다. 불을 내고 119에 구조 요청을 해서 소방관이 출동해 불 꺼줬는데, 또 불을 내고 119에 신고하기를 반복한다면 방화벽이 있는 정신병자와 다를 바 없다. 그런데 현대인들 중에는 건강과 관련해 이와 비슷한 반복을 일삼는 이들이 많다. 본인 스스로에게 책임이 있다는 생각을 못하기 때문이다.

의료보험과
건강보험은 다르다

독일처럼 의료보험이 무료인 국가가 있는 반면, 의료수가가 너무 비싸서 의료보험 보험료조차 감당이 안 될 정도의 국가가 있다. 국민 상당수가 의료보험을 감당할 수 없어 비보험자로 살아가며, 의료 혜택을 전혀 못 받는 나라가 있는데 바로 미국이다. 미국의 의료비는 상상을 초월한다.

왜 이렇게 됐을까? 누구의 작품일까?

던져볼 만한 질문이다. 한 번쯤 관심을 가져봐야 할 문제 아닐까? 대부분의 미국인들은 그냥 '그런가 보다' 하며 살아가고 있다. 어떤 공무원이 국민을 개돼지라고 비하하면 그 발언에만 분통을 터뜨릴 일이 아니라 실제 우리 모습은 어떠한지 먼저 뒤돌아봐야 한다.

도대체 누가 미국의 의료 비용을 이렇게까지 비인간적인 수준으로 올려놨을까?

미국의 의료비를 올린 것은 의료보험 회사다. 국가 차원의 관리를 통해 복지의 영역에 머물러야 할 의료가 민영화되면서 돈벌이 수단으로 전락한 결과다. 보험 회사가 의료비를 천정부지로 올려놨다. 임신부터 출산, 성장과 노화에 이르기까지 삶의 전 과정을 의학적 응급 상황으로 만들어버린 것이다.

의료비가 비싸면 부담이 커져서 보험 회사에 불리한 게 아니냐고 반문할 수 있다. 하지만 현실은 그와 정반대다. 불리한 게 아니라 유리하다. 의료비가 만만하면 사람들은 보험을 필요로 하지 않기 때문이다. 의료비가 감당이 안 될 정도로 비싸야 보험을 절실히 필요로 하고 보험에 의지하게 된다. 그것이 보험의 본질이다. 화재보험이나 생명보험을 생각해보면 쉽게 이해할 수 있다. 질병 치료에 드는 비용을 화재나 사망에 준하는 재앙으로 격상시켜 보험 없이는 치료할 엄두도 내지 못하도록 만들어놓은 것이다. 의료보험 없이는 함부로 수술도 할 수 없고, 함부로 입원도 할 수 없다. 보험 회사는 통계만 잘 내면 된다. 보험 가입자에게 거두어들이는 보험료만 잘 계산하면 절대 손해 보는 일이 없다.

국내에서도 호시탐탐 의료 민영화를 추진하려는 시도가 있어왔다. 의료 민영화의 골자를 소방서에 비교하면 마치 이런 모습이다. 집에 불이 났을 때 화재보험이 있는 사람만 119에 전화할 수 있는 사회가 되는 것이다. 또한 화재보험의 종류에 따라 소방 당국의 서비스가 달라지는 것이다. 복잡하게 설명하려 들지만 본질은 이렇다. 몇몇 관련 기업들이 큰돈을 벌기 위해 이런 국가를 만들겠다는 것이다.

의료보험의 본질에 대해 생각해볼 필요가 있다. 국민보험공단의 전 국민 의료보험은 나와 가족들의 건강을 보장해주지 않는다. 보험 자체가 건강을 위해 존재하는 것이 아니다. 화재보험이 불이 나는 것을 막아주진 않는다. 자동차보험을 생각하면 이해하기 쉽다. 자동차보험이 차 사고 자체를 방지해주는 것은 아니다. 모두 사후 약 처방이다. 이미 사고가 터진 후 '금전적' 보상을 통해 뒷수습을 하기 위해 존재하는 것들이다. '보험이라도 있으니 다행이다……' 하는 정도로 최소한의 위안을 줄 뿐이다.

좋은 건강보험 플랜이 있다고 건강할 수 있는 것이 아니라는 것은 실제로 통계가 말해준다. 건강 상태가 안 좋은 사람일수록 좋은 보험을 가지고 있다. 약값이나 병원비도 감당할 수 없을 만큼 건강 상태가 안 좋으니 보험에 의지할 수밖에 없기 때문이다. 보험은 어디까지나 불의의 사고를 대비한 것에 불과하다. 건강보험이 좋다고 병원 자주 가는 것은 화재보험이 좋다고 자주 집에 불을 지르는 것과 다를 바 없다. 하지만 실제로 많은 사람들이 그렇게 살아가고 있으며, 이를 '건강 관리'로 믿고 있다.

진정한 보험은 국민건강보험공단에서 제공하는 의료보험이 아니라 제대로 된 식습관과 충분한 수면, 운동, 스트레스 관리를 잘하는 건강한 생활 습관이다. 적당한 운동과 스트레스 관리를 먼저 점검하는 것이 훨씬 더 확실한 보험이다. 1년에 한 번 하는 정기검진보다 더 중요한 것은, 하루도 거르지 않고 매일 먹는 음식이다.

핑크 리본의
불편한 진실

매년 10월이 되면 미국 전역이 핑크색으로 물든다. 핑크 리본을 앞세운 이른바 '유방암 인식의 달'이다. 유방암에 대한 관심을 환기하고 질병 퇴치를 위한 각종 모금 행사들이 전국적으로 펼쳐진다. 120kg이 넘는 거구의 풋볼 선수들도 귀여운 핑크 리본 장식과 핑크색 양말을 신고 시합을 뛰면서 이 행사에 동참한다. 여성을 위협하는 질병인 유방암을 퇴치하자는 인류애 넘치는 선한 목적에 운동선수들은 물론 유명 연예인들과 정치인들도 기꺼이 참여한다. 1991년 시작된 이래 이제는 하나의 문화 행사로 자리 잡았다.

하지만 이 행사를 주최하는 단체인 수전 코멘 재단(Susan G. Komen Foundation)은 유방암 퇴치에는 전혀 관심이 없는 단체다. 실질적으로 유방암 연구 지원금이나 유방암 환자들을 지원하는 금액은 미미하다. 암 증가의 원인으로 지목받는 가공식품업체들과 연계해 홍보 활동을 한다. 시리얼, 통조림, 탄산음료는 물론 샴푸, 화장품 등에 핑크 리본이 찍혀 나온다. 그중 백미는 KFC의 핑크 리본 치킨이다.

"두려운 질병이자 개인의 비극이었던 유방암이 기업 주도의 마케팅 도구로 전락했다"는 것이 퀸스 대학 사만다 킹(Samantha King) 교수의 지적이다.

비단 핑크 리본 캠페인만이 문제는 아니다. 각종 불치병을 내세운 자선단체는 수두룩하다. 2014년 한 해 동안 연예인들을 필두로 수많은 사람들이 물을 바가지로 뒤집어썼다. 이른바 아이스버킷 챌린지. 근위축성 측색경화증(루게릭병)에 대한 관심을 환기하고 질병 퇴치를 위한 모금 활동을 활성화하기 위해 한 사람이 머리에 얼음물을 뒤집어쓰는 모습을 촬영한 모습을 공유하는 방식으로 이루어졌다. 2014년 여름에 시작된 이 운동은 소셜미디어를 통해 빠르게 퍼져나가 대유행이 되었다. 유명 운동선수들 대부분이 참여했고, 애플 CEO와 굵직한 정치인들까지 동참했다. 국가적 가뭄 사태를 심하게 겪고 있던 터라 미국의 오바마 대통령은 기부만 하고 물을 들이붓지는 않았다.

다 좋다. 선한 공동의 목적을 가지고 재미로 그럴 수 있다. 하지만 루게릭병 퇴치에 일조했다거나 환자들에게 조금이라도 희망을 줬다고 생각하면 착각이다. 일반인들에게 생소한 루게릭병을 대중에 널리 알리는 좋은 계기가 되었지만 딱 거기까지다.

아이스버킷 챌린지로 모금된 액수는 약 1억 달러(한화로 1025억 원). 그중 단 27% 미만이 원래 목적대로 쓰이고 나머지 73%는 홍보비와 행사비, 출장비 명목으로 사용되었다. 기부금 상당수는 재단 중역의 급여를 지급하는 데 사용되었다. 비영리재단의 재정 투명성을 감시하는 국제기관 ECFA에 의하면, 원래 의도한 기부 프로젝트의 최소 80%가 기부되어야 신뢰할 만한 비영리 기부 활동으로 정의하고 있다.

한여름의 시원한 유행에 동참하고 페스티벌을 함께 즐기면 되지, 이제 와서 뭘 그리 좀스럽게 따지느냐고 반문할 수도 있겠지만, 누군가 세월호 유가족 돕기 성금을 모아서 70%를 자기들 임의대로 급여와 다른 명목으로 사용했다면 과연 쿨~ 할 수 있을까? 관심 없는 사람만 쿨~ 할 수 있다.

이러한 재정 사용처 논란은 자선단체를 넘어서 암학회로까지 이어진다. 대부분의 사람들은 미국암학회가 암 퇴치에 전념을 다하는 단체라고 믿고 있다. 과연 그럴까? 어떤 한의사가 특정 암에 대해 항암 효과가 좋고 부작용이 적은 '약초'를 발견했다고 가정해보자. 항암제에 비해 값도 싸고 특허도 필요 없는 '약초'다. 누구에게나 값싸게 제공될 수 있으나 돈은 안 된다. 이제 필요한 것은 과학적인 연구가 남았다. 돈이 안 되니 제약 회사가 연구를 지원할 일은 없다. 그렇다면 미국암학회가 적극 나서서 연구를 지원할 것이라고 생각하는가? 왠지 아닐 것 같은가? 정답이다. 그런 일은 절대 생기지 않는다. 암 환자들에게는 절실한 문제일지 몰라도, 미국암학회는 약초 따위엔 관심이 없다. 오히려 약초를 비방하지 않으면 다행이다.

그럼 미국암학회는 누구를 위한 단체인가? 대부분의 비영리단체가 그렇지만, 재정적 지원이 어디서 오는지를 보면 알 수 있다.

미국암학회는 전 세계적으로 가장 부유한 비영리단체 중 하나다. 토지와 건물, 차량을 비롯한 총 자산이 무려 23억 달러(약 2조 6000억 원)에 달한다. 이처럼 방대한 규모의 조직을 운영하기 위해 미국암학회는 오래전부터 대기업들과 밀접한 유착 관계에 있었다. 당연히 가공식품의 유해성에 대한 경고는 엄두도 낼 수 없다. 한때는 담배가 몸에 좋다고 홍보하기까지 했던 흑역사를 가지고 있다.

목표는 고결하지만, 현실은 가당치도 않다. 미국암학회 회장 존 세

프린(John Seffrin)의 2008년 연봉은 104만 달러(약 11억 5000만 원)가 넘는다. 여기에 활동 지원비가 추가된다. 2008년 미국암학회의 예산은 약 10억 4000만 달러(약 1조 2000억 원)였다. 이 중 연구 지원비는 1억 3000만 달러. 고작 10%를 연구에 사용했다. 반면, 직원 급여로 약 4억 900만 달러가 지출되었다. 암을 퇴치하겠다는 사람들이 급여를 100만 달러씩 받아가지는 않는다. 그냥 사업이다. 기부금 받는 것이 전부인 마케팅 사업에 불과하다.

개인의 선한 뜻에 기초해서 모금한 기부금의 사용처를 들여다보면 사기요, 갈취에 가깝다. 아니, 가까운 게 아니라 이것이야말로 그냥 '사기'다. 이런 단체에 기부하는 무분별한 기부행위가 지금과 같은 암 치료의 실패를 영속화하는 데 한몫하고 있다. 미국암학회의 정관에는 암이 퇴치되면 미국암학회를 해산한다고 명시되어 있다. '과연 이들이 진정으로 암이 퇴치되기를 바라기나 하는 걸까?' 하고 의심하는 것이 지나친 억측일까? 이 단체는 질병이 퇴치되지 않은 지금 이대로가 사업하기에 더 좋은 것만은 분명하다.

이제 겨우 자리 잡으려 하는 한국의 기부 문화에 찬물을 끼얹고 싶은 마음은 눈곱만큼도 없다. 정치권을 시민의 눈이 감시해야 한다고 믿는다면, 의료계나 기부 단체라고 예외가 될 수 없다는 것을 기억할 필요가 있다.

유전학적 허무주의에 빠진 현대 의학

미국에서는 베이비부머 세대를 'Accidental Centenarian'이라고 한다. 'Accidental'은 직역하면 '우연히 발생한 사고'다. '100세 시대'인데 '준비된 100세 시대'가 아니라 '우연한 100세 시대'라는 뜻이다.

미국인의 수명이 갑자기 확 늘어나면서, 이전 세대가 이처럼 장수하는 모습을 못 봤기 때문에 어떻게 100세까지 살아야 하는지 학습된 노하우가 없는 세대를 의미한다. 경제적으로나 육체적, 정신적으로 전혀 준비하지 못한 채 100세를 맞이하는 세대인 것이다. 많은 이들이 빈곤과 건강 악화로 고통스러운 노년기를 보내게 된다. 미국뿐만 아니라 급격한 현대화를 겪은 대부분의 국가에서 일어나는 공통된 현상이고, 한국의 경우 더 압축된 시간에 벌어진 일이다.

그 결과, 지금의 베이비부머 세대(한국의 전후 세대)는 자식 세대보다 오래 사는 첫 세대가 될 전망이다. 2016년 미국 국립보건통계센터(NCHS)는 20년 만에 처음으로 미국인의 기대수명이 줄어들기 시작했다고 보고했다. 비만 증가가 한 원인이고, 암을 제외한 심혈관 질환, 당뇨, 치매와 같은 여덟 가지 중대 질환 모두 증가 추세에 있다. 마약성 진통제 중독이 증가한 것도 또 하나의 원인으로 지목되었다.

이미 2010년 통계에 의하면,

- 미국 국민 4명 중 1명이 고혈압이다.
- 2명 중 1명이 심혈관 질환으로 사망한다.
- 4명 중 3명이 비만이고,
- 3명 중 1명은 당뇨이다.
- 남성 2명 중 1명이 암에 걸리고
- 여성 3명중 1명이 암에 걸린다.

노인들은 당뇨, 고혈압, 콜레스테롤, 역류성 식도염, 관절염 때문에 10여 가지가 넘는 약을 먹고 있다. 취학 학생들의 지능은 갈수록 낮아지고, 신경 발달 장애와 소아당뇨, 비만은 늘어만 가고 있다. 아이들의 알레르기, 아토피 피부염, 천식도 눈에 띄게 급증했다.

더 무서운 것은 상황이 이런데도 사람들은 별다른 경각심이 없다는 것이다. 이런 질병들을 정상적인 삶의 일부로 여기는 시대에 살고 있다. 아이들의 질병과 건강 문제는 엄마들 일상의 평범한 대화가 되었다. 그리고 대부분의 질병을 설명하면서 유전이라는 말을 대수롭지 않게 한다.

"우리 집안은 고혈압이 유전이야."

"부모님 두 분 다 콜레스테롤이 높아. 집안 내력이야."

이런 식이다.

2005년에 발표된 연구 결과가 있다. 미국 시카고 지역의 나이지리아 출신 흑인들과, 실제 나이지리아에 살고 있는 나이지리아인들의 고혈압 발병률을 비교한 결과, 시카고 지역에 사는 나이지리아인들은 전체 인구의 20%가 고혈압인 반면, 나이지리아에 사는 흑인들은 불과 7%만 고혈압이었다.

이는 기쁜 소식이 아닐 수 없다. 왜냐하면 고혈압은 유전이 아니라는 이야기가 되기 때문이다. 고혈압이 유전이라면 시카고에 사는 나이지리아인이나, 나이지리아 본토에 사는 이들이나 비슷한 발병률을 보였어야 한다.

중국의 당뇨 환자도 지난 10년 사이에 두 배로 증가했다. 중국인들이 먹는 음식과 식습관이 변한 것이지 유전자가 변한 것은 아니다. 유전자가 그렇게 단기간에 나쁜 방향으로 바뀌었다면 인류는 이미 오래전에 멸망했을 것이다. 당뇨 증가율에 관하여 '10년 법칙'이라는 게 있다. 개발도상국이 개방되어 미국 패스트푸드가 들어가면 10년 내에 당뇨병이 폭증한다는 것이다.

한국인에게 가장 흔한 위암, 간암이 폐암, 대장암으로 옮겨가고 있는 추세다. 한국인의 유전자가 바뀌어서일까? 아니다. 한국인의 식습관이 서구적으로 바뀌었다. 트랜스지방 섭취가 늘어났고, 가공식품과 식품첨가물 섭취가 현저히 늘어난 것이 원인이다.

가족력과 유전은 다르다. 콜레스테롤이나 고혈압, 당뇨가 집안 내력일 수는 있지만 유전자에 의해 결정되는 것은 아니다. 암도 유전이 끼치는 영향은 8%에 불과하다. 대체로 같이 사는 가족들은 비슷한 생활습관을 영위하고, 비슷한 입맛으로 비슷한 음식을 먹기 때문에 비슷한 질병에 걸릴 확률이 높은 것일 뿐, 이를 유전이라고 볼 수 없다는 것이다. 그래서 최근 의학계에서는 이들 성인병의 증가를 단순히 유전으로 보는 시각보다는 후생유전학적 문제로 인식하고 환경과 사회과학적 현상으로 접근하는 추세다.

질병의 발생 원인이 유전에서 비롯된다는 인식이 지나칠 경우, 유전학적 허무주의에 빠질 수 있다. 유전학적 허무주의에 빠지면 환자 스스로 할 수 있는 것이 별로 없다. 영화배우 안젤리나 졸리가 유전적 운명론에 빠진 나머지 암이 없음에도 불구하고 선제적으로 유방과 난소 절제술을 받았다. 하지만 암을 비롯한 당뇨, 고혈압, 콜레스테롤 등 대부분의 성인병은 식습관과 생활 습관병으로 식단 조절과 생활 개선만으로도 얼마든지 예방과 치료가 가능하다.

그럴 수 없다고 하는 의사들도 있다. 그들에게는 그게 사실일 수도 있다. 식품과 영양학에 대해 교육받은 적이 없고, 음식을 존중하는 마음이나 관심도 없으며, 실제로 음식으로 환자를 고쳐본 경험도 없기 때문에 약 처방 말고는 해줄 것이 없기 때문이다.

하지만 그 결과는 처참하다. 심장마비를 예방하기 위해 먹는 콜레스테롤약 리피토가 당뇨병 발병률을 50% 증가시킨다. 당뇨약 아반디아(Avandia)가 심장마비를 일으켜 2만 명이 사망했다. 콜레스테롤약이 당뇨를 유발하고, 당뇨약은 심장마비를 유발하고, 그야말로 물고 물리는 혼돈의 아마겟돈이 아닐 수 없다.

현대 의학은 오랜 시간 유전학에 매몰된 나머지 유전학적 허무주의에 빠지고 말았다. 당뇨, 고혈압, 고콜레스테롤혈증, 암 같은 병들의 원인이 모두 다 유전이라고 말한다. 하지만 사실은 우리가 먹는 음식이 더 중요하다. 우리 몸에 들어간 음식은 그냥 몸 밖으로 나오지 않는다. 뭔가를 하고 나온다. 술을 마시면 모든 알코올이 결국은 체외로 배출되지만 술에 취하는 것과 같은 이치다. 비타민, 미네랄 영양소도 마찬가지다. 비타민을 먹어봤자 비싼 소변을 볼 뿐이라고 폄하하는 이들이 있다. 소변에서 비타민 성분이 검출되어 다 빠져나온 것처럼 보이지만 그냥 나온 것이 아니다. 뭔가 몸에 영향을 끼치고 나온다. 식품첨가물도 마찬가지다. 우리가 먹은 음식은 좋게든 나쁘게든 우리 몸에 영향력을 행사하고 나온다.

결국 음식 선택과 길들여진 입맛이 우리의 건강을 좌우한다. 우리가 먹은 음식이 나의 건강만 영향을 끼치는 것이 아니라 내 자식의 자식까지 무려 3대에 걸쳐 영향을 끼칠 수 있다. 내 할아버지 할머니가 먹은 음식이 나의 건강에 영향을 끼칠 수 있고, 내가 먹은 음식이 내 손자 손녀의 건강에 영향을 끼칠 수 있기 때문이다. 따라서 유전이라는 말이 나오는 것도 무리는 아니다.

그러나 부모와 조부모가 건강하지 못하다고 해서 나도 건강하지 말란 법은 없다. 유전자는 돌판에 새겨진 절대가치를 지닌 법전이 아니다. 유전자를 바꿀 수 없다고 생각하지만, 건강한 음식을 먹고 환경적 독소와 나쁜 습관을 제거해나감으로써 건강한 유전자 활동을 이끌어낼 수 있다.

세포를 건강하게 만드는 유전 활동을 유발하는 것은 음식뿐만이 아니다. 운동을 통해 일어나는 단백질 활동과 화학 활동도 유전자를 바꾼다. 뿐만 아니라 우리의 긍정적인 생각이나 부정적인 생각 모두 세포 활동과 유전자 변화에 영향을 주는 화학작용을 일으킨다. 이를 후생유전학이라고 한다.

후생유전학이 주는 가장 큰 복음은 건강이 내 손안에 달려 있다는 것이다. 세포를 다시 프로그래밍해서 건강하고 강한 세포로 만들 수 있는 힘이 내 손안에 있다는 것만큼 좋은 소식이 어디 있겠는가? 후생 유전학은 단순한 추측이 아니라 아직도 모르는 생명체 활동의 신비를 좀 더 알아가는 첫걸음이다.

제4장

건강을 결정짓는 5요소

영양:
가공식품이 아닌 진짜 음식을 먹어라

의사들에게 "비타민이 효과가 있느냐?"고 물으면 다양한 답변을 듣게 된다. 많은 의사들이 효과가 없다고 단언할 것이고, 일부는 장점이 있을 수도 있다고 끄덕일 것이다. 극히 일부만 매우 중요하다면서 열정적으로 지지한다. 의대 교육과정에서 비타민, 미네랄, 자연치료에 대해 배우는 시간이 제로에 불과하기 때문이다. 모든 질병 치료의 접근 방식은 처방약과 시술뿐이다.

내가 미국에 사는 괴짜 닥터여서 약물 대신 영양소를 강조하는 것은 아니다. 대부분의 상황에서 독성을 가진 화학 약물보다는 영양소를 처방하는 것이 더 낫기 때문이다. 영양소와 자연치료를 처방하는 의사들이 돌팔이인지 아닌지에 대한 판단은 환자들의 몫이다. 약물 남용으로 응급실에 실려가는 사람은 수도 없이 많지만, 비타민 과다 복용으로 응급실을 찾은 경우는 극히 드물다. 18년 동안 의료계에 종사하고 있지만 단 한 건도 접해본 적이 없다. 적어도 내가 진료하는 로스앤젤레스 인근에서는 구경해본 적도 없고, 그런 이야기를 들어본 적도 없다.

비타민 vs 처방약

환자분들로부터 흔히 듣는 질문이 있다.

"비타민을 많이 먹어도 괜찮나요?"

비타민도 약 아니냐는 것이다. 처방약을 많이 먹는 것이 싫어서 나를 찾아왔는데 비타민이나 미네랄의 가짓수가 많다 보니 은근히 걱정되어 물어보는 것이다. 알약이나 캡슐에 들어 있는 것이 모양도 비슷해서 어르신들 보시기엔 비타민이나 미네랄이나 혈압약이나 당뇨약이나 모두 다 같은 '약'으로 보일 수 있다.

하지만 의약품과 보충제는 한 가지 근본적인 차이가 있다. 대부분의 의약품은 '차단제' 혹은 '억제제'다. 우리 몸의 정상적인 대사를 가로막아 약물이 원하는 효과를 내도록 하는 물질들이다. 예를 들어 혈압약은 '베타 차단제', '칼슘 채널 차단제' 하는 식이고, 위산의 분비를 억제하는 역류성 식도염 치료제는 '양성자 펌프 억제제'다. 대부분의 우울증 치료제도 세로토닌 신경전달 물질의 재흡수를 '억제'하는 약물이다.

반면, 대부분의 비타민이나 미네랄 영양소들은 촉진제다. 촉진제가 무슨 뜻일까? 대표적인 예가 호모시스테인에 작용하는 비타민 B군이다. 호모시스테인은 염증 반응을 일으키는 물질이다. 혈중 호모시스테인 레벨이 높으면 심장마비, 대장암, 뇌졸중의 위험이 증가한다. 호모시스테인이 증가하는 이유는 호모시스테인이 시스테인 단계를 거쳐 메티오닌으로 전환되어야 하는데, 이러한 전환이 제대로 일어나지 않기 때문이다. 원인은 영양 결핍이다. 엽산, 비타민 B_6, 비타민 B_{12}가 부족할 경우 전환이 일어나지 않고 호모시스테인 단계에 머무르기 때문에 혈중 호모시스테인 레벨이 증가하는 것이다. 이 경우 엽산, 비타민 B_6, 비타민 B_{12}는 차단제가 아닌 촉진제 역할을 하며 빠른 전환을 촉진해 호모시스테인 수치를 낮출 수 있는 것이다.

촉진제와 차단제의 가장 큰 차이점은 안전성이다. 비타민과 미네랄 같은 영양소들은 처방약에 비해 안전 폭이 크다. 당장 혈압약을 30알 삼키면 응급실에 실려갈 수도 있지만, 비타민은 그렇지 않다. 비타민 C의 하루 권장량은 100mg에 불과하지만, 1000mg 단위의 제품이 즐비하고 하루 10,000mg 단위로 먹는 고용량 요법도 있다.

"비타민이 몸에서 하는 일이 별로 없어서 그런 건 아닐까?"라고 반문할 수 있다. 하지만 비타민이란 어원은 생명에서 왔다. 결핍되면 죽는 물질들이다. 대항해 시대에 단순히 비타민 C와 비타민 B의 존재를 몰라서 수많은 선원들이 목숨을 잃었다. 결핍을 예방하면 목숨을 살릴 수 있고 메가도스로 다량을 복용하거나 주사했을 때 또 다른 효과를 나타내는 것이 비타민과 미네랄 같은 영양소다. 그러면서도 놀라울 정도로 안전하다. 생명체가 생명을 유지하는 과정에서 사용해왔던 자연물질들이기 때문이다.

비타민과 미네랄을 바라보는 시각은 다양할 수 있겠지만 하나만큼은 확실하다. 영양소가 결핍된 상태에서는 건강을 기대할 수 없다는 것이다. 몸의 회복을 기대할 수 없다. 당뇨나 고혈압이 개선될 리 없다. 자궁과 난소의 혹을 아무리 떼어내도 다시 생겨난다. 채소를 통해 자연스럽게 섭취하느냐, 보충제를 복용하느냐는 다음 문제다. 환자를 치료하는 의사가 영양 상태를 무시하는 태도를 보인다거나 영양에 대해 무지해선 안 된다. 영양소의 중요성은 이제야 뒤늦게 주목을 끌기 시작했으니 앞으로 계속해서 끊임없이 연구하고 노력해야 한다.

콜레스테롤 저하제 리피토와 폴리코사놀을 직접 비교한 실험 따위는 없을 것이다. 아스피린과 오메가3 지방을 비교한 연구도 없을 것이다. 비타민과 자연 보충제들은 특허가 불가능하다 보니, 그런 연구에 막대한 자금을 투자할 기업이 없기 때문이다. "확정적 연구가 없다!" 자연치료를 비판하는 회의론자들이 주로 공격하는 부분이다. 다행인 점은 비타민의 효과를 확인해주는 연구 논문들이 수천 건 넘게 존재한다는 것이다. 관심이 없을 뿐이지 결코 자료가 없는 것은 아니다.

전체와 부분

나는 개인적으로 특정 영양소 한 가지의 장점을 부각해서 이야기하는 것을 좋아하지 않는다. 때론 무의미하다는 판단이다. 영양소들이 상호 간에 영향을 끼치고 서로 의존하기 때문이다. 예를 들어 의사들은 골다공증 예방을 위해 칼슘을 섭취하라고 조언한다. 이는 거짓말도 아니지만, 정확한 정보도 아니다. 칼슘을 먹어도 칼슘이 뼈에 흡수되지 않으면 아무 소용이 없다. 칼슘이 뼈로 들어가기 위해선 마그네슘, 비타민 D, 비타민 K 등이 필요하기 때문이다. 따라서 칼슘이 부족한 것인지, 비타민 D가 부족한 것인지를 판단해야 한다.

또 다른 예로 당뇨약을 꾸준히 먹고 있는데도 당화혈색소(HbA1c) 수치가 떨어지지 않아 고민하는 환자가 내원했다. 흔히 간과하는 원인 중 하나가 피리독신이라는 비타민 B₆의 결핍이다. 그렇다면 간단히 비타민 B₆를 복용하면 해결될까? 비타민 B₆를 아무리 복용해도 해결되지 않는 경우가 있다. 아연 결핍이 있을 때 그렇다. 아연이 부족하면 비타민 B₆의 활성화가 일어나지 않는다.

식당 벽에 걸린 '굴의 효능' 같은 안내판에 이렇게 적혀 있을 수 있다. "굴에는 아연이 풍부해 남성 정력에 좋으며 노화 방지, 당뇨병을 예방한다." 한발 더 나아가 당뇨병 합병증도 열거할 수 있다. "신부전, 심부전, 녹내장, 신경 손상을 예방한다"고 적혀 있다면, 이는 거짓말도 아니지만 정확한 설명이라고도 할 수 없다. 어떤 특정 영양소가 의약품처럼 단독적으로 효과를 내는 경우는 드물기 때문에 식단 안내판에 걸린 내용처럼 사용되거나 묘사될 수 없다.

그래서 영양제 복용을 (특히 환자들의 경우) 혼자 시도할 것을 권하지 않는다. 복잡하기 때문이다. 영양학을 공부한 의사들, 기능의학을 잘하는 의사들을 찾아가 상담할 것을 권한다. 건강을 위한 가치 있는 투자라고 확신한다.

흙수저 비타민과 금수저 비타민

한 가지 주의할 것은 비타민이라고 해서 다 같은 비타민이 아니라는 사실이다. 비타민의 제조 과정과 원재료에 따라 하늘과 땅 같은 차이를 보인다.

예를 들어 시중에 유통되는 비타민 C 제품의 99%는 아스코르빈산

(ascorbic acid)이다. 아스코르빈산은 비타민 C의 일부이지 비타민 C가 아니다. 비타민 E도 마찬가지다. 비타민 E는 한 가지 물질이 아니라, 자연계에 존재하는 여덟 가지 화합물을 총칭하는 표현이다. 비타민 E는 크게 '토코페롤(tocopherol)'과 '토코트리에놀(tocotrienol)'로 구분되고, 각각은 다시 알파(α), 베타(β), 감마(γ), 델타(δ)의 네 종류로 세분화된다. 시중에 유통되는 비타민 E 제품의 대부분은 '알파토코페롤'이다. 알파토코페롤은 다시 D-알파토코페롤과 DL-알파토코페롤의 두 가지 분자형으로 구분되는데, 그중 가장 흡수가 안 되는 DL-알파토코페롤이 주를 이루고 있다. 이유는 원가가 싸기 때문이다.

몇 해 전, 비타민 E가 전립선암을 유발한다는 연구가 발표되었는데, 엄밀히 말하면 비타민 E가 아니라 DL-알파토코페롤로 실험을 한 것이다. 물론 언론에서는 그냥 비타민 E로 소개되었다.

마그네슘의 경우도 산화마그네슘(magnesium oxide), 구연산마그네슘(magnesium citrate), 염화마그네슘(magnesium chloride), 황산마그네슘(magnesium sulfate) 등등 수많은 종류의 마그네슘이 존재한다. 그중 소비자들이 가장 흔히 접하는 제품은 가장 싸지만 가장 흡수가 안 되는 산화마그네슘이다. 몸에 해롭다는 뜻은 아니지만 흡수율이 떨어지면 체내 활성화되는 양이 적다는 의미다.

이런 식으로 시중에 유통되는 비타민과 미네랄의 90%가 값싼 원료를 사용한 싸구려 제품들이다.

원인은 하나다. 기업이나 유통업자 그리고 수입상, 판매업자 모두 최대 이윤을 추구하기 때문이다. 이윤 폭이 크려면 원가를 낮추는 수밖에 없다. 그렇다고 흡수율 좋은 제품들이 많이 비싼 것도 아니다. 가격 차이는 소폭에 그친다. 하지만 가격에 민감한 소비자는 싼 제품으로 손이 가기 마련이다. 차이를 모르기 때문에 선택은 어렵지 않다. 일반 소비자에게는 다 똑같은 마그네슘이기 때문이다.

그런데 성분 표시를 확인해도 소용없는 경우가 있다. 시중에는 몸에 해로운 제품들이 많아서 안 먹으니만도 못한 경우도 허다하다. 예를 들어 오메가3는 쉽게 산패되는데, 산패된 기름은 몸에 해롭다. 그런데 산패의 예방을 고려하지 않고 제조되는 제품들이 있다. 제조 과정에서 이미 산패되는 경우도 있고, 유통 과정을 견디지 못하고 산패되는 경우도 흔하다. 건강을 위해 먹은 오메가3가 오히려 심장마비 위험을 증가시킬 수 있다.

싸구려 종합 비타민의 경우, 석유 부산물에서 추출한 화학첨가물도 많이 들어가 위장 장애나 알레르기를 일으키기도 한다. 심지어 인공색소, 설탕, 옥수수 전분, 방부제와 같은 어이없는 성분들도 들어가 있다. 특히 어린이 종합 비타민에는 인공색소와 설탕, 감미료의 함량이 더 높다. 정작 비타민과 미네랄 함량은 민망할 정도로 소량인 경우가 많다.

물론 영양소는 음식을 통해 섭취하는 것이 가장 바람직하다. 하지만 현대인의 식습관을 볼 때, 오직 음식을 통해 몸이 필요로 하는 충분한 양의 영양소를 섭취한다는 것은 비현실적일 수밖에 없다. 아침에 우유와 토스트를 먹고, 점심에 짜장면을 먹고, 저녁에 고깃집에서 고기를 구워 먹었다면, 충분한 양의 비타민과 미네랄 영양소를 흡수할 기회가 없었다고 보아도 된다. 중간에 커피를 마시고, 고기 먹으면서 술 한잔하고, 담배라도 피우거나 업무 스트레스에 시달리면 그나마 몸에 있던 영양소마저 빠르게 잃는다.

그래서 비타민, 미네랄 제품 복용이 필요한 경우가 있는데, 이때는 일류 배우가 TV에서 광고하는 대기업 브랜드라고 해서 무조건 믿고 '묻지 마 구매'를 할 일이 아니다. 뒷면의 성분 표시를 주의 깊게 살펴 봐야 한다.

부도덕한 기업이 소비자를 상대로 사기 치는 경우도 생긴다. 2015년 2월 《뉴욕타임스》 기사에 의하면, 뉴욕 검찰이 유명 브랜드 건강보조식품 업체들을 무더기로 기소했다. GNC, 월그린(Walgreen), 월마트(Walmart), 타깃(Target) 등 대형 할인마트와 건강보조식품 전문 업체들이다. 기소 사유는 '라벨에 표시된 만큼 실제 영양소가 들어 있지 않다'는 것. 즉 함량 미달이 문제가 됐다. 심한 경우, 표시된 성분은 전혀 들어 있지 않고 값싼 쌀가루로 채워 넣었다는 것이다.

타이레놀 500에는 정확하게 아세트아미노펜 500mg이 들어 있다. 반면, 건강보조식품들은 약품이 아닌 식품에 속하다 보니 의약품처럼 철저한 관리 감독을 받지 않는다. 당연히 품질 관리에 문제가 생길 수밖에 없다. 또 표기된 함량을 신뢰할 수 없는 경우가 많다. 건강식품 시장은 그야말로 정글과 같아서 의사들도 속는 경우가 많다.

비타민보다는 식사

내가 강조하는 비타민, 미네랄, 영양소들은 비타민 제품이나 건강보조식품을 의미하는 것이 아니다. 음식에 들어 있는 영양소들의 중요성을 강조한 것인데, 영양소를 잘 챙겨 먹으라는 말을 영양보조제를 사 먹으라는 뜻으로 이해하는 경우가 있다. 많은 사람들이 오해하는 부분이지만, 어떤 경우에도 영양제가 진짜 음식을 통한 영양소를 대체할 순 없다. 그래서 가공식품을 먹지 말고 진짜 음식을 드시라고 당부하는 것이다. 영양제도 가공식품이기 때문에 진짜 음식을 먹는 것과 비교할 바가 못 된다. 영양보조제는 게으른 사람들이나 바쁜 현대인들의 차선책일 뿐이다.

그러니 제대로 된 식사를 하는 것의 중요성은 아무리 강조해도 지나치지 않다. 매일 입을 통해 몸속에 집어넣는 음식의 힘을 존중한다면 아무거나 함부로 먹을 순 없을 것이다. 특히 건강에 문제 있는 환자에게는 매우 중요한 부분이다. 다양한 식사법들이 존재한다. 최근 열풍을 일으킨 저탄고지(저탄수화물 고지방 섭취 다이어트) 식사법이 있고, 그와는 정반대 대척점에 위치한 듯한 현미채식이 있다. 그 중간쯤에 구석기 식단이 존재한다.

어떤 것이 더 우월한지를 놓고 논쟁하는 것은 무의미하다. 그건 복싱이 세냐 유도가 세냐 하고 싸우는 꼴이다. 모두 훌륭한 무술이고 각자 필요한 상황이 존재할 뿐이다. 저탄고지 식사가 맞는 환자가 있고 현미채식이 유리한 환자가 있다. 이에 대한 판단은 영양학 전문의와 상담하는 것이 가장 좋다. 음식은 별로 중요하지 않으니 아무거나 잘 먹으라는 의사라면, 그가 알려주는 다른 조언에 대해서도 의심해볼 필요가 있다.

독소 배출을 위한 식사법

웨인 피커링(Wayne Pickering) 박사는 건강을 위해 무엇을 먹느냐보다 내 몸에서 무엇이 빠져나가느냐가 중요하다고 강변한다. 건강은 체내 독소와 해로운 물질들을 효과적으로 배출하는 능력에 달려 있다는 것이다. 즉 디톡스는 따로 프로그램을 통해 캠페인처럼 하는 게 아니라 식사를 통해 생활 속에서 실천해야 한다는 것이다.

디톡스 자체가 의학 용어가 아닌 마케팅 용어가 되어버리는 바람에, 많은 의사들이 그 개념을 인정하지 않고 오히려 거부감을 드러낸다. 그나마 요즘엔 인식이 조금 바뀌어 디톡스의 중요성을 강조하는 의사들이 나타나는 추세다. 하지만 디톡스라는 게 별것 아니다. 정상적이고 건강한 몸이라면 매일 효과적인 디톡스를 할 수 있어야 한다. 바로 대소변과 땀을 통한 노폐물의 배출이다. 그게 안 되면 몸에 염증 물질이 쌓여 관절, 척추, 손가락 마디가 아플 수도 있고, 혈관이 탁해져 당뇨와 고혈압이 생기고, 그런 상태가 장기화되면 간, 심장, 신장, 말초 신경 등이 손상될 수도 있다. 평소에 배출을 제대로 못하고 사니까 디톡스 프로그램이 필요한 것이다.

어쨌든 건강을 위해선 배출이 관건인데, 이는 음식을 통해 가능하다. 영양가 높고 깨끗한 음식을 먹어서 우리 몸의 간이나 신장, 땀샘 같은 해독 공장이 잘 돌아가면 독소 배출이 용이해진다. 반면, 식품첨가물과 인공색소, 옥수수, 녹말 위주의 음식을 꾸준히 먹고 약물을 장기 복용한다면 간은 제대로 해독하지 못해 늘 독성 물질이 쌓여 있게 된다. 배출할 겨를이 없는 것이다. 더러운 정수기 필터를 청소하기 위해 깨끗한 물을 오랫동안 흘려보내야 하는 것과 같은 이치다.

그러므로 깨끗하고 영양가 높은 음식만이 건강을 유지하는 비결이다. 특히 만성 질환 환자들은 식단부터 바꾸지 않으면 다 소용없다. "당뇨에는 뭐가 좋대……." 광고에 자꾸 현혹될 필요는 없다. 병이 있으면 체내 독소를 어떻게 빼낼 것인가를 먼저 궁리해야 한다. 음식을 소화시키고 에너지를 만들어 사용하는 과정에서 화학적 폐기물이 생기는데 이를 몸속에 쌓아두고 있다는 것은 상상만 해도 찝찝하지 않은가? 암, 당뇨, 고혈압 약을 복용하면 그 약들 역시 디톡스의 대상이 된다는 것을 기억해야 한다.

비타민, 영양제, 건강보조식품도 음식을 잘 가려 먹으면서 건강을 지키려고 노력할 때 보조적으로 도움이 되는 거지, 하루 두 끼를 패스트푸드나 편의점 가공식품으로 때우면서 보상심리로 비타민이나 미네랄을 먹어서 부족한 영양분을 채워봤자 도움이 될 리 없다. 말 그대로 건강보조식품이지 '대체 식량'이 아니라는 것을 기억해야 한다.

다음은 효과적인 독소 배출을 위해 웨인 피커링 박사가 제안하는 식사 방법으로, 건강한 사람들이 실천해볼 만하다. (당뇨나 고혈압, 암 환자의 식단은 달라야 한다.)

영양 균형을 위해 단백질, 탄수화물, 지방, 전분, 유제품을 골고루 함께 먹는 것은 자동차에 가스, 휘발유, 알코올, 디젤 경유 등을 섞어서 주유하는 것과 같다. 되도록 한 끼에 단백질과 전분을 함께 먹지 않아야 한다. 서로 중화 작용을 해서 소화를 방해한다. 고기는 산성이고 전분은 알칼리성이다. 단백질은 부패하고 전분은 발효된다. 그 결과, 소화관 안에 박테리아가 증식한다. 소화불량, 가스, 방귀, 변비, 역류성 식도염을 일으키기도 한다. 예를 들면 햄버거에 프렌치프라이, 탕수육이나 돈가스, 고기 먹고 후식으로 먹는 칼국수나 밥 등이 이에 해당한다. 전분을 먹었을 때는 두 시간 후에 단백질을 섭취하는 것이 좋다. 단백질은 소화 시간이 더 걸리기 때문에 단백질을 먼저 먹었을 경우 세 시간 후에 전분을 먹는 것이 좋다. 또 아침, 점심, 저녁 골고루 먹는 것이 아니라 각기 다른 음식을 먹는 것이 좋다. 예를 들어 아침에는 과일 같은 가볍고 단순한 음식을 먹고, 점심에는 아침 식사보다는 복잡한 음식을 먹되 양은 아침 식사보다 적어야 한다. 복잡한 음식이라 함은 전분과 탄수화물로서 한국인들의 주식인 밥이 여기에 해당된다. 저녁 식사로는 고기나 생선 같은 단백질 위주의 소화 과정이 다소 복잡한 음식을 먹되 양은 가장 적게 먹을 것을 권하고 있다.

후식으로 과일을 먹는 것 역시 좋지 않다. 과일 다당은 소화가 쉽게 일어난다. 위가 아닌 소장에서 소화된다. 식사 후 디저트로 과일을 먹으면 위장에 다른 음식들과 함께 갇혀 있게 된다. 조금 과장하여 소화되기 전에 썩기 시작한다고 보면 된다. 특히 멜론이나 수박, 참외는 다른 음식과 함께 먹지 않는 것이 좋다. 원래 멜론이나 수박, 참외는 별 노력 없이 쉽게 소화되는 음식이라, 다른 음식들과 섞여서 장에 오래 머물 경우 소화되기 전에 발효가 시작된다. 과일은 후식이 아니라 밥 먹기 30분 전에 먹는 것이 흡수에 도움이 된다.

면역:
병균이 아니라 몸의 내부 환경이 문제

면역을 간단히 이해하기 위해서는 죽은 시체를 보면 된다. 사람이 죽으면 곧바로 부패가 시작된다. 구더기가 생기고 각종 미생물들이 달라붙어 몸을 갉아 먹는다. 불과 몇 주에서 수개월 만에 뼈만 남고 모두 흙으로 돌아간다. 하지만 살아 있을 땐 이런 일이 벌어지지 않는다. 바로 면역력 때문이다.

이렇듯 면역은 생명을 유지하는 힘이다. 죽은 동물의 사체를 부패시키는 박테리아와 미생물은 어디서 따로 찾아오는 것이 아니다. 늘 우리 곁에 존재한다. 하지만 면역 시스템이 견고하게 지키고 있기 때문에 부패가 일어나지 않는 것뿐이다. 그래서 면역 시스템은 군대에 비유되기도 한다. 정확하게는 군대와 경찰이다. 조직이 손상되거나 미생물에 감염되는 경우처럼 외부로부터의 위협이 발생하면 호중성 백혈구(neutrophil)가 제일 먼저 상처 부위에 도달한다. 호중성 백혈구의 가장 특징적인 기능이 바로 신속한 이동과 세균의 포식 및 살균이다. 강한 급성 염증에 중요한 역할을 한다. 외부 침략자와의 전면전 혹은 국지전을 벌이므로 군대라고 할 수 있다. 이들의 활동은 교감신경의 자극과 함께 상승한다.

반대로 평화 시에는 부교감신경이 우위에 놓이게 된다. 이때는 전체 백혈구의 약 25% 정도를 차지하는 림프구(lymphocyte)가 돌아다니면서 내부 단속을 한다. 군대가 아닌 경찰인 셈이다. 대표적으로 유명한 활동이 돌연변이된 세포를 찾아 제거하는 것이다. 바로 암세포다. 그래서 암 예방을 위해서는 부교감신경이 우위에 있는 것이 유리하다. 느긋하고 속 편하면 된다. 단, 환경에 상관없이 느긋하고 속 편해야 한다. 환경에 지배되면, 현대인들은 교감신경 우위의 생활을 지속할 가능성이 크다. 결론은 암 발병 위험의 증가다.

　그렇다고 해서 면역력이 무조건 강해야 좋은 것은 아니다. 면역반응이 너무 약하면 미생물에 무너지지만 너무 강해도 자멸하기 때문이다. 면역력이 조금만 항진돼도 자가면역 질환으로 공격한다. 자가면역 질환은 말 그대로 면역력이 '나' 자신도 공격하는 질환을 말한다. 면역력 강화가 면역반응을 강하게 한다는 뜻은 아니라는 사실을 잘 이해해야 한다.

　의학적 의미의 면역은 '나' 이외에 모든 것을 퇴치하는 시스템을 말한다. 단순히 박테리아나 바이러스 감염과 맞서 싸우는 수준이 아니다. 그보다는 훨씬 더 넓은 범위를 포함한다. 장내 미생물은 세균이지만 '나'의 일부로 인식된다. 최소 1500만 년 전부터 함께 동거해온 '같은 편'이다. 따라서 공격 대상이 아니다. 오히려 장내 미생물이 외부 감염의 위험으로부터 '나'를 지켜주니 연합군인 셈이다. 반대로 암세포는 '나'의 세포지만 같은 편이 아니다. 가만 놔두면 '나'의 목숨이 위험할 수 있기 때문에 우리 면역 시스템은 암세포를 공격한다.

　그런 까닭에 단순한 항원·항체 모델이 면역의 전부가 아니다. 백신은 특정 병원체에 대해 항원·항체 반응을 일으킨다. 백신 주사 후 항체가 생겨나면 면역이 생겼다고 인정한다. 하지만 예전 모델이다. 감염성 질환의 발병을 억제하기 위해선 영양 상태와 위생 상태도 큰 몫을 차지한다. 똑같은 홍역이라 할지라도 영양 및 위생 상태가 우수한 선진국과 영양 및 위생 상태가 열악한 빈국의 발병률과 치사율이 다르게 나타난다.

장티푸스나 결핵은 백신 없이도 선진국에서 퇴치되었다. 1960년대 홍역 백신이 미국에서 출시되기 이전부터 이미 홍역의 위세가 크게 꺾여 있었다. 홍역을 두려워하는 미국인은 거의 없었다. 영양 상태와 위생 관념 덕분에 개체들의 면역력이 튼튼해졌기 때문이다. 우리나라의 경우, 2005년에 이르러서야 수두 백신이 의무 접종에 포함되었다. 하지만 그 이전부터 수두를 두려워하지 않았다. 이렇듯 면역이란 것은 일종의 오케스트라다. 모든 것이 합력하여 선을 이룬다. 열악한 위생 환경에서 영양 결핍을 초래할 정도로 아무거나 막 먹고 살면서, 백신 하나 맞았다고 강한 면역력이 생길 리 없다. 건강할 리 없다.

현대 의학에선 병원체라는 용어를 쓴다. 병원체는 세균뿐 아니라 병을 일으키는 모든 미생물과 바이러스를 포함하고 심지어 프리온 같은 단백질도 포함한다. 면역에 대한 이해가 높아지면서 루이 파스퇴르의 단순한 세균 이론 시대는 지나갔다. 하지만 아직도 의료 현장에서는 예전의 패러다임에 머물고 있는 경우가 많다. 그 결과, 패혈증을 두려워하고 항생제 처방을 쉽게 한다. 학술지 《네이처》 2014년 12월 11일 자에는 '병원체라는 용어를 버려라(Ditch the term pathogen)'라는 제목의 기고문이 실렸는데, 질병을 일으키는 미생물을 지나치게 강조한 의학 패러다임이 오히려 전염병을 이해하는 데 장애가 된다는 주장을 담고 있다. 나는 이에 전적으로 동의한다.

연초(年初)가 되어 학급에 독감이 돌아도 모두 다 독감에 걸리지 않는다. 왜 그럴까? 독감 예방주사 덕분은 아니다. 독감 예방주사의 효율이 매년 평균적으로 20%에 지나지 않기 때문이다. 주목해야 할 것은 독감 바이러스가 아니라 아동 개인의 면역력이다. 충분한 수면, 운동, 영양 섭취가 좋은 아이들이 바이러스를 잘 이겨낼 수 있어 독감에 걸릴 확률이 낮다. 반면, 수면이 부족하고 스트레스가 많은 아이들이 독감에 걸릴 확률도 높다. 결국 병원균보다는 내 몸의 면역력이 변수인 것이다.

세균설 vs 내부환경설

19세기 의학계에는 위대한 과학자 두 명이 있었다. 루이 파스퇴르(Louis Pasteur)와 클로드 베르나르(Claude Bernard)다. 두 사람은 질병의 원인과 치료에 대한 패러다임이 서로 완전히 달라 많은 설전과 논쟁이 오갔다. 화학자이자 미생물학자인 파스퇴르는 세균설(germ theory)을 주장했다. 간단히 말해 병균이 우리 몸에 들어와 감염되면 병에 걸린다는 이론이다. 그래서 세균설에 입각하여 원인이 되는 병균을 죽이는 항생제가 개발되었고, 이는 백신과 더불어 현대 의학의 기본 패러다임으로 자리 잡았다.

그런데 당시 파스퇴르의 친구였던 클로드 베르나르의 주장은 전혀 달랐다. 외부에서 들어오는 병균이 문제가 아니라 우리 몸의 내부 환경이 문제라는 주장이었다. 병균이나 바이러스에 감염되는 것도, 우리 몸 안의 균형이 깨질 때 감염된다는 것이었다. 당시에는 면역이란 개념이 없을 때였지만, 지금 식으로 표현하자면 면역력이 약해질 때를 의미하는 것이다. 우리의 피부와 장 그리고 피 속에 어차피 수 조가 넘는 균이 살고 있다. 이 중에는 좋은 균만 사는 것이 아니라 나쁜 균도 있다. 코점막 속엔 감기 바이러스가 항상 붙어 있지만 그렇다고 늘 병을 일으키지는 않는다. 평소에는 조화를 이루며 잘 살고 있는데, 내부 환경에 문제가 생기면 면역력이 떨어지고, 그때를 틈타 병원균이 증가하면서 문제가 생긴다는 것이다.

암도 마찬가지다. 암세포는 매일 생기지만 모두 암에 걸리지 않는 이유는 면역 기능이 제대로 작동하기 때문이다. 즉 체내 환경이 균형을 이루고 있기 때문이다. 독감이 유행할 때, 어떤 아이는 독감에 걸리고 어떤 아이는 괜찮은 이유다.

예를 들어 두 개의 사과가 있는데, 하나는 온전하게 그대로 두고, 다른 하나는 식탁 모서리에 부딪혀 멍이 들었다면, 멍이 든 사과가 더 빨리 썩는 것을 볼 수 있다. 그만큼 내부 환경이 더 중요하다는 것이다.

이 두 과학자는 살아생전 수많은 토론과 경쟁을 했지만, 돈은 파스퇴르가 벌었다. 아무래도 파스퇴르의 세균설이 돈이 될 수밖에 없었다. 각각의 병균에 맞는 항생제를 개발하거나, 병원체에 맞는 백신을 개발하는 게 돈이 되기 때문이다. 내부 환경이 중요하다는 것은 당시로선 이해하기 어려운 애매한 개념인 데다, 내부 환경을 좋게 유지하기 위한 영양, 운동, 스트레스 관리, 수면 같은 것들은 돈이 되질 않았다.

다만, 파스퇴르는 임종을 앞두고, "베르나르가 맞았어. 세균은 아무 것도 아니야. 환경이 전부야"라며 고백했다. 그리고 20세기에 들어와 프랑스계 미국인 미생물학자 르네 뒤보(Renne Dubos)가 베르나르의 이론이 맞는다는 것을 증명한다. 대부분의 질병은 운 나쁘게 외부에서 찾아오는 것이 아니라, 이미 몸속에 있던 병균들이 원인이 된다는 것이다. 뭔가 방해하여 균형이 깨지면, 그때 병균들이 들고일어나 병을 일으키고 증상을 일으킨다는 것이다.

근대 병리학의 창시자인 루돌프 피르호(Rudolf Virchow) 역시 말년에 병원체가 병의 원인이 아니라는 것을 고백한다. 병원체는 자신들이 살아갈 서식지인 병든 조직을 찾는 것일 뿐이라고 밝혔다. 모기가 오염된 물을 찾는 것이지, 모기가 오염된 물의 원인이 아니라는 것이다. 이는 깊은 통찰력이 아닐 수 없다.

파스퇴르가 틀렸다는 의미는 아니다. 인류는 파스퇴르에게 진 빚이 있고, 감사해야 할 것이 많다. 항생제 페니실린의 개발로 전에는 손도 못 써보고 죽는 질병들을 간단히 치료할 수 있게 되었다. 특히 전쟁에서 수많은 목숨을 살려냈다.

그런데 요즘 다시 베르나르와 뒤보의 이론이 힘을 얻고 있는 추세다. 그렇게 해서 생겨난 분야가 기능의학이다. 아직은 멀었지만, 많은 의사들이 점점 이쪽으로 눈을 돌리고 있다. 지금 암이나 고혈압, 당뇨 같은 만성 질환들을 고치려면 베르나르의 내부환경설에 입각해서 패러다임을 바꿔야 한다. 되지도 않는 알약 하나에 모든 것을 거는 게 아니라 먹거리와 영양, 생활 습관, 수면, 스트레스, 운동과 같은 생활 환경부터 먼저 점검할 줄 아는 지혜를 갖춰야 한다.

수면:
버리는 시간이 아니라 건강에 투자하는 시간

이 책에서 단 하나의 챕터만 읽어야 한다면 나는 주저하지 않고 이 챕터를 꼽을 것이다. 하지만 독자들이 가장 안 볼 것 같아 염려되는 챕터이기도 하다. 병원이나 보건 당국에서 강조하지도 않거니와, 약도 아니고 영양제도 아니고, 심지어 운동도 아닌 겨우 잠이라니!

그러나 수면의 중요성에 대해서는 아무리 강조해도 지나치지 않다. 하지만 불행하게도 현대인들이 가장 간과하는 것 중 하나가 수면이고, 따라서 가장 부족한 것이기도 하다. 무료로 얻을 수 있다 보니 별 값어치를 못 느끼고, 심지어 우리의 가치관은 잠자는 시간을 아까워한다. 생활 습관 때문에 수면이 부족한 경우도 있고, 몸 상태가 온전하지 못해 숙면을 취하지 못하고 어려움을 겪는 경우도 있다. 이래저래 현대인들 대부분이 심각한 수면 장애 상태에 빠져 있는데, 이는 현대인들의 수많은 건강 문제들과 밀접하게 연결되어 있다. 당뇨, 고혈압, 고지혈증, 비만 모두 수면과 관련이 있다. 우울증이 악화되기도 하고 면역력을 떨어뜨려 감염성 질환이나 암 발생 위험도 증가한다. 잠자는 문제를 해결하지 않고서는, 아무리 식습관을 바꾸고 운동을 하고 약물 치료를 해도 큰 변화가 없는 경우가 대부분이다. 단순히 잠자는 시간만을 의미하는 것이 아니라 수면의 질도 중요하다.

바쁜 현대인의 삶 속에서 잠자는 시간이 아깝게 느껴지기는 한다. 일하랴, 공부하랴 바쁜 와중에 취미 활동이나 유흥까지 즐기다 보면, 쥐어짤 수 있는 시간은 잠을 줄이는 방법밖에 없다. 왠지 잠이 많으면 바쁘게 돌아가는 현대의 기준과 맞지 않는 게으른 사람으로 보이기도 한다. '사당오락'이라 해서 네 시간 자면 대학에 붙고, 다섯 시간 자면 떨어진다는 끔찍한 말도 들어보았을 것이다. 사회 분위기가 수면 부족을 부추긴다. 정주영 회장이나 나폴레옹도 하루에 네 시간만 잤다는 일화가 자극이 되는 반면, 원하는 만큼 잠을 실컷 자는 생활 태도는 타인에게 큰 귀감이 되지 못한다.

잠을 줄이면 사회적으로 성공 확률이 높다는 데에는 동의한다. 더 많은 시간을 쓸 수 있을 뿐 아니라 부지런하고 성실한 생활이 가능하기 때문이다. 물론 성공의 개념은 사람마다 차이가 있겠지만, 사회적 통념의 성공을 이룰 확률이 높을 것이다. 하지만 단언컨대 더 건강할 수는 없다. 아니, 그보다는 사람마다 체력과 체질의 차이가 있으므로 누구에게나 권할 일은 아니다. 잠을 아껴서 그 시간에 놀거나 일하는 것은 미래의 건강을 가불받아 쓰는 것과 다를 바 없다. 잠자는 시간은 결코 버리는 시간이 아니다. 건강에 투자하는 신성한 시간이다.

수면 부족은 얼마나 위험할까? 하루 수면 시간이 다섯 시간 미만일 경우 전체 사망률은 15% 증가한다. 2015년 CNN.com에 '자거나 죽거나(Sleep or Die)'라는 자극적인 제목의 기사가 실렸다. 미국 수면의학회의 최신 연구를 토대로 작성된 기사로, 수면 부족과 심장마비를 비롯한 뇌졸중, 당뇨, 비만 등 사망과 관련된 심각한 질환들의 발병 위험 증가율 간의 상관관계를 다룬 기사였다. 바꿔 말하면 수면 부족은 죽느냐 사느냐의 문제라는 것이다.

실제로 수면 부족은 조기 노화와 연관이 있다. 한 코호트(cohort) 연구에서 중년 남성들을 비교했는데, 하루 평균 수면 시간이 다섯 시간 이하인 경우 일곱 시간 이상 수면하는 그룹에 비해 텔로미어(telomere)의 길이가 6% 짧게 관측되었다. 텔로미어는 염색체 끝단에 존재하는데 나이를 먹을수록 점점 짧아지기 때문에 생물학적 연령을 알려주는 지표가 되기도 한다.

스트레스, 근심, 우울증 모두 만성적인 불면증 증상 중 하나다. 이들은 수면 부족의 증상이기도 하지만 원인이기도 하다. 일주(日周) 리듬(circadian rhythm)에 부정적 영향을 끼쳐 수면 시간은 물론 수면의 질을 떨어뜨린다. 불면증 환자 거의 전부가 삶의 스트레스가 높거나 최근에 근심거리가 증가했다고 보고한다. 스트레스가 생화학적 반응을 일으켜 수면 부족을 유발하고, 반대로 수면 부족은 스트레스를 증가시키니 악순환의 고리에 빠지는 것이다.

수면 부족이 행동 능력에 영향을 미칠까? 하버드 의과대학에서 수면 부족의 영향에 대해 연구했다. 3000여 명의 의과대학 레지던트 1년 차들을 대상으로 한 연구였다. 일반적으로 의과대학은 레지던트들의 근무 시간을 일주일에 80시간 이하로 규정하고 있다. 하지만 개인의 스케줄에 따라 연속 근무 시간이 24시간을 넘길 때도 있다. 한 달 중 24시간 넘게 근무하는 날이 다섯 번 이상인 경우 레지던트의 피로 누적에 의한 의료 사고 위험이 무려 700% 증가하는 것으로 나타났다. 그중 환자의 사망으로 이어지는 심각한 의료 사고도 300% 이상 증가하는 것으로 나타났다.

오스트레일리아의 한 연구에 따르면, 깨어 있는 시간이 17~19시간 사이일 경우 인지 장애 수준은 혈중 알코올 농도 0.05%의 음주 상태와 비슷한 수준으로 드러났다. 이는 평범한 보통 사람들이 깨어 활동하는 평균적인 시간에 불과하다. 그런데 계속 잠을 자지 않고 몇 시간 더 깨어 있을 경우 인지 능력은 급격히 떨어져, 혈중 알코올 농도 0.1%와 유사한 수준에 이르게 된다. 이는 법적으로 음주운전에 해당하는 수치다.

이처럼 잠자는 일을 하찮게 여기면 안 된다. 잠자는 시간을 아까워하면 안 된다. 어찌 보면 건강을 지키는 가장 중요한 투자라 할 수 있다. 현대인들은 즐거운 놀거리, 일거리를 기꺼이 포기해야만 충분한 수면 시간을 얻을 수 있기 때문에 기꺼이 투자라고 표현할 만하다. 수면은 잃었던 건강을 되찾기 위한 초석이 되거나, 현재의 건강 상태를 점검해볼 수 있는 바로미터가 되기도 한다.

"나는 잠을 잘 자고 있는가?"

이 기초적이고도 중요한 질문에 자신 있게 답변할 수 없거나, 이제까지 질문조차 해본 적이 없다면 지금 한번 돌아보시기 바란다.

"잠이 보약"이란 말은 괜히 나온 게 아니다. 우리 몸의 재생이 일어나는 시간이다. 몸의 재생이라는 표현은 면역력을 기르는 것이나 노화 방지를 의미한다. 노화 방지의 가장 큰 효과를 볼 수 있는 것이 수면이다. 부족한 수면 시간은 우울증을 심화시킨다. 잠이 부족하면 절대 살을 못 뺀다. 미녀는 잠꾸러기가 맞다. 피부, 체중 모두 깊이 관련 있다. 잠이 부족하면 콜레스테롤 수치가 올라간다. 당뇨나 혈압도 마찬가지다. 스트레스는 직장 생활을 하는 많은 회사원들이 명심해야 할 부분이다. 면역력에도 영향을 끼치기 때문에 암 환자에게도 중요하다. 어느 하나 걸리지 않는 것이 없다. 수면은 건강과 관련한 거의 모든 부분에 연관되어 있다. 핸드폰으로 치면 밤에 충분히 충전해야 아침에 쌩쌩한 것과 마찬가지다. 빨리 충전되는 핸드폰도 있고 느리게 충전되는 핸드폰도 있는 것처럼, 조금만 자도 피로 회복이 되는 사람이 있고, 오래 자야 하는 사람이 있다. 그런 차이가 존재한다. 내 몸을 잘 알고 내 몸에 맞춰 생활해야 한다.

그렇다면 어떻게 자는 것이 건강한 수면일까? 건강한 수면을 결정짓는 것은 다음 세 가지다.

1. 얼마나 깊이 자는가?
2. 하루 몇 시간 자는가?
3. 언제 자는가?

잠자는 시간은 비만과 밀접한 관계가 있다. 하루 수면 시간이 다섯 시간 이하인 경우 살이 찐다는 연구 결과가 있다. 살을 빼기 위해서는 여덟 시간을 자는 것이 이상적이고, 적어도 여섯 시간 이상은 잠을 자야 한다. 신생아는 하루에 14~17시간을 자야 한다. 유치원생은 10~14시간, 초중고생은 9~11시간의 수면을 필요로 한다. 그래야만 성장, 면역, 두뇌 개발이 정상적으로 이루어진다. 성장기 어린이를 성인과 같은 수준으로 하루 7~8시간만 재우면 성장에도 영향을 끼칠 뿐만 아니라, 면역력이 떨어져 감기에 걸리기 쉽고 폐렴이나 중이염 같은 감염성 질환에도 취약해진다.

그럼 잠자리에 드는 시간은 어떨까? 몇 시부터 몇 시까지 자는 것이 이상적일까? 수면은 몸을 재충전시키고 회복하는 시간이다. 10시부터 12시 사이에 호르몬 분비가 왕성하다. 잠을 자야만 분비되는 호르몬들이 있다. 10시에 잠들어 네 시간 자는 것이 12시 이후 여섯 시간 자는 것보다 낫다. 현대인들에겐 거의 불가능한 스케줄이다. 따라서 조금 늦게 자더라도 하루 7~8시간, 본인의 체력이 필요로 하는 만큼 충분한 수면 시간을 채워주는 것이 중요하다. 또한 빈속에 잠을 자는 것도 중요하다. 그래야만 호르몬 분비가 가능해서 세포 조직의 회복이나 독소 제거 활동이 활발해진다. 야식을 먹고 더부룩한 상태로 잠을 잘 경우, 우리 몸은 밤새 소화시키느라 바빠서 호르몬이 분비되고 활동할 겨를이 없다.

밤늦은 시각에 깨어 있으면 신체 활동을 하느라 체내 미네랄과 비타민이 소진되어 영양 결핍을 유발한다. 호르몬이 제대로 분비되려면 잠을 자는 것도 중요하지만 호르몬을 만드는 원재료인 비타민과 미네랄이 결핍되어선 안 된다. 결론은 평소 충분한 영양소 공급을 해주고, 야식을 피해 빈속으로 12시 이전에 취침하는 것이다.

그리고 수면 시간보다 중요한 것이 숙면이다. 여덟 시간 선잠을 자는 것보다 네 시간 깊은 숙면이 나을 때도 있다. 잠을 깊이 자지 못하면 뇌파가 불안정하여 탄수화물을 찾게 되고, 이는 그렐린(ghrelin)의 분비를 증가시킨다. 그렐린은 일명 '공복 호르몬'이라고도 불리는데, 말 그대로 배고픔과 식욕을 유발하여 밤늦은 시간에 음식을 찾게 만드는 주범이다.

숙면을 취하려면 잠자리는 어둡고 조용한 것이 좋다. 따뜻한 욕조에 몸을 담그거나 너무 늦지 않은 시간에(저녁 식사 이전) 운동하는 것도 숙면을 취하는 데 도움이 된다. 잠이 반드시 미용만을 위해 필요한 것은 아니다. 잠이 부족하면 코르티솔(cortisol)이라는 스트레스 호르몬의 분비도 촉진되는데, 당뇨, 고혈압, 암과 같은 성인병의 원인이 된다. 잠이 부족한 상태에서 콜레스테롤이나 혈압을 내리는 것은 불가능하다. 약을 먹는 수밖에 없다. 코르티솔은 그렐린과 마찬가지로 식욕을 높이고 지방을 저장하기 때문에 살이 찌는 원인이 되기도 한다. 또한 근육을 파괴하여 기초대사량도 나빠지고, 무엇보다 집중적으로 복부 지방을 늘리는 최악의 상황이 발생하기 때문에 밤늦은 시간까지 술을 마시고 수면 부족 상태로 다음 날 일찍 출근하는 생활이 지속될 경우 아랫배가 나오고 조기에 당뇨나 콜레스테롤 같은 성인병이 생길 수밖에 없다.

특히 잠이 부족하면 면역력을 떨어뜨려 감기에 걸리기도 쉽고 성인 여성은 방광염, 아이들은 중이염이나 폐렴 같은 감염성 질환에 걸리기 쉽다. 잠이 부족한 상태로 피곤한 일정 — 일이 되었든 즐거운 여행이 되었든 상관없이 — 을 소화하고 난 후에 대상포진 증상이 나타나기도 한다. 면역력이 흐트러졌기 때문이다.

그렇다면 잘 자기 위해 수면제를 사용하면 어떨까? 미국의 경우, 2014년 한 해에만 5500만 명 이상의 환자들이 수면제를 처방받았다. 전체 인구의 절반가량이 평생 한 번은 불면증을 경험하게 될 것이라는 전망이다. 수면제 판매액은 10억 달러를 넘어섰다. 2013년 질병통제센터(CDC)의 보고에 따르면, 미국 성인의 4%에 해당하는 900만 명이 수면제 처방약을 복용하고 있는 것으로 나타났다. 하지만 수면 전문가의 말을 빌리지 않더라도, 주변에서 환자들의 처방약 리스트를 보면 CDC가 발표한 4%라는 수치와 보고서의 결과는 전형적인 하향 보고란 걸 알 수 있다. 국립수면재단의 자체 설문 조사에서도 놀랄 만큼 높은 수치가 보고되었다. 전체 여성의 29%가 적어도 주중 몇 차례 (처방약이든 보충제든 상관없이) 종류를 막론하고 수면을 유도하는 성분의 도움을 받는다는 것이다. 잡지사 퍼레이드(Parade)가 1만 5000명을 대상으로 실시한 설문 조사에서도 23%가 일주일에 한 번 이상 수면제를 복용하고, 14%는 매일 복용한다고 밝힌 바 있다.

전 세계적으로 가장 흔히 사용되는 수면제는 졸피뎀(Zolpidem)이다. 미국에서는 상품 브랜드명 앰비엔(Ambien)으로 더 잘 알려져 있고 전체 시장의 3분의 2를 차지하고 있는 베스트셀러다. 한국에서도 가장 흔하게 처방되었던 수면제 중 하나이고 심각한 부작용이 보고되면서 논란이 일기도 했던 의약품이다. 사실 논란이 되었던 부작용은 졸피뎀만의 문제가 아니다. 모든 수면진정제가 그렇다. 이들 약물을 수면제 용도로 장기 복용하는 환자 중에 우울증 증상이 나타난다면 이 약의 부작용일 확률이 크다. 심한 경우 자살 충동이 생길 수 있다고 경고하기 때문에, 반드시 의사와 상담하고 복용을 중단해야 한다.

수면진정제의 한국어 어감은 온화하지만 영어로는 최면제(hypnotic)라고 부른다. 약효 작용을 통해 수면을 유도하거나 수면 시간을 늘릴 목적으로 처방되는 약물이다. 졸피뎀 외에도 루네스타(Lunesta)와 처방 없이 구입할 수 있는 에스조피클론(Eszopiclone)의 2014년 매출이 4억 달러에 달할 정도로 수면진정제 시장의 규모는 방대하다.

그렇다면 이들 수면진정제의 효과는 어떨까? 환자들에게 실질적인 도움이 될까? 수면제를 의지하게 된 환자들의 과정과 경험을 살펴보면 '수면제'라는 명칭이 무색하다. 깨어 있지 않은 상태가 곧 수면 상태는 아니기 때문이다. 자연적인 수면과 수면진정제 약물 유도에 의한 수면에는 차이가 있다. 하버드 의과대학 패트릭 풀러(Patrick Fuller) 교수의 설명이다. 사람이 수면에 빠져드는 과정에서 뇌의 여러 회로가 관여한다. 수면진정제는 이 중 한 가지 화학작용에만 관여한다. 이는 당연히 뇌 화학 신호에 불균형을 초래하게 된다. 우리 뇌는 정상적인 수면에 빠져드는 것으로 간주되지만, 뇌파를 살펴보면 몸을 회복시키는 서파 수면(slow-wave sleeping) 상태에 빠져들지는 못한다. 졸피뎀 같은 최신 약물들은 많이 개선되어 자연적인 수면에 가까운 상태로 유도한다고는 하나, 여전히 부작용이 존재한다.

극히 드물게 몽유병이나 수면 중 음식을 먹는 수면 식이 장애 증상이 나타나기도 한다. 모두 정상적인 수면으로 보기 어려운 상태들이다. 자는 것도 아니고 깨어 있는 것도 아닌 기면 상태가 가벼워 별문제 없거나 옆에서 볼 때 우스운 수준인 경우도 있지만, 심각할 때는 충격적인 장면을 연출하거나 위험한 상황을 만들기도 한다. 더 심각한 것은 기억이 없다는 사실이다.

또한 수면제를 장기적으로 복용할 경우에도 문제가 발생한다. 캐나다 몬트리올 대학과 프랑스 보르도 대학의 연구 결과, 공황장애 치료제이자 수면제로 처방되는 자낙스(Xanax)나 레스토릴(Restoril)을 3개월에서 6개월간 장기 복용했을 때 알츠하이머 발병 위험이 32% 증가하는 것으로 나타났다. 불과 3개월이다. 실제 임상에서는 대부분의 환자들이 3개월 이상 처방을 받고 장기 복용을 한다. 6개월 이상 장기 복용 시 위험은 84%로 증가한다.

그럼 가끔 사용할 경우에는 어떨까? 대니얼 크립키(Daniel Kripke) 박사가 이끄는 스크립 연구소(Scripps Research Institute)의 비교 연구가 있다. 졸피뎀이나 레스토릴 복용자 1만 명을 약을 복용하지 않는 비교 그룹 2만 3000명과 2년 반 동안 추적 비교한 결과, 연간 18복용량 이상을 처방받은 그룹의 사망률은 그렇지 않은 그룹에 비해 세 배 이상 높은 것으로 나타났다. 처방약의 양이 증가할수록 사망률도 비례해서 증가하는 것이 관찰되었다. 한발 더 나아가, 양을 가장 많이 처방받은 그룹은 연간 132복용량이었는데, 이 그룹의 암 발병률 또한 35% 증가한 것으로 나타났으며, 암의 종류는 폐암, 림프암, 전립선암, 대장암 등 다양했다.

간혹 잠을 자기 위해 타이레놀PM정이나 나이퀼, 베나드릴 같은 감기약을 먹는 경우를 본다. 이 약들은 해열제이지 수면제가 아니다. 약의 부작용을 이용하는 경우인데 대표적인 약물 남용이다. 늦은 저녁에 먹어도 약효가 시작되는 시간이 오래 걸려 자정 넘어서야 약효가 나타나기도 한다. 그리고 아침 일찍 일어나야 하는데 약효가 오전 9시까지 지속될 경우, 커피를 마시고 체내에서 배출하려고 온갖 방법을 동원해도 피곤한 경우가 있다. 심지어 비행기를 타고 한국에 가면서 아이를 재우기 위해 타이레놀을 먹이는 것을 비법 아닌 비법이라고 자랑하는 엄마들도 있다. 이는 약물 남용을 넘어 아동 학대다.

멜라토닌

불면증 환자들이 가장 많이 사용하는 영양제가 멜라토닌이다. 1992년 처음 소개된 이래 많은 사람들에게 도움을 주었으나 그 효과는 개인에 따라 큰 차이가 났다. 개인차가 큰 이유가 있다. 멜라토닌은 날이 어두워지면 뇌의 송과선(pineal gland)에서 분비되어 우리 몸의 수면과 기상 주기를 조절하는 호르몬이다. 밤과 낮의 길이나 계절에 따른 일조 시간 변화에 의한 광주기를 감지하여 생식 활동의 일주성, 연주성 등 생체리듬에 관여한다. 초저녁에 잠이 쏟아질 때 버티다가, 그 시간을 넘기면 잠이 달아나는 이유는 멜라토닌이 더 이상 분비되지 않기 때문이다. 멜라토닌을 보면 인간은 야행성이 아닌 주행성 동물이라는 것을 알 수 있다. 사파리에 갔을 때 동물들을 구경하기 가장 좋은 시간은 동틀 무렵이다. 해가 뜨면서 동물들이 가장 활발하게 활동하기 때문이다. 인간도 원래 이와 같았다. 하지만 요즘은 해가 떨어져도 빛이 줄어들지 않는다. 현대인들은 값싼 전기료 덕분에 빛 공해에 시달리고 있다. 해가 지면 곧바로 잠들고 해가 뜨면 일어나야 마땅한데, 전등불 덕분에 얼마든지 원하는 만큼 늦은 시간에도 활동할 수 있다. 빛이 호르몬의 교란을 일으켜 불면증 환자가 늘어날 수밖에 없다. 도시에 사는 매미가 밝은 빛 때문에 밤늦은 시간에도 울어대는 것과 같은 이치다. 따라서 불면증의 원인이 단순한 멜라토닌 결핍인 경우 멜라토닌을 복용하면 바로 효과가 나타나 숙면을 취할 수 있다. 하지만 불면증의 원인이 멜라토닌만은 아니다. 다른 복잡한 원인에 의한 불면증이라면 멜라토닌을 복용해도 별 효과가 없다. 그래서 누구는 멜라토닌이 효과가 좋은데, 누구는 별 효과가 없다는 차이가 나는 것이다.

멜라토닌은 나이 들면서 자연스레 감소하기 시작한다. 그래서 노인이 되면 잠이 줄어든다. 멜라토닌 수치의 저하는 수면 장애를 유발하고, 수면 장애는 또다시 2차적으로 인지 저하(치매) 가속화, 심혈관 질환, 대사 질환(당뇨, 혈압, 비만) 등을 유발한다. 멜라토닌이 낮과 밤의 사이클을 관장하는 뇌의 특정 부위 혹은 특정 뇌세포에 직접 작용하기 때문이다. 혈당 상승과 같은 만성 질환은 멜라토닌의 정상 분비를 억제하여 당뇨병 환자의 경우 수면 장애를 경험하는 비율이 높다.

멜라토닌이 건강한 사람의 수면 습관과 숙면에 도움 된다는 것은 의심할 여지가 없다. 정말 궁금한 것은 멜라토닌이 만성 불면증 환자에게도 도움이 될까? 한발 더 나아가, 수면 장애 부작용을 유발하는 처방약을 복용 중인 환자에게도 도움이 될 수 있을까? 멜라토닌은 이 시험을 거뜬히 통과했다.

멜라토닌 섭취가 혈압약의 부작용에 의한 불면증 증상을 완화하는 데 도움이 되는지를 알아보는 연구가 진행되었다. 베타 차단제를 복용하는 중년 남성과 여성을 대상으로 실험이 진행되었는데, 3주 경과 후 매일 2.5mg의 멜라토닌을 보충받은 그룹은 평균 수면 시간이 현저하게 길었고(하루 36분 이상), 잠에 빠져드는 시간도 짧게 걸리는 것으로 나타났다(14분 이하). 또한 숙면을 취하는 비율도 비교 그룹에 비해 7.6% 높게 나타났다.

암 환자들 중 스트레스와 항암 치료 후유증으로 수년간 지속되는 불면증에 시달리는 경우 역시 멜라토닌이 도움 되는 것으로 나타났다. 폐경기 유방암 생존 여성을 대상으로 실시한 연구에서는 하루 3mg의 멜라토닌을 섭취한 여성들이 대조군에 비해 유의미한 수준의 수면 개선 효과가 나타났다. 또한 멜라토닌은 폐경기 여성에게 흔한 수면 장애에도 도움이 되는데, 하루 5mg의 멜라토닌을 복용했을 때 건강한 폐경기 여성의 수면의 질을 높이는 것으로 나타났다. 게다가 체중 감소 효과도 보고되었다. 체중 감량은 수면 개선뿐만 아니라 다른 대사 질환 문제들도 개선한다.

수면 유도를 위해 자낙스와 같은 신경안정제를 처방받아 복용하는 환자들이 알아야 할 점은 이 약물들이 멜라토닌 분비를 억제한다는 것이다. 자낙스와 같은 알프라졸람(alprazolam) 계열의 약물들은 야간 멜라토닌 상승을 현저히 억제함으로써 자연적인 수면을 취하는 데 오히려 방해가 된다. 이 때문에 약물 의존성이 발생한다. 최근에 과학자들은 불면증 환자들의 벤조디아제핀(benzodiazepine) 약물 의존성을 개선시키기 위해 멜라토닌을 활용하는 방안을 연구 중에 있다.

세로토닌

숙면과 관련해 멜라토닌만큼이나 중요한 호르몬이 '행복 호르몬'으로 알려진 세로토닌(serotonin)이다. 프로작 같은 항우울제가 타깃으로 삼는 호르몬이다. 세로토닌을 생성하기 위해선 아미노산의 하나인 트립토판(tryptophan)을 필요로 한다. 트립토판은 수면을 돕는 것 외에도 생리전 증후군이나 섬유근육증의 증상을 완화시키고 불안증, 탄수화물 식탐, 술 마신 뒤 숙취를 완화시키는 효과가 있다.

중요한 것은 트립토판이 자기 할 일을 제대로 하기 위해선 비타민 B_6가 필요하다. 그리고 비타민 B_6를 체내에서 사용 가능한 형태로 바꾸기 위해선 아연이 필요하다. 따라서 비타민 B_6나 아연의 결핍이 불면증을 초래할 수 있다는 점을 기억해야 한다. 이런 경우 비타민 B_6와 아연을 보충해주는 것만으로 간단히 수면 개선 효과를 볼 수 있다. 종합 비타민이나 비타민 B 복합체를 먹고부터 잠을 잘 잔다는 사람들이 이 경우에 해당한다.

세로토닌은 뇌에서 사용되지만 만들어지는 곳은 소장과 대장이다. 세로토닌의 95%가 이곳에서 만들어진다. 그러므로 장이 건강하지 않으면 행복하기도, 잠을 잘 자기도 어려울 수밖에 없다.

그 밖에 카모마일 차도 도움이 되고, 사리염(Epsom salt)에 족욕이나 목욕을 하는 것도 숙면을 취하는 데 도움이 된다. 또 수면에 도움을 주는 약초들로는 길초근(valerian root), 아슈와간다(ashwagandha), 시계초(passionflower) 등이 있다.

수면을 방해하는 요인들

수면에 가장 큰 방해가 되는 것은 전파 공해다. 그리고 SNS도 한몫한다. 중독성이 있기 때문에 그 습관을 끊지 못하면 수면 장애로 연결될 수밖에 없다. 잠자리에 들기 한두 시간 전에는 핸드폰이나 태블릿을 내려놓고 종이로 된 인쇄물을 읽을 것을 추천한다. 빛이 나오는 핸드폰을 들여다보고 있으면 눈을 덜 깜박이게 된다. 이는 뇌 활동 증가로 이어져 잠드는 것을 어렵게 한다. 이처럼 복잡하게 설명하지 않아도 종이에 인쇄된 책을 읽으면 잠이 더 잘 온다는 것을 경험적으로 알고 있을 것이다.

멜라토닌 수치는 빛과 반비례로 오르락내리락해서 저녁 시간에 집안 조명이 너무 밝은 것은 좋지 않다. 특히 아이들을 일찍 재워야 하는 집에서는 일찍 소등해서 잠잘 수 있는 분위기를 만들어주어야 한다.

영향이 별로 없을 것 같은 어두운 조명도 수면에 방해가 된다. 잠은 어둠 속에서 자야 한다. 잠자는 동안 낮은 조명에 노출되는 것만으로도 낮 시간 동안의 뇌 기능과 컨디션이 영향을 받는다.

경쟁적인 세상을 살아가는 현대인들이 충분한 수면 시간과 숙면을 취하기란 쉽지 않다. 이는 매우 현실적인 문제다. 편안하게 잠에서 깨는 경우도 주말에나 가능한데, 심지어 그런 주말도 없이 생활하는 사람들이 대부분이고, 보통은 알람 소리를 이겨내며 힘들게 잠에서 깨어야만 하는 게 현실이다. 바쁜 스케줄 때문에 잠자는 시간을 쪼개 사용하다 보니 우리 몸이 요구하는 충분한 수면 시간을 확보하기가 어렵다.

하지만 건강을 유지하기 위해서, 혹은 날씬해지기 위해서는 숙면을 취하는 것, 그리고 충분한 잠을 자는 것이 중요하다는 사실은 변함이 없다. 이는 정신력으로 이겨낼 사안이 아니다. 미운 사람도 용서하고, 긍정적인 생각을 가지고 평안한 마음을 유지하는 것이 중요하다. 무엇보다 번민하며 뜬눈으로 지새우는 밤이 많아선 안 된다. 그것이 일이 되었든, 돈이 되었든, 관계가 되었든 상관없이 잠보다 중요할 수 없기 때문이다.

스트레스:
죽기 아니면 까무러치듯 웃기

병원에서 검진을 받으면 병명은 잘 찾아주는데, 원인은 그냥 스트레스라고 하는 경우가 많다. 그래서 "의사들은 잘 모르겠으면 다 스트레스라고 하더라"는 우스갯소리가 있다. 고백하면 그 말도 틀린 말은 아니지만, 의사가 진짜 원인을 몰라서 스트레스라고 둘러댔다 하더라도 의사의 말이 맞을 확률은 매우 높다. 그만큼 스트레스가 신체적 증상에 실체적 영향을 준다. 조금도 아니고 아주 많이 영향을 준다. 거의 몸을 지배하는 수준이라 해도 과언이 아니다.

문제는 스트레스에 대한 사람들의 인식이다. 너무 막연하게 생각한다. 왠지 그냥 각자 알아서 해결해야 할 것 같고, 스트레스를 잘 관리하지 못하면 그 사람에게 문제가 있다는 식으로 생각한다. 지극히 개인적인 사정이라고만 인식하는 것이다.

가난과 빈곤을 개인의 문제로 보는 시각이 있는가 하면, 사회 시스템의 문제로 보는 시각도 있다. 현실은 둘 다 공존하며 복합적인 경우가 많다. 가진 자가 가난한 자들에게 게으르고 무능해서 저런다고 비난해서는 안 되고, 반대로 가난한 자가 사회구조만 탓할 수 없는 것과 똑같은 이치다.

스트레스도 마찬가지다. 개인마다 스트레스를 견디는 능력에 차이가 나는 것은 사실이다. 예민한 사람이 있고 둔감한 사람이 있다. 김광석의 노래 〈두 바퀴로 가는 자동차〉의 가사처럼, "번개 소리에 기절하는 남자"도 있고, "천둥소리에 하품하는 여자"도 있는 것이다.

이렇듯 개인차가 나는 것은 인정할 수밖에 없다 해도, 현대 사회 또한 스트레스 증가에 한몫하는 것도 사실이다. 현대 사회는 개인의 스트레스가 가중되도록 발전해왔다. 삶은 편리해졌을지 몰라도 그만큼 더 행복해진 것은 아니다. 행복하지 않다는 것은 스트레스가 더 많다는 뜻이다.

만성적인 스트레스는 단순한 행복감과 같은 감정이나 심리적인 문제를 넘어서 육체적인 문제를 일으키기 때문에 절대 간과해서는 안 된다. 면역력을 떨어뜨려 감염이나 암 발병 위험을 높이기도 하고, 이상 콜레스테롤혈증이나 당뇨, 고혈압과 같은 만성 질환의 원인이 되기도 한다. 가장 안타까운 것은 심장마비나 뇌졸중과 같은 급성 사망 사고를 일으키기도 한다는 것이다. 또 불면증을 야기하고, 살을 찌우기도 한다.

스트레스를 해결하지 않고 살을 빼는 것은 거의 불가능하다. 호르몬 분비가 엉망이 되기 때문이다. 이렇듯 스트레스는 심리적인 문제에 머무르지 않는다. 아무리 건강한 음식을 챙겨 먹고 노력을 기울여도 스트레스가 많다면 건강 상태를 개선하기가 쉽지 않다. 정신신체증(psychosomatic)이 실재하기 때문이다.

정신신체증이란 심리적인 문제로 인해 신체적 증상이 나타나는 현상을 의미한다. 또는 마음의 괴로움과 스트레스를 표현하지 못할 때

병이 생기는 현상을 의미한다. 간단히 예를 들면 기분 나쁜 상태에서 음식을 먹고 체하는 것이 여기에 해당된다. 혹은 나에게 잘못한 누군가를 수년간 미워하고, 그 생각을 강박적으로 되풀이하면서 용서하지 못하면 정신신체증으로 암에 걸릴 확률이 높아진다.

모든 정신신체증이 중병으로 연결되는 것은 아니지만, 크고 작은 정신신체증이 우리의 삶 가운데 차지하는 비중은 상당하다. 스트레스 때문에 살을 못 빼고, 스트레스 때문에 콜레스테롤이 올라가고, 스트레스 때문에 피부에 문제가 생기는 것은 부정할 수 없는 사실이다.

스트레스가 심할 때는 사망에 이르기도 한다. 중년 남성들이 잠을 자다 밤사이 심근경색으로 돌연사하는 경우가 간혹 있다. 불과 6개월 전에 종합검진에서 심장·혈관 검사를 했고 모두 정상으로 나왔을 가능성이 크다.

심근경색의 원인이 실제로 관상동맥이 막힌 경우도 있지만, 극도의 스트레스를 받으면 체내 마그네슘이 소진되는데, 일반 근육보다 20배 이상 마그네슘을 필요로 하는 심장 근육이 정상적인 박동을 하지 못하고 부정맥과 심박동 정지를 일으켜 사망에 이를 수 있다. 마그네슘 결핍이 심장마비 위험을 증가시킨 것인데, 직접적인 원인은 스트레스가 될 수 있는 것이다.

실제로 심장마비 환자들 중에는 얼마 전에 큰 사건을 겪었거나 감당하기 어려운 큰 스트레스를 받은 경우가 많다. 그 당시에는 괜찮았는데, 사건이 지난 후 얼마 있다가 심장마비가 오는 경우가 많다.

그렇다면 극도의 스트레스 상황에서 우리 몸속에선 어떤 일이 일어나는 걸까?

스트레스 환경에 노출되었을 때 생존하기 위해 몸이 반응하는 것을 스트레스 반응이라 하는데, 이때 자율신경에 의해 체내 호르몬 분비가 일어난다.

대표적인 스트레스 호르몬은 코르티솔이다. 혈압의 증가, 갑상선 기능 억제, 생식 기능 및 성적 욕구 억제, 식욕 저하, 신진대사 기능 억제와 면역 기능의 변화를 유도한다.

반대로 스트레스 완화와 관련된 호르몬은 세로토닌이다. 도파민, 엔도르핀과 더불어 행복 호르몬으로 잘 알려져 있다. 하지만 세로토닌도 지나치면 독이 된다. 세로토닌은 행복 호르몬이라는 별명에 걸맞지 않게 의외로 우울증과 깊은 연관이 있다. 세로토닌이 증가할 경우 ACTH와 코르티솔 농도가 더불어 증가하여 오히려 근심 불안이 가중된다. 심리적인 문제에서 끝나는 것이 아니라 근육이 굳거나 간질 발작과 유사한 경련을 일으키기도 한다. 세로토닌의 어원은 세럼(Serum), 즉 혈장에서 발견된 혈관을 수축시키는 물질이라는 뜻으로, 세로토닌이 지나치면 혈관 수축으로 인한 혈압 상승이 발생할 수 있고 심한 경우 심박동 정지로 사망에 이르기도 한다. 바로 '세로토닌 증후군'이다.

스트레스는 종류도 다양하고 강도도 다르기 때문에 스트레스에도 순위가 있다. 현대인들에겐 어떤 스트레스가 가장 클까? 사람들이 어떨 때 가장 스트레스를 많이 받을까?

미국의 심리학자 토머스 홈스(Thomas Holmes)와 리처드 라헤(Richard Rahe) 박사는 건강상의 문제를 야기할 수 있는 스트레스들을 43개 항목을 정하여 발표하였고, 국내에서는 홍강의 교수와 정도언 교수가 한국인의 정서와 사회적 환경을 고려하여 스트레스지수를 개발했다. 상위 12위까지만 살펴보면 다음과 같다.

1위: 자식 사망

2위: 배우자 사망

3위: 부모 사망

4위: 이혼

5위: 형제자매 사망

6위: 배우자의 외도

7위: 별거 후 재결합

8위: 부모 이혼, 재혼

9위: 별거

10위: 해고, 파면

11위: 정든 친구의 사망

12위: 결혼

놀랍게도 배우자와의 이혼이나 배우자의 외도가 죽음과도 같은 수준의 스트레스에 해당된다. 바람피우는 사람들도 나름대로 변명이 있겠고 본인은 즐거울지 모르겠지만, 그것은 상대방을 죽이는 살인과도 같은 행위라고 볼 수 있다. 특히 배우자의 외도는 화병이 생겨 수면 장애를 유발하고 우울증으로 이어진다.

흥미로운 점은 상위 12위에 있는 모든 스트레스가 인간관계와 관련된 것이고, 1위부터 6위까지는 '헤어지는 것' 혹은 '관계의 단절'이다.

죽음도 결국은 헤어지는 것이기 때문이다. 그러므로 사랑하는 사람과의 관계에 손상이 가는 것이 인간에게는 가장 큰 스트레스다. 관계의 단절은 사람을 죽게 만들고, 병들게 만든다.

관계라는 것이 인간의 큰 관심사이다 보니 사람들은 드라마 보기를 즐긴다. 드라마는 대부분 관계에 관한 이야기다. 드라마 속에 나오는 남녀 관계, 오해, 갈등, 출생의 비밀……. 시청자들은 남들의 '관계'를 들여다보면서 재미있어 한다. 그만큼 관계에 목말라 있고 연결되어 있기를 좋아한다.

핸드폰을 집에 두고 나서면 하루 종일 허전한 것도 어딘가에 접속되어 있길 원하는 DNA가 있는 것이고, SNS가 활성화되는 것도 다른 이들과 접속하고 싶은 욕망 때문이다.

다른 순위를 좀 더 보면, 직장에서 해고당하는 스트레스가 10위, 돈과 관련한 문제는 10위권 밖이고, 학업과 관련한 스트레스는 30위에 머물고 있다. 물론 개인차가 있을 것이고 절대적인 데이터라 할 수도 없겠지만 어느 정도 수긍이 간다.

돈을 좇으며 살고 있지만, 어찌 보면 우리가 정말 원하는 것은 돈이 아니다. 행복하길 원하는데 돈이 행복을 보장해줄 거라는 믿음이 있을 뿐이다. 많은 경우 돈이 해결 수단이 될 수 있다고 믿을 뿐이다. 하지만 나는 감히 '헛된 믿음'이라 말하고 싶다. 헛된 것을 믿고 있기 때문에 스트레스만 가중된다. 행복하길 원한다면 부유나 가난에 상관없이 행복할 수 있는 능력을 갖추는 것이 옳다. 진정한 행복은 환경에 의존하지 않기 때문이다. 대학 입학이나 취업은 답이 아닐 가능성이 크다.

반면, 일시적인 스트레스가 오히려 건강에 좋다는 연구 결과도 있다. 실험실에서 암에 걸린 쥐로 실험한 결과, 작은 스트레스를 받은 쥐의 생존율이 더 높았다. 일시적인 스트레스가 심장박동이나 혈액순환 호르몬을 분비시켜 건강을 유지한다는 것이다.

오랜 세월 사냥을 하면서 쫓고 쫓기며 살아온 인류는 일시적인 스트레스를 이겨낼 메커니즘 정도는 갖추고 있다. 다만 지나친 스트레스나 만성적인 스트레스가 문제 된다. 이는 인류에게 익숙지 않은 스트레스이기 때문이다. 그래서 건강하기 위해서는 스트레스를 쌓아두는 것이 아니라 해소할 줄 알아야 한다.

스트레스를 낮춰주는 음식과 영양소론 시금치나 배추 같은 녹색 채소가 있다. 녹색 채소가 도파민을 형성하기 때문이다. 도파민은 행복감을 증가시키는 호르몬이다. 그중에서도 아스파라거스는 엽산을 풍부하게 함유하고 있는데, 엽산 부족은 우울증 위험을 증가시킨다.

오메가3가 들어 있는 연어나 견과류도 도움이 된다. 오메가3는 스트레스 호르몬인 아드레날린, 코르티솔과 반대 작용을 하며, 이들 스트레스 호르몬의 영향을 감소시킨다.

고추의 매운맛을 내는 캡사이신 성분도 입의 신경 말단을 자극해 뇌를 흥분시켜 엔도르핀 생성을 자극한다.

달걀에 풍부한 트립토판 아미노산은 세로토닌 분비를 활성화시켜 우울증, 불안증을 해소하는 데 도움이 된다.

비타민 C는 아드레날린 분비를 촉진시켜 스트레스를 풀어주고, 비타민 D와 마그네슘은 스트레스에 민감하게 반응하는 코르티솔의 분비를 억제한다. 그 밖에 아슈와간다와 라벤더 에센셜 오일도 스트레스 감소에 도움을 준다.

반대로 카페인이 든 음식은 피하는 것이 좋다. 스트레스가 많은 상태에서 카페인을 지속적으로 섭취할 경우, 우리 몸이 더 피곤함을 느낄 수 있다.

그리고 스트레스를 낮추는 데는 웃음이 명약이다. 놀라운 것은 억지 웃음도 충분한 효과를 나타낸다는 사실이다. 이 얼마나 다행인가? 타인의 행동이나 환경에 달린 것이 아니라 내가 알아서 할 수 있다니 말이다. 웃을 일이 없어도 웃어야 하는 이유다. 운동도 스트레스 해소에 상당한 효과가 있고, 노래는 듣는 것과 부르는 것 모두 해당되며, 명상이나 기도 역시 도움이 된다.

타고난 성격이 예민하거나 스트레스를 많이 받는 환경 속에 놓여 있다 하더라도, 나름의 방법을 통해 마음가짐을 바꾸는 훈련을 꾸준히 해야 한다. 성격이라면 바꿔야 하고, 환경이라면 달관해야 한다. 스트레스는 결코 쌓아둘 성질의 것이 못 된다. 삶과 죽음의 문제이기 때문에…… 건강을 주관하기 때문에 그렇다.

환경오염:
질병이 증가하는 분명한 이유

암 발병률이 출산율을 앞질렀다. 전에는 구경도 못했던 아이들 아토피가 등장했고 알레르기도 급증했다. 아무도 원인에 대해 궁금해하지 않고 책임지지도 않는다. 이런 변화를 설명할 수 있는 원인은 세 가지 중 하나다.

첫째, 유전자가 급변했다.
둘째, 병원균이 돌연변이를 일으켰다.
셋째, 환경이 급변했다.

유전자가 급변하는 경우는 드물다. 그것도 나쁜 방향으로? 그럴 가능성은 전무하다. 병원균이 돌연변이를 일으킬 수 있겠지만 역시 가능성은 희박하다. 반면, 환경이 급변했을 가능성은 매우 높다. 아니, 누가 뭐래도 환경은 바뀌었다.

환경 문제가 심각하다. 봄에는 불청객 황사만 걱정하면 되는 줄 알았는데 어느새 미세먼지가 기승이다. 마스크를 착용하지 않으면 외출하기도 힘들 지경에 이르렀다. 동시에 대한민국의 자폐증 증가율이 세계 1위라는 보고가 나왔다. 둘 사이에 연관성이 있을까?

미세먼지가 문제 되는 것은 납이나 알루미늄 같은 중금속 때문이다. 중금속은 뇌신경을 공격하고 뇌의 염증을 유발한다. 더군다나 체외 배출도 어렵다. 글라이포세이트(glyphosate)라는 제초제가 잔뜩 묻은 채소를 먹게 되면 중금속의 체외 배출은 더욱 어려워진다. 글라이포세이트는 땅속에서 무기질 영양소를 전부 움켜쥐고 놓아주지 않기 때문에, 영양소를 얻지 못한 잡초들이 말라 죽는 원리를 이용해 제초제로 쓰이는 화학 물질이다. 글라이포세이트는 체내에 들어가서도 똑같은 작용을 한다. 안 그래도 배출이 어려운 중금속을 움켜쥐고 놓아주지 않는 것이다. 유전자 조작 작물(GMO)의 경우 제초제를 더 많이 사용한다. 우리나라는 GMO 규제가 일본이나 유럽에 비해 느슨하다.

추가로 너무 어린 나이에 예방접종을 통해 알루미늄과 같은 중금속이 체내에 유입된다. 위생 상태나 영양 상태가 개선되어 사람들이 건강해지고 있는데도 불구하고 영유아 대상 예방접종 가짓수는 계속해서 늘어만 가고 있다.

또 모유나 분유를 통해 MSG의 주성분인 글루탐산을 섭취하게 되는데, 망간이 부족한 아동은 글루탐산이 뇌에 유해하게 작용할 수 있다. 혈뇌 장벽이 완성되기 이전인 2세 이하의 아동들은 더더욱 취약하다.

미세먼지가 범벅이 된 길거리 음식도 상황을 악화시킨다. 모두 뇌의 염증을 유발할 수 있는 것들이다. 환경오염은 도처에서 우리를 위협하고 있다. 그리고 아이들이 가장 큰 피해자다.

그 결과, 대한민국의 자폐 증가율이 세계 1위로 높다. 진단 기술이 발달해 통계에 잡히는 아동이 늘어났다고 하지만, 둘러보면 실제로 증가했다. 뿐만 아니라 아토피, 알레르기, 천식, 소아당뇨, 소아암 모두 발맞춰 함께 증가했다. 모두 다 우연의 일치일 뿐이라 여기고 구렁이 담 넘어가듯 하면 될 일인가?

대한민국은 전 세계에서 유일하게 '새집 증후군'이라는 질환을 갖고 있는 나라다. 왜 그렇겠는가? 규제가 느슨한 틈을 타 비양심적인 건축 업자들이 쓰레기 건축 자재를 들여와 집을 지었기 때문이다. 비용 절감이 절실한 하청 업체들이 그런 건축 자재를 수입한 것이다. 결국은 사회구조 전반에 걸친 문제다. 국민들의 의식, 공직 기관의 청렴도, 대기업이 중소기업을 착취하는 사회구조, 돈을 최고의 가치로 여기는 사회 분위기…… 이 모든 것들이 국민의 건강과 직결되어 있다.

신경의학적으로 다시 보는 MSG

지난 세월, 대한민국에서 MSG가 겪었던 운명은 실로 기구하다. 한때는 건강을 위협하는 화학 식품첨가물의 대표 주자로 오욕의 세월을 보내기도 했지만, 지금은 자연에 존재하는 안전한 물질로 인식되면서 드라마틱한 반전으로 명예 회복을 노리고 있다. 몇 해 전, 공중파 방송에서 MSG에 관한 다큐멘터리가 방영되면서 젊은이들 사이에선 MSG는 적어도 소금보다 안전한 물질로 인식되고 있다.

방송의 핵심은 MSG의 주성분인 글루탐산이 쇠고기나 콩에도 많이 존재하는 자연 물질이라는 것이다. 식품첨가물 MSG와 자연 식품에 존재하는 글루탐산이 분자구조학적으로 별 차이 없기 때문에 안전하다고 강변하는데 실은 그 반대다. MSG는 식품업계의 주장처럼 분자구조학적으로 비교해보는 데 그칠 것이 아니라, 뇌신경학적으로 들여다볼 필요가 있다.

MSG(monosodium glutamate, 글루탐산나트륨)의 주성분인 글루탐산은 다시마, 쇠고기, 버섯, 굴 등에도 들어 있는 아미노산으로, 분자구조가 같다는 말은 크게 보았을 때 틀린 말이 아니다. 그런데 글루탐산은 다시마나 쇠고기 같은 음식보다 우리 뇌에 훨씬 더 많이 들어 있다. 글루탐산은 뇌의 신경전달 물질을 조절하는데, 뇌에 존재하는 자연 물질 중 가장 독성이 강한 것으로 알려져 있다. 치명적이진 않지만 개인의 건강에 큰 악영향을 끼칠 수 있다. 글루탐산은 특히 어른보다 성장기 어린이의 뇌에 더 심각한 영향을 끼치는 것으로 알려져 있다. 그래서 뇌에는 다량의 글루탐산이 있지만, 이 글루탐산은 뇌에 막 흩어져 있는 것이 아니라 마이크로글리아(microglia) 안에 잘 보관되어 있다. 평소에는 휴면 상태나 반수면 상태로 있다가 필요에 따라 혹은 사고에 의해 글루탐산이 분비된다.

그렇다면 우리 몸은 왜 이런 위험한 물질을 뇌에 잔뜩 보관하고 있을까?

글루탐산은 뇌 발달에 가장 중요한 역할을 하는 물질 중 하나다. 뇌가 발달하는 과정에서 중요한 순간마다 글루탐산 농도가 올라갔다 내려갔다 조절되면서 뇌의 신경 다발들을 연결한다. 이러한 농도 변화는 정밀하게 프로그램된 스케줄에 따라 이루어진다. 신경 다발이 연결되어야만 미성숙한 뇌가 발달한다. 갓 태어났을 때 말도 못하고, 걷지도 못하고, 보지도 못하고, 듣지도 못하던 아이의 불완전했던 청각, 시각, 운동신경 등이 완성되어가는 것이다. 글루탐산이 없으면 뇌 발달에 문제가 생긴다. 그래서 우리 뇌는 위험한 물질인 글루탐산을 잔뜩 보관하고 있는 것이다.

잘못된 시기에 너무 많은 글루탐산이 분비되거나, 과다한 글루탐산에 노출되면 뇌신경을 연결하는 데 문제가 생긴다. 우울증도 그 결과중 하나일 수 있다. 어떤 문제들은 가볍고, 어떤 문제들은 심각하다. 가벼운 문제들로는 집중력 장애, 학습 장애, 언어 발달 장애, 행동 발달 장애, 반항, 위험한 행동, 학교생활 적응 장애 등이 있을 수 있다. 보다 심각한 문제들로는 정신분열증, 강박장애(잦은 손 씻기, 숫자 세기, 확인하기, 청소하기 등), 중독, 폭력적 성향, 자살 충동, 불안증, 우울증 등을 들 수 있다. 이 모든 것들이 글루탐산이 과다할 때 나타날 수 있는 증상들이다. 식품첨가물로서의 MSG이고, 자연 물질이고, 천연 물질이고, 합성이고, 인공이고, 발효이고 여부를 떠나 글루탐산 자체의 역할이 그렇다는 것이다.

학습 장애 아동 중에는 뇌가 발달하는 중요한 시기에 글루탐산에 과다하게 노출된 경우를 볼 수 있다. 그 시기가 언제일까? 임신 후기와 생후 첫 2년간이다. 그래서 임신부들은 음식을 가려 먹어야 하고, 뇌가 급속도로 발달하는 영유아기에는 MSG가 들어간 분유를 먹이기보다 모유 수유가 바람직하다.

음식을 통한 섭취 외에 교통사고나 머리를 가격당하는 사고로 뇌에 충격이 가해져서 마이크로글리아 구획에 잘 담겨 있던 글루탐산이 쏟아져 나오는 사고가 나기도 한다. 외상에 의한 충격 외에도 수술, 감염, 백신과 지나친 스트레스 역시 글루탐산의 유출을 야기한다. 글루탐산에 지나치게 노출된 아동은 학교에 들어가 복잡한 공부를 하기 시작하면서 어려움을 경험한다. 과잉 행동 장애(hyper activity) 또는 집중력 장애(ADHD)가 생기기도 한다.

미국 FDA에서는 MSG를 'GRAS(Generally Recognized As Safe, 대체로 안전하다고 여겨지는 식품)'로 분류했지, 'MSG가 안전하다'고 단정짓지는 않았다. GRAS에 분류되었다는 것은 안전이 보장되었다는 의미가 아니다. GRAS로 분류된 것 자체가 뭔가 애매하다는 뜻이다. 자랑스러워할 일이 아니라 불명예스러운 일이다. FDA가 사과나 딸기를 GRAS로 분류하지 않는 까닭이다. GRAS에 등록된 물질들을 보면 대부분 발음도 안 되고, 읽어도 뭔지 모르는 화학 물질들이다.

최근에 추가로 밝혀진 사실은 글루탐산이 신경계에만 영향을 끼치는 게 아니라는 것이다. 뇌에만 문제를 일으키는 게 아니라 몸의 모든 조직과 장기에 영향을 끼친다. 피부, 각막, 간, 췌장, 폐, 소화기관, 근육, 생식기, 신장, 방광은 물론 면역 체계에서도 글루탐산 수용체가 발견된다.

MSG를 과다 섭취하면 당뇨, 간염, 천식, 소화기 장애, 과민성 대장염(크론병이나 궤양성 대장염), 불임 그리고 암을 유발하는 것으로 알려져 있다. 실제로 암세포에서 수많은 글루탐산 수용체가 발견된다. 이 때문에 최근에는 글루탐산 수용체를 겨냥하는 연구도 활발하게 진행 중이다. 상황이 이런데, 암 환자들한테도 마음 놓고 MSG를 먹으라고 해야 할까? 대단한 과학자가 나서서 연구해주지 않아도 보통은 본능적으로 안다.

MSG의 글루탐산은 비만 증가의 원인이 되기도 한다. 어릴 때 먹은 MSG가 청소년기나 성인이 되어 비만을 유발한다는 연구도 있다. 다양한 동물 실험을 했는데, 종(種)을 막론하고 다 같은 결과를 얻었다. 쥐와 원숭이의 실험 결과가 다르지 않았다. 그리고 비만과 동시에 또 다른 건강 문제가 발생한다. 바로 대사 증후군이다.

노인들에게서는 퇴행성 신경 질환을 유발한다. 퇴행성 신경 질환은 복합적인 원인이 있지만 글루탐산도 그중 하나다. 나이가 들면 뇌에 잘 갇혀 있던 글루탐산이 새어 나오는데, 영유아기 때 신경 다발을 연결했던 글루탐산이 노년에서는 거꾸로 신경을 파괴한다. 그 결과 뇌졸중, 뇌종양, 다발성 경화증 같은 자가면역 질환 및 치매, 파킨슨 같은 질환의 원인이 되기도 하고 혹은 증상을 악화시키기도 한다. 실험실에서 다발성 경화증 증상을 보이는 쥐의 글루탐산 수용체를 차단했더니, 다시 걷기 시작하고 척수 손상이 줄어드는 현상이 관찰되었다. 또한 뇌염이나 뇌수막염 같은 감염성 질환의 회복 경과에도 영향을 끼친다.

그렇다면 우리 몸을 어떻게 보호해야 할까? 바로 음식이 답이다. 글루탐산 섭취를 줄이는 것은 기본이다. 꼭 식품첨가물 MSG가 아니라 일반 음식 중에도 염증 반응을 일으키는 음식들이 있다. 대표적인 것이 붉은 육류. 세계 각국의 요리들이 닭고기나 쇠고기를 오래 끓여 육수를 낸 뒤 요리에 사용하는 이유는 육수에서 우려낸 글루탐산 성분이 음식에 풍미를 더하기 때문이다. 붉은 육류에는 글루탐산 성분뿐 아니라 철분도 많은데 이는 체내 염증 반응을 증가시킨다. 식품업계에서는 식품첨가물인 MSG나 쇠고기에 들어 있는 자연산 글루탐산이 다 똑같은 것이므로 MSG는 안전하고 실컷 먹어도 괜찮다고 주장하지만,

오히려 정성껏 끓인 육수라 할지라도 지나치면 좋을 게 없다는 사실이다. 두유나 두부를 포함한 대두 제품 역시 글루탐산 함유량이 높다. 버섯과 토마토에도 글루탐산이 많이 들어 있는데, 토마토를 끓여 만든 토마토소스에 더 많다.

MSG를 어떻게 정리하면 좋을까? 먹어야 하나, 말아야 하나? 그다지 어려운 고민은 아니다. 담배와 다를 바 없다. 기호식품으로 필요한 사람들과 좋아하는 사람들만 알아서 먹으면 그만이다. 각자 알아서 할 일이다. 다만 안전하다…… 괜찮다……는 정보의 왜곡만은 막아야 한다. 왜냐하면 적어도 폐암에 걸린 사람에게 의사가 금연을 권고하는 정도는 되어야 하지 않을까? MSG를 먹으면서 편두통은 절대 못 고친다. 또한 체중 감량이나 비만 치료도 불가능하다.

조용한 살인자 프탈레이트 환경호르몬

프탈레이트는 플라스틱을 말랑말랑하고 유연하게 가공하는 데 가소제(plasticizer)로 사용된다. 또 제노에스트로겐(xenoestrogens)이라고 해서, 여성호르몬 에스트로겐 흉내를 내는 환경호르몬이다. 남성·여성을 가리지 않고 뱃살을 찌우는 주범이기도 하다.

실제로 에스트로겐은 소를 키울 때 살을 찌우기 위해 주사하는 호르몬이다. 당연히 뱃살이 찔 수밖에 없다. 게다가 영양소 흡수와 대사를 방해하여 당뇨의 위험을 높이고, 에스트로겐과 관련된 암 위험도 증가시킨다. 유방암, 자궁암, 난소암, 전립선암, 고환암…… 모두 예전에 비해 발생 빈도가 늘어난 암들이다. 꼭 암이 아니어도 요즘 여성들은 예전에 비해 자궁내막증도 흔하고 난소나 자궁에 혹도 잘 생긴다.

제노에스트로겐은 체내 화학작용이나 유전인자를 망가뜨려 호르몬을 교란시키고 불임을 유발한다. 또한 남성 정자 수 감소를 유발하고, 간 독성을 높인다.

직접적인 원인으로 작용하지는 않지만 당뇨, 알레르기, 동맥경화, 자폐증의 증상을 심하게 할 수도 있다. 임신 중인 엄마 몸에 프탈레이트 농도가 높으면 태아의 뇌에도 영향을 미쳐 소아암에 걸리거나, 향후 비만이 될 확률도 높아진다.

프탈레이트가 살을 찌우는 이유는 독성 화학 물질이 지방에 저장되기 때문이다. 엄청난 양을 저장한다. 프탈레이트 문제가 해결되지 않으면 살 빼기가 힘들다. 그리고 당뇨, 고혈압, 암과 같은 의학적 문제들을 고치기도 힘들다.

안타깝게도 이러한 환경호르몬의 가장 큰 문제는 피할 방법이 없다는 것이다. 환경을 파괴하는 바람에 북극곰에게서도 갑상선 저하나 골다공증과 같은 인간의 질병이 발견된다.

프탈레이트는 다른 어떤 화학 물질보다 인체 오염률이 가장 높다. 요즘 여섯 살짜리 아동과 40대 성인에게서 비슷한 양의 프탈레이트가 검출된다. 무슨 뜻일까? 아이들은 그만큼 일찍부터 환경호르몬에 노출되고, 체내 축적이 된다는 것이다.

프탈레이트는 식품첨가물이 아니라 포장 재질에서 온다. 플라스틱 물병, 플라스틱 젖병, 음료수 캔(알루미늄 캔 안쪽에 투명하게 발려 있는 플라스틱), 식품 포장지 그리고 플라스틱 용기를 제조하는 데 프탈레이트가 사용된다. 가장 심각한 것은 스티로폼 컵이다. 거기에 뜨거운 물을 부어 커피를 타 마시는 것은 최악이다. 컵라면도 마찬가지다.

그 밖에도 카펫, 샴푸, 비누, 화장품, 면도젤, 헤어젤, 네일 폴리셔, 매트리스, 벽지, PVC 장판, 장난감, 가구 접착제 등에 사용된다. 가장 큰 문제는 너무 광범위하게 사용되기 때문에 피할 길이 없다는 것이다. 프탈레이트를 피하기 위해선 엄청난 불편을 감수해야 하고, 극단적인 자연주의자가 되어도 피하기가 만만치 않을 것이다. 일단 아쉬운 대로 환경호르몬이 들어간 물건을 덜 사용하도록 최대한 노력하면서, 독소를 배출하는 음식을 섭취하는 것이 좋다.

십자화과 식물이 프탈레이트를 배출하는 데 도움이 된다. 브로콜리, 콜리플라워, 케일, 복초이, 방울양배추, 양배추 등이 이에 해당된다. 십자화과 식물에 들어 있는 인돌3카비놀(indole-3-carbinol)이라는 식물영양소가 에스트로겐 화합물과 맞서 싸우기 때문이다.

그러나 무엇보다 중요한 것은 우리의 일상에서 프탈레이트를 멀리해야 한다는 점이다. 하지만 늘 그렇듯 미국 FDA의 입장은 생활용품에서 검출되는 프탈레이트의 양은 매우 적어서 괜찮다는 것이다. 항상 소량은 괜찮다고 한다. 그래서 술도 괜찮고, 담배도 괜찮은 거다.

프탈레이트 이전에는 플라스틱을 가공하는 데 BPA가 주로 사용되었다. 하지만 BPA가 에스트로겐 교란을 일으키는 것이 밝혀져, 거의 대부분의 국가에서 퇴출되었다. 그래서 BPA 프리 제품이 등장했는데, BPA를 사용하지 못하다 보니 더 많은 프탈레이트를 사용하게 되었다. 그런데 프탈레이트 역시 BPA 못지않은 해악이 있어 몇 년 후에는 금지될 것이다.

이미 캐나다와 일부 유럽 국가에서는 완구류 등에 프탈레이트 사용을 금하고 있다. 우리나라는 의료계에서 수액 세트에 한해 모든 프탈레이트류 사용을 전면 금지해야 한다고 목소리를 높였으나 식품의약품안전처가 이를 무시했다. 현재 금지된 BPA도 한때 정부가 승인하고 허용했던 소재였다는 점을 잊어선 안 된다.

세상에 공짜는 없다. 편리함과 풍요함을 얻는 대신 건강을 내주고 있는 셈이다.

식품첨가물도 마찬가지다. 식품첨가물의 순기능이 없다고는 말하지 않겠다. 특히 경제적인 측면에서 보면 장점이 더욱 두드러진다. 유통기한을 늘리고 재료비를 낮춤으로써 식료품 가격의 인하를 가져왔다. 적어도 배를 주리는 사람들은 크게 줄어들었으니 감사할 일이다. 또한 식품 재료를 살균하고 규격화함으로써 감염 및 식중독 위험을 낮춘 것도 공로라고 할 수 있다. 하지만 건강할 수 있는 음식들은 확실히 아니다. 공이 많으니 허물은 덮고 넘어가줘야 하는 걸까? 그냥 있는 그대로 올바른 정보만 제공하면 그만이다. 어차피 사람들 각자가 판단할 테니.

식품첨가물을 대하는 자세

나를 찾는 환자들은 예외 없이 식품첨가물과 이별을 고한다. 가공식품 자체를 금하니 식품첨가물을 멀리할 수밖에 없다. 내가 식품첨가물을 절대악으로 생각해서 그러는 것은 아니다. 식품첨가물이 없는 세상을 꿈꾸지도 않고, 그런 운동가도 아니다. 나와 우리 아이들이 안 먹는 것도 아니다. 식품첨가물 덕분에 식료품 가격을 내릴 수 있었던 경제학적인 이득을 모르는 것도 아니다. 다만, 나를 찾아오는 환자들은 해결해야 할 문제가 있어서 찾아오는 사람들이다. 살을 빼야 하든, 혈당을 낮춰야 하든, 또는 혈압을 낮춰야 하든 분명한 치료 목적이 있다. 간단히 약물로 해결할 수 있는 것들이 아니다. 결핍된 것들을 채워주고, 방해되는 요소들을 제거함으로써 몸이 제 기능을 할 수 있도록 도와주는 방법으로 치료한다. 그때 식품첨가물들이 방해 요소로 작용하니 멀리하라고 알려주는 것뿐이다. 지시를 따르고 말고는 환자가 알아서 할 일이다.

식품첨가물의 경우, 나는 한 가지만 따져본다.

'대체할 식품이 있는가?'

있다면 굳이 그 식품첨가물을 일부러 찾아 먹는 일이 없다. 식품첨가물들이 세상에 탄생하는 이유는 오직 하나다. '값싸기 때문'이고, 원가를 낮추는 것은 기업의 관심사이지 우리 집 주방의 관심사는 아니기 때문이다.

그래서 가능하면 무의미한 과학적 논쟁도 피한다.

왜? 실은 그게 과학적 논쟁이 아니기 때문이다. 과학이 너무 오염되어 있어서 그렇다. 연구자들은 연구비를 받아야 한다. 연구비는 기업에서 나온다. 기업이 원하는 연구 결과를 내놓지 못하면 연구비를 받을 수 없다. 연구비를 대는 기업에 통째로 저당 잡혀 있기 때문에 제대로 된 평가가 불가능하다.

그래서 내린 결론은, 애매할 땐 안 먹으면 그만이다. 식품 성분 표시에 원료명을 봤을 때 발음이 어렵거나…… 읽어도 뭔지 잘 모르는 것들은 되도록 피하는 게 원칙이다. 식품 성분 표시를 들여다볼 필요 없이 한눈에 봐도 알아볼 수 있는 사과, 바나나, 아보카도 등과 같은 자연 그대로의 식품을 선호한다.

"혹시 몸에 별로 해롭지 않은데 괜히 그러는 거 아냐?"

나는 하나도 궁금하지 않다. 노벨상 탈 것도 아닌데 뭘 힘들게 연구하나? 진짜 연구를 하는 것도 아니고 남이 적어놓은 정보들 가운데 내 귀에 좋은 것만 골라서 진실이라고 받아들이는 게 전부인데?

WHO에서 연구한 사카린 독성에 관한 연구 발표?

그런 것에 절대적 신뢰를 주지 않는다. WHO는 우리 엄마가 아니기 때문에 그렇다. WHO가 가공 육류를 안전하다고 했다가, 발암 물질이라고 했다가, 오락가락하기 때문에 그렇다.

사카린도 마찬가지다. 미칠 듯이 싼 가격 때문에 널리 쓰이다가 1970년대에 발암성 논란이 일면서 자취를 감추었다. 그리고 2010년 WHO가 다시 안전하다고 발표한 것뿐이다. 요즘은 식품첨가물들이 누명(?)을 벗는 것이 하나의 유행인 추세여서…… 좋아하는 이들만 실컷 먹으면 된다. 고민할 필요도, 논쟁할 필요도 없다.

제5장

2차 소견

당뇨병:
음식 때문에 생긴 병은 음식으로 고쳐라

당뇨병을 둘러싼 가장 큰 문제는 당뇨병을 만성 질환으로 바라보는 시각이다. 당뇨병 진단을 받아서 당뇨약을 복용해본 환자들은 대부분 비슷한 경험을 겪는다. 일단 약을 복용하면 초기에 혈당이 떨어진다. 보통 6개월 정도 약효가 지속된다. 그리고 6개월이 지나면서 약물에 대한 저항성이 생기면 혈당이 다시 서서히 오르기 시작한다. 그러면 의사는 또 다른 약을 추가로 처방한다.

진료실을 찾는 당뇨 환자들 중에는 10년 혹은 15년 이상 당뇨약을 복용하는 경우가 많은데 거의 대다수가 처음에는 메포민 하나로 시작했다가 메포민과 글리부라이드를 함께 복용하게 되고, 서너 개 약물의 칵테일 요법으로 늘어나다 급기야 인슐린을 처방받는다. 그리고 인슐린 양은 갈수록 점점 증가한다. 당뇨 환자가 메포민 하나를 복용하고 있다면 초기 당뇨이고, 다량의 인슐린을 처방받아 사용하고 있다면 당뇨 병기가 깊다는 것을 구분할 수 있을 정도다. 병원에서는 혈당이 잘 조절되고 있다며 희망찬 이야기를 들려줄지 모르겠지만 당뇨병 자체는 갈수록 악화된다. 혈당이 오르기도 하고 내리기도 하는 동안 당뇨병은 계속 진행되는 것이다. 당뇨병과 혈당을 동일시하기 때문에 이런 문제가 생기는 것이다. 혈당은 당뇨의 증상일 뿐이다.

당뇨의 진짜 원인은 인슐린 저항이다. 당뇨병이 악화되는 것은 인슐린 저항이 점점 심해지는 것을 의미한다. 혈당은 그저 인슐린 저항의 증상 중 하나일 뿐이다. 혈당이 문제를 일으키긴 하지만, 혈당만 잡는다고 문제가 해결되는 것도 아니다. 진짜 본질적인 문제는 인슐린 저항과 그로 인해 혈중 인슐린 농도가 높은 것이다. 예를 들면 이런 식이다. 폐렴 때문에 열이 나는 환자의 경우, 문제는 감염이고 열은 증상이다. 이런 환자는 항생제로 감염을 치료하는 것이 올바른 처방이다. 증상에 불과한 고열을 치료해서 감염이 나을 것을 기대할 수는 없다. 따라서 필요한 것은 항생제이지 해열제가 아니다. 당뇨도 마찬가지다. 당뇨병에 걸렸다는 것은 인슐린 저항이 생긴 것이 원인이고, 그 결과 증상으로 나타나는 것이 고혈당이다. 그런데 현재의 모든 당뇨 치료는 혈당에만 집중하고 있다. 그러니 약물로 혈당을 조절하는 것은 당뇨병을 고치는 데 아무런 도움이 안 된다. 실제 당뇨병을 치료하는 것이 아니기 때문이다. 그래서 환자들의 당뇨병은 멈추지 않고 계속 진행되는 것이다.

실제로 2008년까지만 해도 의학계는 혈당을 치료하는 것이 환자에게 실질적인 도움이 된다고 믿어왔다. 혈당이 혈관을 망가뜨려 심장마비나 뇌졸중을 일으키고 실명이나 다리 절단 혹은 신장 투석이나 이식과 같은 심각한 당뇨 합병증을 일으키기 때문에 이를 적극적으로 막아야 한다고 믿었다. 그 때문에 혈당에만 집중해서 치료하게 되었고 피검사 결과, 혈당 수치가 정상 범위 이내로 나오면 의사는 환자에게 혈당이 잘 관리되고 있다며 안심시키곤 했다. 환자들 역시 당뇨병과 혈당을 동일시해서 의사의 말에 위안을 받았다.

하지만 대규모 연구 결과는 달랐다. 혈당을 잘 관리하거나 말거나 별 차이가 없다는 것이었다. 혈당을 잘 관리해왔던 환자들 사이에서도 여전히 비슷한 비율로 당뇨 합병증이 발생했다. 심장마비, 뇌졸중, 시력과 관련된 눈의 합병증들, 신부전 등 예외 없이 모든 2차 질환에 동일하게 해당되었다. 혈당을 '관리'한다고 해서 나아지는 것이 하나도 없다는 것이다. 감염이 생겼는데 해열제로만 치료받은 환자의 경우처럼, 겉보기엔 상태가 조금 나아 보일 수 있지만 실제로 나아지는 건 하나도 없는 것이다. 그동안은 인슐린 저항에 대한 이해가 낮았기 때문에 혈당만 치료한 것이다.

인슐린의 주 역할은 혈당을 낮추는 것이다. 우리가 음식을 먹어 혈당이 올라가게 되면 췌장에서 자동으로 인슐린이 분비된다. 그래서 혈액 중에 있는 포도당을 세포에 넣어주는 일을 인슐린이 감당한다. 정상적인 생리 활동에선 그렇다. 인슐린 저항이 생기기 시작했다는 것은 인슐린이 할 일을 제대로 못하기 시작했다는 뜻이다. 즉 일하는 효율이 떨어졌음을 의미한다. 우리 몸은 어떻게든 포도당을 혈관 내에서 치워야 하고 세포에 전달해줘야 하므로 췌장은 더 많은 인슐린을 쥐어짜내게 된다. 곧 혈중 인슐린 수치가 높은 것은 인슐린 저항 때문이다.

그렇다면 애초에 인슐린 저항이라는 건 왜 생겼을까? 인슐린 저항의 원인은 놀랍게도 인슐린이다. 이 말이 처음에는 이상하게 들릴지 모르지만 원래 우리 몸은 그렇게 작동한다. 다른 모든 호르몬도 같은 방식으로 작동한다. 특정 호르몬에 노출되다 보면 우리 몸은 그에 대한 저항성을 갖게 된다. 술이나 담배, 중독성 강한 마약이나 진통제를 보면 이해하기 쉽다. 처음 접할 때는 약효가 강하게 온다. 하지만 경험이 반복될수록 약효는 떨어진다. 같은 효과를 얻기 위해 점점 더 많은 양을 필요로 하게 되는데, 이 때문에 약물 남용과 중독이 생기는 것이다. 약물에 대한 저항 혹은 내성 때문이다.

인슐린도 마찬가지다. 당뇨 환자가 인슐린 주사를 맞으면 맞을수록 인슐린 저항은 더 커질 수밖에 없다. 인슐린을 처방받은 환자들은 악순환의 고리에 빠지게 된다. 완치에 대한 소망은 사라진다. 인슐린 치료는 효과가 없을 뿐만 아니라 상황을 더욱 악화시킨다. 악순환에 불을 지르는 행위와 같다.

혈당을 낮추려고 주사한 인슐린 때문에 인슐린 저항이 더 심해진다면 심각한 문제가 아닐 수 없다. 현재의 당뇨 표준 치료는 당뇨 환자에게 오히려 해로운 치료라고 말할 수 있다. 당뇨의 원인은 그대로 둔 채 증상만 가지고 당뇨를 치료하려 하니 제대로 될 리가 없다. 혈중 인슐린이 높은 것이 문제였는데 더 많은 인슐린을 환자에게 주사하다니! 알코올 중독자를 술로 치료하는 것과 다를 바 없다. 실제로 거의 유사하다. 술을 먹다 보면 술이 세진다고 말한다. 바꿔 말하면 알코올에 대한 저항이 생긴 것이다. 더 많은 술을 필요로 하게 되고 결국 알코올 중독자가 된다. 알코올 중독자는 술이 들어와야 기분이 좀 나아진다. 하지만 기분이 좀 나아진다고 해서 술이 알코올 중독을 개선하거나 치료하는 건 아니지 않은가?

인슐린 저항을 이해하기 이전에 혈당에만 집중한 치료가 이미 자리 잡았고, 치료를 열심히 해도 합병증이 줄거나 환자가 줄지 않자 나온 변명이 당뇨병은 만성 진행성 질환이라는 것이었다. 그러나 진실은 당뇨병은 만성 진행성 질환이 아니라는 사실이다. 실제로 많은 당뇨병 환자들이 당뇨병을 고치기 때문이다. 다만 약으로 고친 환자는 없다. 당뇨약을 처방할 때는 처음부터 이 약을 먹고 당뇨를 고치자는 목적이 아니다. 앞으로 평생 먹으면서 혈당을 잘 관리하자는 것이다. 혈당은 무서운 거니까! 그런데 뜻밖에 극단적인 비만 치료로 밴드나 위우회술로 위를 잘라낸 환자들의 경우 90%가 당뇨가 사라진다. 당뇨병이 만성 진행성 불치병이 아니라 치료가 가능하다는 것이다.

아직까지는 대부분의 당뇨 환자들이 의사의 처방에 따라 평생 약을 먹으며 혈당만 관리하는 방식을 선택하고 있다. 왜냐하면 무지하기 때문이다. 내 병이지만 의사한테 맡기면 된다는 믿음, 의사가 가장 잘 안다는 믿음에서 비롯된 것이다. 실제로는 다양한 선택이 있고, 선택을 하려면 우선 뭘 좀 알아야 한다. 그렇다면 평생 당뇨약을 먹으면서 혈당만 관리하는 것과 위 절제 수술이라는 과격한 선택 둘밖에 없는 걸까?

다행히 당뇨 환자들에게 다양한 치료 방법이 있다. 중요한 것은 어떻게 해야 혈중 인슐린 농도를 낮추는지가 관건이다. 당뇨병은 철저하게 식습관병이다. 식습관병이라면 치료도 식습관이 되어야 한다. 식습관병을 약물로 치료해보겠다고 시도하고 증상만 보면서 병이 나아지고 있는 시늉만 하고 있을 순 없다. 그런데 불행히도 병원에선 지금까지 그렇게 해왔다. 음식 때문에 생긴 병에 약물을 투여해서 증상만 억누른 것이다. 당연히 좋은 결과가 나올 리 없다. 지난 30년을 돌아보면 알 수 있다.

인슐린 수치를 낮추는 방법이 여럿 있는데, 그중 간단한 것 몇 가지를 소개하면 우선 간헐적 단식을 꼽을 수 있다. 내가 환자들에게도 자주 내리는 처방 중 하나다. 단식 혹은 금식의 역사는 매우 길다. 거의 모든 문화권, 모든 종교가 금식이라는 의식(행위)을 갖고 있다. 아마 정신을 맑게 하고 몸을 가볍게 하는 금식의 장점을 인식했기 때문에 그럴 것이다. 단식을 하면 혈중 인슐린 농도가 내려간다. 간헐적 단식을 통해 인슐린을 낮춰주면, 인슐린이 인슐린 저항을 유발하고 인슐린 저항이 인슐린 수치를 높이는 악순환의 고리를 끊을 수 있게 된다. 이슬람의 라마단 기간이나 기독교의 금식 기도를 연례행사로 하게 되면 인슐린 악순환의 고리를 완벽하게 끊음으로써 당뇨의 위험이 사라지고 건강을 유지하는 데 도움이 된다.

앞서 언급한 위 절제 수술은 당뇨 치료 효과가 90%에 달한다. 당뇨가 호전되는 이유는 단식과 똑같은 원리다. 위 90%를 잘라낸 뒤에는 음식을 먹을 수 없기 때문에 당뇨가 치료되는 것이다. 그냥 단식을 하면 해결되지, 사실 수술은 필요도 없다.

우리 몸이 음식으로 섭취한 에너지를 저장하는 방법은 두 가지가 있다. 당분과 지방이다. 지방이 남은 에너지를 저장하는 방법이라고는 잘 알고 있지만, 당분도 저장이 가능하다. 당분은 글리코겐(glycogen) 형태로 간에 저장된다. 하지만 간의 용량이 한정적이다 보니 저장하는 데 한계가 있다. 대신 급할 때 바로 갖다 쓸 수 있는 장점이 있다. 즉 임시 저장소라고 생각하면 된다. 몸이 필요로 하지 않는 과다한 당분을 쓰레기라고 간주한다면, 쓰레기를 몸 밖으로 빼내는 것이 올바른 치료일 것이다. 그런데 정작 당분 섭취를 줄이지 않고 인슐린만 더 들이붓는 것은 쓰레기를 몸 밖으로 빼주거나 유입되는 쓰레기를 줄여주는 것이 아니라, 몸 안에 쌓아두고 어떻게든 해결해보라는 식이나 마찬가지다.

그러므로 당분 섭취를 줄이고 간헐적 단식을 하는 것이 도움이 될 수밖에 없다. 우선, 증상인 혈당만 끌어내리는 데 오랜 시간이 걸리지도 않는다. 문제는 환자가 새로 바꾼 식습관이나 생활 습관을 오래 유지할 수 있느냐 하는 것이다. 경험으로 비추어볼 때, 이러한 사실을 깨달은 환자들은 어렵지 않게 입맛과 식습관이 바뀐다. 하지만 반신반의하며, 왜 그런지 메커니즘도 이해 못한 채 그저 시키는 대로 맹목적으로 따른 환자들은 금식이나 건강식이 고역으로 느껴지기 때문에 힘들어한다. 어디까지나 '깨달음'이다. 스스로 의지를 가지고, 자신의 상황을 깨달아야 치료가 수월해진다.

이처럼 음식으로 접근하는 환자들에게 영양학적으로 도움이 되는 것들이 있다. 칼륨이 인슐린을 낮춰준다. 그리고 비타민 B_1도 인슐린을 낮춰준다. 비타민 B_1의 경우, 비타민 보조제보다는 영양 효모 (nutritional yeast) 형태로 섭취하는 것이 더 효과적이다.

단, 당 섭취가 늘어나면 칼륨과 비타민 B_1을 모두 소변으로 배출하게 된다. 인슐린 저항이 있다면 정상일 때에 비해 15배 이상을 배출한다. 칼륨과 비타민 B_1뿐만 아니라 다른 영양소도 소변을 통한 배출이 늘어난다. 이는 당뇨병의 가장 큰 문제점 중 하나이고, 반드시 칼륨에만 국한된 것이 아니다. 혈중 포도당 농도가 높아지면 포도당이 삼투성 이뇨제 작용을 하게 된다. 정상적인 상태에서는 모든 혈액이 신장의 세관을 통과하면서 신장이 영양소들을 걸러내는 필터 역할을 한다. 그중 포도당은 신장에서 항상 재흡수한다. 포도당은 즉각 사용할 수 있는 에너지로서 가장 중요한 영양소 중 하나이기 때문에 우리 몸이 그렇게 하도록 디자인되어 있다. 그런데 혈중에 과다한 포도당이 신장으로 몰려들면 신장의 재흡수 기능을 압도하게 된다. 재흡수되지 못한 포도당이 소변으로 빠져나가면서 중력에 의해 영양소들을 함께 끌고 나간다. 그 결과, 당뇨 환자는 영양소 결핍이 심각한 경우가 많다. 그래서 당뇨병 환자는 엄청나게 많은 양의 영양분을 공급해서 채워 넣어야 할 필요가 있다. 밑 빠진 독에 물 붓는 격이기 때문이다. 하지만 이 심각한 영양 결핍 문제를 병원에서는 아무도 신경 쓰지 않는다. 그저 혈당만 관리하는 게 전부다.

58세의 동양 남성 환자가 찾아왔다. 12년째 당뇨약과 인슐린을 복용하고 있었고, 체중은 100kg이었으며, 당뇨 합병증으로 망막증, 신경통증, 신장병 등을 앓고 있었다. 부인의 성화에 못 이겨 억지로 병원에 끌려오긴 했지만, 본인에게도 반드시 나아야겠다는 의지가 있었다. 간헐적 단식과 탄수화물 제한식을 병행하며 비타민과 미네랄 보충제 복용을 주축으로 하는 치료 프로그램을 시작했는데, 혈당은 금방 내려갔고, 체중도 1년 동안 계속 감소하여 현재 85kg까지 내려왔다. 당화혈색소(HbA1c)도 7% 정도로 낮아졌고, 인슐린도 55유닛 맞던 것을 6주 만에 다 끊을 수 있었다.

혈당 정상, 당화혈색소 정상에 인슐린이 필요 없고, 모든 약을 다 끊고, 체중도 거의 정상이 되었으며, 합병증 증상 모두 정상으로 돌아왔다면 당뇨병 완치라는 말을 감히 해도 괜찮지 않을까? 이것은 당뇨의 간단한 원리를 이해하고, 그에 맞게 접근할 때 가능한 결과다. 계속해서 약 처방만 늘려가는 식의 접근이 아니고, 무슨 신약이 새로 나왔다면 기대를 걸고 실험에 참가할 것을 권유하는 식의 접근이 아니다. 당뇨는 식습관병이니 식습관으로 고칠 수 있다는 점을 환자와 의사가 함께 이해했기에 가능했던 것이다.

또 다른 환자는 47세의 동양 남자로 최근에 당뇨 진단을 받았다. 당화혈색소가 8.9%(보통 7% 이상이면 당뇨)였는데, 이 환자는 본인이 약을 먹기 싫어했고, 주치의가 환자 의견을 존중해서 "약 먹지 말고 치료 프로그램을 먼저 시도해볼 것"을 허락했다. 물론 결과는 4주가 걸리지 않아 완치였다. 이 환자는 좋은 주치의를 만난 경우다. 보통은 약 안 먹으면 큰일 난다고 겁이나 주기 일쑤니까. 환자가 당뇨나 고혈압, 콜레스테롤 약을 거부하면, "갑자기 쓰러져 죽을 수 있다"는 협박 아닌 협박을 의사로부터 듣는 것이 현실이다.

실제로 그런 일이 있었다. 여성 환자분이 당뇨와 콜레스테롤 수치가 높았는데, 생협에서 주관하는 다이어트 프로그램에 참여하고 4주 만에 모든 수치가 정상이 되었다. 약을 다 끊고 6개월이 지나 정기검진을 위해 주치의를 찾아갔다. 검사 결과 수치가 모두 정상으로 나오자 주치의가 너무 좋아했다고 했다. 문제는 주치의가 좋아하는 모습을 보니, 그가 처방해준 약을 안 먹었다는 사실을 차마 말할 수 없었다고 했다. 왠지 그 의사가 실망할 것 같더라는 것이었다. 무슨 뜻인가? 환자도 본능적으로 아는 것이다. 약을 처방하는 것이 의사의 주 업무라는 것을! 원래 가장 이상적인 그림은 혈액검사가 모두 정상으로 나왔을 때, 환자가 약을 안 먹고도 이렇게 정상이 됐다고 밝히면 의사는 오히려 더 좋아해줘야 하는 것이 맞다. 하지만 실제로는 이를 서운해하거나 못마땅하게 여기는 의사들이 존재한다는 사실이다.

당뇨는 기능의학 의사들이 가장 흔히 다루는 질환이다. 당뇨병 환자들은 기능의학 전문의와 상담할 것을 권하는 바이지만, 그전에 어떤 종류의 치료를 받을 것인가 하는 선택은 환자에게 달려 있다. 지금까지는 치료의 종류도 의사에게 맡긴 셈이었지만, 이것만큼은 환자가 결정해야 할 문제다. 그러나 아는 게 없으면 올바른 결정을 내릴 수 없다. 아는 자만 선택할 자격이 있음을 잊지 말고 공부해야 한다. 내 병에 대한 공부가 치료의 시작이다.

고혈압 :
증상에 불과한 숫자에만 집착하지 마라

당뇨의 원인이 고혈당이 아닌 것처럼 고혈압의 원인 역시 높은 혈압이 아니다. 고혈당이 증상에 불과하듯 고혈압도 증상일 뿐이다. 물론 유전적으로 혈압이 높은 경우도 분명 존재하지만 흔치 않다. 대부분의 고혈압은 확인할 수 있는 명확한 원인이 존재하고, 그 원인만 제거하면 쉽게 혈압을 낮출 수 있다. 아니, 어렵고 쉽고를 따질 일이 아니다. 원인이 되는 것들을 확인하여 삶에서 제거하는 것은 병원 치료와 별개로 환자가 반드시 해야 할 일이다. 혈압약을 처방하는 의사들도 생활 습관과 식습관이 중요하다는 것을 강조한다. 다만 환자들이 철저하게 잘 지키지 못한다는 것을 경험적으로 알 뿐이다.

그렇다면 점검해볼 만한 고혈압의 원인들로는 어떤 것이 있을까?

대사 증후군의 원인이 인슐린 저항이다 보니 대사 증후군 환자는 혈당이 높고 살이 찐다. 혈당이 높다는 뜻은 피가 맑지 않다는 뜻이다. 피가 끈적하면 혈류 저항이 강해서 온몸 구석구석까지 산소와 영양소를 전달하려면 더 큰 압력이 필요하다. 자연히 혈압이 올라갈 수밖에 없다. 또한 혈당 수치가 높다는 것 자체만으로도 교감신경이 자극되어 혈압이 올라간다. 교감신경을 자극하는 또 다른 요소는 스트레스다.

지나친 스트레스를 받으며 생활하는 현대인들의 경우, 먹는 음식까지 당분이 높다면 최악의 콤비라고 할 수 있다.

살이 쪄도 혈압이 올라간다. 우리 몸이 500g 살이 찌면 3km 이상의 혈관을 더 필요로 한다. 더 길어진 혈관에 피를 돌리려면 더 높은 압력이 필요하다. 그만큼 심장이 더 격렬하게 피를 짜내 혈압을 올려야 하는 것이다.

또한 혈관이 탄력을 잃는 것도 문제다. 혈관은 빨대처럼 빈 관이 아니다. 혈관에도 근육이 있어서 심장을 도와 피를 이동시키는 데 일조한다. 수축과 이완을 통해 혈압을 조절한다. 다른 근육들과 마찬가지로 훈련을 하면 오랫동안 튼튼하게 잘 사용할 수 있고, 그렇지 않으면 퇴화된다. 그 때문에 유산소 운동이 심혈관 질환 예방에 큰 도움이 되는 것이다. 운동 부족이 대부분인 현대인들의 경우, 나이 들면서 혈관의 근육들은 거의 기능을 상실한다. 심장 혼자 일을 다해야 하니 혈압을 올리는 수밖에 없다. 근육 없는 혈관들이 더 이상 효율적으로 혈압을 조절하지 못하기 때문이다.

나이 들면 피부가 노화하듯 혈관도 노화를 겪는데, 영양 상태가 안 좋으면 혈관 조직은 더 빨리 탄력을 잃는다. 콜라겐과 비타민 C, 비타민 E, 비타민 K 등이 부족하면 혈관 노화는 더 빨리 진행된다. 강한 햇빛이 내리쬐는 마당에 오랜 시간 방치된 호스가 탱글탱글함을 잃고 푸석푸석해지듯 혈관도 노화가 가속화된다. 바로 동맥경화다. 동맥경화가 발생한 혈관을 통해 피를 보내려면 혈압을 높이는 수밖에 다른 방법이 없다.

하지만 흔히들 고혈압이 동맥경화를 일으킨다고 거꾸로 알고 있다.

동맥경화가 없다면 혈압이 높아도 문제 될 것이 없다. 혈관이 건강한 운동선수는 격렬한 운동을 할 때 수축기 혈압이 180을 넘지만 심장마비나 뇌졸중을 걱정하지 않는다. 단순히 압력 때문에 터지는 게 아니라 혈관 상태가 건강하지 않기 때문에 터지는 것이다. 건강한 혈관은 터지지 않는다.

이 순서를 제대로 이해하는 것이 정말 중요하다. 왜냐하면 치료 접근법이 완전히 바뀌기 때문이다. 지금까지는 고혈압이 동맥경화를 일으키고 심장마비의 원인으로 보았기 때문에, 혈압 낮추는 것만으로 치료가 된다고 믿어왔고, 실제로 병원에서도 여전히 그렇게 처방하고 있다. 그러나 이는 완전히 거꾸로 가는 것이어서 혈압약을 아무리 먹어도 심장마비나 뇌졸중은 줄어들지 않고 있는 것이다.

게다가 탄수화물과 트랜스지방을 과다하게 섭취하면 혈관 벽을 자극해 염증을 일으켜 동맥경화가 가속화된다. 지난 50년간 현대인들의 식단에서 가장 큰 폭으로 늘어난 것이 트랜스지방과 탄수화물, 특히 콘시럽이다.

몸은 허튼짓을 하지 않는다. 우리 몸이 혈압을 올리는 것은 온몸 구석구석에 피를 보내 산소와 영양소를 공급하겠다는 노력이다. 나이 들어서 혈압이 올라가는 이유는 갈수록 심장이 더욱 강해져 피를 세게 내뿜기 때문이 아니다. 그만큼 피 상태가 안 좋고 혈관이 건강하지 않기 때문이다. 고혈압은 일종의 살겠다는 몸부림이다. 하지만 우리는 그럴 때 오히려 혈압 낮추는 약을 먹는다.

병원에서 혈압약을 처방하는 이유는 단 하나다. 혈압이 높으면 혈관이 막히거나 터질 위험이 높아지기 때문이다. 혈관이 터지는 것은 대형 참사인 터라 이를 방지하기 위함이다. 뇌졸중이나 심장마비처럼 첫 증상이 사망인 경우가 많다 보니 약을 먹어서라도 예방하자는 차원이다. 하지만 실상은 높은 혈압이 문제가 아니라 동맥경화가 문제다. 동맥경화로 인해 부서져 나온 혈전이 심장에서 막히면 심장마비가 되는 것이고, 뇌에서 막히면 뇌졸중의 원인이 된다.

혈압약은 다양한 방법으로 혈압을 떨어뜨리지만 대표적인 방법이 심장 근육을 못 뛰게 막는 것이다. 심장 근육이 약하게 뛰면 혈압은 당연히 떨어진다. 하지만 이 방법이 심장 건강에 더 좋다는 증거는 없다. 심장이 맘껏 뛰지 못하게 거대한 집게로 심장을 집어놓은 것과 다를 바 없다. 심장에 더 무리가 가고 서서히 심장을 죽이는 행위나 마찬가지다.

환자들은 그것도 모른 채 혈압약만 잘 챙겨 먹어 정상 혈압만 나오면 된다고 생각한다. 대부분의 환자들이 병원에서 주는 혈압약을 깜빡 잊고 안 먹으면 당장 큰일이 나는 줄 알고 불안감에 휩싸인다. 혈압약 없이는 비행기도 못 타는 할머니들이 많다. 하지만 고혈압 환자 중에 깜박 잊고 운동을 건너뛰었다든가, 과다한 탄수화물을 먹었다고 해서 걱정하는 환자를 본 적이 없다. 약만 열심히 챙겨 먹지, 막상 더 중요한 것들에는 관심이 없다.

이상적인 정상 혈압은 120/80mmHg이다. 하지만 평생 운동도 하지 않고 근육량도 적은 할머니에게 120/80mmHg는 충분하지 않을 수도 있다. 수축기 혈압이 최소한 140mmHg는 되어야 온몸 구석구석까지 혈액순환이 가능할지도 모른다. 그런데 혈압약을 먹어서 120/80mmHg로 낮추고 안심한다. 그러나 조금 지나면 다시 약이 안

들고 혈압이 올라간다. 왜냐하면 몸이 살아야 하기 때문이다. 피를 보내야 하기 때문에 혈압약의 효과를 거슬러서라도 다시 혈압을 끌어올려주는 것이다. 그러면 병원에서는 약의 개수를 늘리거나 종류를 바꿔 다시 혈압을 끌어내린다.

90세 할머니가 어지러워 쓰러지셨다. 고혈압 환자인데 저혈압 증상이 나타났다. 의사는 혈압약이 너무 세서 저혈압이 되었을 수 있다고 설명했다. 하지만 간호사가 혈압을 재보니 145/110mmHg 고혈압이었다. 이 할머니의 경우 혈압이 160mmHg 정도는 되어야 정상적인 혈액순환이 가능한 것이다. 혈압약 때문에 혈압이 145/110mmHg로 나오지만 이 할머니 입장에서는 저혈압인 것이다. 아파트로 치면 수압이 너무 낮아서 15층까지 수돗물이 못 올라가는 것과 같다. 이렇듯 환자 개인마다 상황이 다르다. 모두 다 똑같이 120/80mmHg 혈압에 맞추려는 시도가 어딜 봐서 과학적인가? 노인들의 혈압을 억지로 낮춰 놓은 결과, 뇌에 산소와 영양소 공급이 부족해서 치매만 늘어났다.

그럼 혈압이 높아도 그냥 놔두란 말인가? 물론 그건 아니다. 혈압이 그렇게 올라간 상태가 이미 오랫동안 잘못 살아온 결과이니 치료 대상이다. 단, 혈압약을 먹어 혈압이 떨어졌다고 해서 안심할 순 없다는 의미다.

고혈압 환자의 95%는 1차성 고혈압이다. 나머지 소수의 사람들은 2차성 고혈압을 앓고 있다. 2차성 고혈압은 신장 질환이나 갑상선의 문제, 색전증, 임신 또는 약물 과다 복용 등 다른 질병이나 원인에 의해 혈압이 오르는 것을 말한다. 반면, 대부분의 환자들에게 해당되는 1차성 고혈압은 별 이유 없이 혈압이 오르는 증상을 말한다. 그래서 원발성 고혈압이라고도 한다. 공식적으로는 유전적인 영향이 가장 크다고 하지만, 유전은 원인이 아니라 위험 인자일 뿐이다. 그래서 유전이라는 말 대신 가족력이라고 부르는데 맞는 말이다. 분명 가족력은 존재한다. 그렇다고 가족 중에 고혈압 환자가 있으면 모든 것을 운명으로 받아들이고 포기하라는 뜻이 아니다. 가족이 모두 같은 병을 앓는다는 것은 비슷한 환경에서 생활했기 때문이지 타고난 유전자 탓은 아니라는 점을 기억해야 한다.

그렇다면 방법은 명확해진다. 동맥경화의 진행을 막아 혈관을 튼튼히 해주면 된다. 피를 맑게 해주면 된다. 그러나 말처럼 쉽지만은 않다. 음식이 원인이 되었으니 음식부터 점검해야 한다. 혈관 건강에 해로운 음식을 피하고, 필요한 영양소를 골고루 섭취해야 하는데, 입맛과 식단을 바꾸는 것이 가장 어렵다. 반면에 혈압을 낮추는 약은 일고여덟 종류나 있어서, 약을 먹으면 일단 혈압을 떨어뜨리는 것이 가능하다. 그러다 보니 약으로 혈압을 낮추는 치료가 당연하고 쉽게 선택되고 있다.

고혈압 환자들이 혈압을 낮추기 위해 시도해볼 만한 가장 저렴하고 효과적인 방법이 간헐적 단식과 탄수화물 제한식 그리고 질 좋은 수면이다. 세 가지 모두 병행하면 가장 좋다. 안전하고 돈이 안 드니 해볼 만하다.

흔히들 피해야 하는 것으로 알고 있는 포화지방과 소금은 오히려 별문제 되지 않는다. 2017년 보스턴 대학 예방의학과의 린 무어 박사는 나트륨을 하루 권장 섭취량보다 적게 먹는 사람이 많이 먹는 사람보다 장기적으로 혈압이 높다는 연구 결과를 발표했다. 물론 미국심장협회의 입장과는 정면으로 대치된다.

하지만 코코넛 오일이 위험하다 하고, 여전히 버터보다 마가린을 권하는 미국심장협회이기 때문에 크게 신경 쓸 필요는 없다. 미국심장협회는 학회가 아니라 연간 10억 달러 이상을 제약 회사와 식품업계로부터 지원받는 로비 단체에 불과하다. 본인에게 맞는 식단은 본인 스스로 결정하는 수밖에 없다.

그렇다면 얼마만큼의 지방과 소금이 적당할까? 본인의 입맛에 달려 있다. 너무 짜면 못 먹을 테니(지방의 경우 너무 느끼하면 못 먹는다) 맛있게 먹을 수 있는 양이 적당량이다. 소금은 생명이다. 다만 고혈압, 당뇨 등 이미 인슐린 과잉 상태에 있는 환자들은 나트륨 섭취량을 하루 7g 이하로 유지하는 게 좋을 수도 있다.

소금 외에 도움이 되는 영양소들로는 칼륨과 마그네슘을 꼽을 수 있다. 칼륨은 혈관을 이완시켜 혈압을 내려주는데 검푸른 잎채소, 콩, 감자, 아보카도, 버섯, 바나나, 호박 등에 많이 들어 있다. 마그네슘은 심장 건강에 기본이 되는 영양소다. 주로 근육에서 필요로 하는데 전체가 근육으로 이루어진 심장은 다른 근육에 비해 20배가 넘는 마그네슘을 필요로 한다.

새빨간 색으로 피를 연상케 하는 비트도 혈관 건강을 유지하는 데 큰 도움이 되고, 비타민 K_2는 동맥경화를 예방해 심혈관 질환 위험을 50% 감소, 사망률을 25% 감소하는 것으로 밝혀졌다. 강력한 항산화제인 비타민 E도 암과 심장마비를 예방하는 데 도움이 된다. 콜라겐과 비타민 C도 혈관의 연결 조직을 튼튼하게 유지하는 효과가 있다.

현대 의학이 오랜 기간 혈압이라는 숫자에만 매달려온 결과, 혈압약 시장만 팽창했다. 다양한 종류의 혈압약만 늘어났다. 당연히 혈압약으로 인한 부작용도 함께 늘어났다. 대표적인 것이 역류성 식도염과 치매, 관절염이다. 모두 빠른 속도로 증가하는 질환들이다. 반면, 혈압약을 통해 예방하고자 하는 심장마비나 뇌졸중은 줄지 않았다. 뇌출혈은 줄었지만 뇌경색은 증가했다. 사망률은 줄었지만 응급조치와 대응이 발전했기 때문이지 혈압약 덕분은 아니다.

　그래서 등장한 것이 콜레스테롤 이론이다. 1980년대 중반부터 콜레스테롤에 모든 죄를 뒤집어씌우기 시작했다. 그렇다고 혈압약 처방이 줄어든 것은 아니다. 콜레스테롤 저하제만 추가되었을 뿐이다. 먼 훗날 지금의 의료를 돌아보면 정말 미개한 시대를 살았다며 혀를 찰지도 모를 일이다.

콜레스테롤:
질병의 대명사가 되어버린 생존의 필수품

이제는 누구에게나 익숙한 단어인 콜레스테롤은 병명이 아니다. 어쩌다 몸에 들어온 위험한 바이러스가 아니고, 우리에게 찾아온 질병은 더더욱 아니다. 암처럼 DNA가 변형되어 우리를 위협하는 물질도 아니다. 그저 듣는 순간 거부감이 드는 부정적인 이미지를 갖고 있지만, 사실 콜레스테롤은 우리 몸이 필요로 하는 가장 중요한 물질 중 하나다. 없으면 죽는다. 우리 몸에서 쓰이는 콜레스테롤은 다음과 같다.

- 뇌의 90%가 콜레스테롤로 이루어져 있다.
- 몸의 모든 세포를 감싸고 있는 세포막(특히 근육)이 콜레스테롤이다.
- 신경을 감싸고 있는 신경막의 주성분이 콜레스테롤이다.
- 성호르몬, 특히 남성호르몬인 테스토스테론의 주성분이 콜레스테롤이다.

이처럼 하는 일이 많고 중요하다 보니 간에서 콜레스테롤을 직접 만든다. 우리의 첫 번째 오해는 콜레스테롤이 해롭다는 것이고, 두 번째 오해는 먹지 말아야 한다는 것이다. 그러나 사실 콜레스테롤은 간에서 생성되며, 우리가 달걀노른자나 새우를 먹지 않는다고 해서 피할 수 있는 것이 아니다.

콜레스테롤의 85% 정도가 간에서 만들어지고 15% 정도만 음식으로 충당되는데, 콜레스테롤이 많은 음식을 먹으면 간이 그만큼 덜 만들어낸다. 즉 체내 콜레스테롤의 양은 먹는 음식으로 조절하는 것이 거의 불가능하다. 우리가 인위적으로 컨트롤할 수 있는 영역 밖의 일이다. 먹어서 늘어나는 것이 아니라 몸이 필요한 만큼만 간이 알아서 생산하기 때문이다.

그래서 최근에 콜레스테롤 섭취 가이드라인이 없어졌다. 5년마다 발행하는 미국영양학회의 《식사 지침 가이드라인(*Edition of Dietary Guidelines for Americans*)》(2015)에서는 '위험 영양소' 리스트에서 콜레스테롤을 제외했다. 지금까지 콜레스테롤의 유해성을 주장하는 이들이 들먹거리던 미국영양학회의 식사 지침 가이드라인에서 사라진 것이다. 미국영양학회는 그동안 하루 콜레스테롤 섭취량을 300mg 이하로 제한해왔다. 300mg은 달걀 한 개에 들어 있는 정도의 분량이다. 1961년 미국심장협회에 의해 고정 위험 요소로 분류된 이래 60년 만에 불명예를 벗으면서 음식으로 섭취하는 콜레스테롤과 고지혈증, 심장마비, 혈관 질환의 상관관계가 없어졌다.

수십 년간 잘못된 가이드라인 때문에 수많은 사람들의 인생이 망가졌다 해도 과언이 아니다. 콜레스테롤이 함유된 지방 섭취가 건강에 해롭다는 이유로 가공식품에서 지방이 줄어들고 그 자리를 과당이 메웠다. 지방 대신 맛을 내기 위해 가공된 과당의 사용이 증가하기 시작한 것이다. 당은 지방보다 훨씬 파괴적인 역할을 한다. 그 결과, 지방 간이 엄청나게 증가했다. 지방을 많이 먹어야 지방간이 생길 것 같은데, 당분이 지방간의 원인이라고 하니 고개를 갸웃하는 사람들이 많다. 그러나 우리 몸이 액상 과당이나 콘시럽 같은 가공 당을 처리하는 방법은 알코올(술)을 처리하는 방식과 같다. 일반 포도당은 몸의 모든 부위에서 처리되고 사용이 가능하지만, 과당은 전부 간으로 간다. 과당을 이동시키는 효소가 간에만 있기 때문이다. 즉 과당 처리를 많이 하면서 간은 무리를 하게 되고, 그래서 비알코올성 지방간이 늘어나기 시작했다. 술도 안 마시는 지방간 환자들이 급증한 것이다. 물론 비만, 당뇨, 심장병 모두 함께 증가했다.

콜레스테롤 저하제 스타틴 약물의 부작용

콜레스테롤은 간에서 생성된다고 했다. 콜레스테롤 저하제인 스타틴은 간이 콜레스테롤을 합성하지 못하도록 막는 약이다. 그러니 간에 좋을 리 있겠는가? 필연적으로 간에 무리가 가게 되어 있다. 그래서 스타틴 약물 복용자는 몇 개월에 한 번씩 간 수치 검사를 해야 한다. 그렇게 관리해가며 약을 복용하니 무척 과학적인 것처럼 보이겠지만, 내 눈엔 야만적으로 보인다. '정말 그 방법밖에 없는 거야?' 단순히 간 기능만의 문제가 아니라 간암의 위험도 더불어 증가한다.

코엔자임Q10은 강력한 항산화제로 심장마비를 예방한다. 스타틴 약물을 복용하는 이유도 심장마비를 예방하기 위해서다. 그런데 공교롭게도 스타틴 약물이 코엔자임Q10의 합성을 방해한다. 둘 다 간에서 만들어지기 때문이다. 콜레스테롤과 코엔자임Q10은 동시에 만들어진다. 비유하면 밀가루 반죽을 해서 떡도 만들고 국수도 만들어야 하는데, 반죽 자체를 억제하다 보니 떡도 못 만들고 국수도 못 만드는 셈이다. 결국 심장마비를 예방하려고 먹은 스타틴 약물이 코엔자임Q10의 수치를 낮춰 오히려 심장마비 위험을 증가시키는 모순이 발생한다. 그래서 요즘은 스타틴 약물과 코엔자임Q10을 함께 처방한다. 심지어 영국에서는 스타틴 약물 표면에 코엔자임Q10을 코팅하자는 논의까지 있었다.

간에도 무리가 가고, 심장마비 예방에도 별 효과가 없다면 스타틴 처방을 고집할 이유가 있을까? 콜레스테롤 이론은 최근 들어 많은 질문과 도전을 받으며 그 입지가 흔들리고 있다. 문제는 여기서 끝나지 않는다.

앞서 우리 뇌를 이루는 90%의 성분이 콜레스테롤이라고 했다. 그런데 콜레스테롤을 억지로 낮춘다면? 치매 위험이 증가할 수밖에 없다. 1980년대 중반, 스타틴 시판 이후 실제로 치매 환자가 급증했다. 일반인들도 알츠하이머란 단어에 익숙해질 정도로 대표적인 노인성 질환이 되었다. 스타틴 장기 복용자들은 당장 치매가 발생하지 않더라도 머리의 멍한 느낌이나, 건망증이 심해지는 것을 호소한다. 알츠하이머뿐만 아니라 파킨슨 위험도 증가한다.

스타틴 약물은 근육통과도 관련이 있다. 세포를 감싸고 있는 세포막과 근육의 막을 형성하는 것 역시 콜레스테롤이다. 따라서 콜레스테롤이 부족하면 가벼운 경우 근육통이, 심각한 경우 횡문근융해증

(rhabdomyolysis)이 발생한다. 횡문근융해증은 근육이 녹아내리는 질병이다. 녹아내린 근육이 혈관을 타고 돌다가 신장이 막힐 경우 사망에 이르는 무서운 병이다.

신경을 감싸고 있는 신경막도 콜레스테롤로 구성되어 있기 때문에 억지로 낮추다 보면 신경통이 발생한다. 밤늦은 시간 손발이 저리고, 아픈 신경통으로 고생하는 노인들 상당수가 스타틴 약물 부작용 때문이다.

남성 입장에서 안타까운 부작용 중 하나는 발기부전이다. 남성호르몬 테스토스테론의 주성분 역시 콜레스테롤이다. 약물을 통해 콜레스테롤을 떨어뜨리면 자연히 성욕이 감퇴되고 발기부전을 일으킬 수밖에 없다. 어디 가서 스타틴을 복용하고 있다며 함부로 떠들 일이 아니다. 스타틴을 복용한 지 10년이 넘었다면 사실상 발기부전을 자인하는 셈이다.

그래서 비아그라가 등장했다. 1980년대 중반 콜레스테롤 저하제의 처방이 시작되고 10년 후에 발기부전 치료제 비아그라가 출시됐다. 스타틴 약물 시장점유율 1위인 리피토를 생산하는 화이자의 히트 상품이다. 스스로 추가 고객을 창출해내는 제약 회사의 창조경제(?)라 할 수 있다.

이상의 부작용들을 살펴보면 가볍게 여길 만한 것들이 아니다. 매우 흔한 부작용들이다. 문제는 환자들이 스타틴 약물 부작용으로 인지하지 못하는 경우가 대부분이라는 점이다. 약을 먹고 바로 나타나는 게 아니라 장기간 복용했을 때 서서히 나타나는 증상들이기 때문이다. 치매, 근육통, 신경통, 발기부전…… 모두 약물 부작용이라기보다 노화

현상으로 받아들이는 경우가 많다. 약 설명서에 다 열거된 부작용들이지만, 처방 당시 병원에서 자세히 설명해주지 않다 보니 환자들로서는 놓칠 수밖에 없다. 대부분의 의사들이 부작용을 심각하게 여기지 않는다. 부작용을 부정하는 게 아니라 어쩔 수 없다는 식이다. 실보다 득이 크기 때문에 약을 복용해야 한다고 믿는다. 부작용이 발생하더라도, 스타틴을 중단하는 경우는 많지 않다. 부작용 증상을 완화시켜주는 약들이 늘 준비되어 있기 때문에 처방약의 가짓수만 늘어날 뿐이다. 야만적이고 미개한 환원주의적 대증요법으로 접근한 결과다. 하지만 이러한 접근은 쉽게 바뀌지 않을 것이다. 약 판매가 늘어 매출이 늘어나니 좋지 아니한가? 제약 회사만 더 부유해지고 더 권세를 갖게 되는 굴레에 빠져 있다. 의사들의 역할은 축소되었고 진정한 패자들은 환자들이다.

콜레스테롤은 그동안 의학 용어라기보다 마케팅 용어로서의 기능을 더 충실히 수행해왔다. 대다수 사람들이 콜레스테롤을 건강의 적으로 인식하고 있다는 사실이 그동안 자행된 의료 마케팅의 결과다. 흔히 레드 콤플렉스 때문에 '사회주의는 무조건 나쁘다'고 학습되어온 것과 유사하다.

콜레스테롤 기준치는 누가 정했을까? 신이 정해준 것도 아니고 빅데이터를 통해 정한 것도 아니다. 이 모든 일들은 사람이 정한다. 9명의 박사가 정했는데, 나중에 알려진 사실은 그중 7명이 제약 회사와 금전적인 문제로 얽혀 있었다는 것이다. 그렇다고 해서 콜레스테롤 정상 수치가 철회되거나 전면 재검토가 이루어지지는 않았다. 그냥 그렇게 끝나버렸다.

그 결과, 콜레스테롤 저하제는 베스트셀러 약물로 장기간 판매 1위 자리를 고수해왔다. 2013년 1월 《포브스》가 발표한 바에 따르면, 화이자의 콜레스테롤 저하제 리피토가 역사상 가장 많이 팔린 약으로 이름을 올렸다. 최고 매출을 기록했던 2006년에는 한 해에만 127억 달러어치가 팔렸으니, 한화로 환산하면 12조 7000억 원에 달한다. 이는 대한민국 국방 예산 3분의 1에 가까운 숫자다. 제약 회사 전체 매출이 아니라 단지 콜레스테롤 저하제 브랜드 하나의 매출이다. 다른 제약 회사에서 나오는 경쟁 제품들까지 합치면 열 종류가 넘는다. 이는 항생제와 더불어 가장 남용이 심각한 약물 중 하나다. 200명을 5년간 복용시켰을 때, 그중 1명의 심장마비를 예방하는 수준이니 그것을 과연 '약효'라고 부를 수 있을까?

중세에는 사혈(bloodletting)이 성행했다. 두통을 치료하기 위해 뇌에 구멍을 뚫고, 정신과 치료를 위해 전기 고문을 하던 시절이 있었다. 지금 돌아보면 어리석어 보인다. 그러나 심장마비를 예방하기 위해 간에 무리를 주어 콜레스테롤을 억지로 낮추는 지금의 치료법도 크게 다르지 않다.

높은 콜레스테롤에 대한 대처

그렇다면 콜레스테롤 수치가 높아도 괜찮은 걸까? 그렇지는 않다. 콜레스테롤은 몸에 꼭 필요한 것이지만, 멀쩡하던 혈중 콜레스테롤이 증가했다면 이는 몸에 문제가 생겼다는 신호일 수 있다. 당연히 약물로 콜레스테롤을 낮추고 볼 일이 아니라, 원인이 무엇인지를 찾아봐야 한다. 그냥 잘 살다가 나이가 50이 넘어가면서 갑자기 간의 활동이 왕성해져서 콜레스테롤을 많이 만들어낼 리는 없지 않겠는가! 그렇게 유전적으로 프로그래밍되어 있을 리도 없다. 콜레스테롤이 높아졌다면 가장 먼저 점검해보아야 할 두 가지가 염증과 스트레스다.

콜레스테롤은 세포벽을 형성한다고 했다. 간이 콜레스테롤 생성을 증가시켰다는 것은 그만큼 손상된 세포가 많다는 것을 의미한다. 콜레스테롤은 손상된 세포벽을 보수하고 염증을 낮춘다. 특히 혈관에 염증과 상처가 생겨 보수해야 할 곳이 많아졌다는 뜻이다. 몸 전체의 혈관 길이가 12만 km에 달한다. 피는 1분 안에 몸 한 바퀴를 돈다. 혈관을 타고 도는 피는 시냇물처럼 졸졸졸 평화롭게 흐르지 않는다. 무서운 속도로 콸콸 흐른다. 그러다 보면 혈관이 나뭇가지처럼 갈라지는 부분에선 와류(渦流) 현상이 심하게 나타난다. 이때 혈관 벽이 큰 압력을 받는데, 피가 맑지 않을수록 자극을 받아 혈관 내벽에 상처와 염증이 증가한다. 또 혈관 벽의 조직이 건강하지 못할수록 상처와 염증이 증가한다. 그런 상처를 고치는 것이 바로 콜레스테롤이다. 반창고처럼 상처에 달라붙어 혈관 벽을 치료한다. 상처가 클수록 더 많은 콜레스테롤이 필요한데, 심할 경우 콜레스테롤로 인해 혈관 자체가 막히는 사고가 일어나기도 한다.

여기서 엄청난 착각이 발생한다. 심장마비로 사망한 환자를 부검했더니 심장을 감싸고 있는 관상동맥에서 콜레스테롤이 잔뜩 나온 것이다. 그래서 혈관을 막은 콜레스테롤이 심장마비의 원인이라는 추론을 하게 된다. 그리고 콜레스테롤에 대한 이해가 낮았던 시절에는 우리가 먹은 포화지방이 혈관을 막은 주범이라는 결론을 내린다. 당시로서는 합리적인 추론이었다. 달걀과 육류가 심장마비의 원인이라는 오명을 뒤집어쓰기 시작했다.

하지만 이는 오해다. 화재 현장에서 소방차가 보이니까 소방차를 화재의 원인으로 지목한 것과 다를 바 없다. 화재가 크면 클수록 더 많은 소방차가 나타나니 확신만 깊어진다. 소방차를 없애면 화재가 줄어들 것이라고 믿는 것이 지금의 콜레스테롤 치료다.

또한 콜레스테롤은 프로게스테론을 만드는 재료다. 프로게스테론은 성호르몬(테스토스테론, 에스트로겐)과 스트레스 호르몬(코르티솔)의 재료가 된다. 이 중에서 스트레스 호르몬인 코르티솔에 집중할 필요가 있다. 코르티솔을 만들어야 하기 때문에 간이 콜레스테롤 생산을 늘린 것이다. 따라서 스트레스가 많지 않은지를 점검해보아야 한다. 육체적 스트레스와 정신적 스트레스 모두 해당된다. 잠이 부족한 것은 육체적 스트레스에 해당한다. 잠이 부족하면 콜레스테롤 수치가 올라간다. 잠을 안 자고 콜레스테롤 수치를 낮출 수는 없다.

이렇듯 콜레스테롤 수치가 상승하는 원인이 다양하게 존재하는데, 원인에는 아무 관심 없이 콜레스테롤 저하제가 처방된다. 환자들도 자신의 몸이지만 별 의심 없이 처방받은 약을 복용한다. 약으로 간단히 콜레스테롤 수치를 낮추는 일이 다행이 아니라 재앙이 되어버렸다.

콜레스테롤 저하제인 스타틴을 복용해서 긍정적인 효과를 볼 수 있는 환자들이 있다. 40~50대 남성으로 심장마비가 왔던 경우, 2차 심장마비를 예방하기 위해 스타틴을 복용하는 것이 도움이 된다. 그 외에는 스타틴을 복용해서 수명 연장의 이득을 보는 사람은 아무도 없다. 이를 입증하는 연구 역시 단 한 건도 없다. 여성의 경우, 나이와 상관없이 스타틴 약물 복용을 통해 얻는 장점이 전혀 없다. 그러나 부작용에 대한 위험은 똑같이 부담해야 한다. 남성이라도 심장마비 발병 경험이 없었다면 스타틴 복용으로 얻는 이득은 없다. 이것이 과학적이고 공정한 연구들이 공통적으로 내린 결론이다.

콜레스테롤 수치를 낮추기 위해선 결국 체내 염증 반응을 낮추는 것이 관건이다. 어렵다면 어렵고 쉽다면 쉬운 일이다. 생활 습관을 바꾸는 것은 기본이다. 올바른 음식과 충분한 수면 시간, 스트레스 관리는 기본이다. 햇빛을 쬐는 것이 콜레스테롤을 낮추는 데 도움이 된다. 햇빛을 쬘 때 생성되는 비타민 D가 콜레스테롤이기 때문이다. 의사 손에 달린 것이 아니라 환자 스스로의 노력에 달린 것들뿐이다. 좋은 생활 습관에 더해서 콜레스테롤이 높은 분들에게 도움 되는 몇 가지를 추가하면 다음과 같다.

토코트리에놀 형태의 비타민 E를 섭취한다. 토코트리에놀은 음식으로 섭취하기 어려우므로 보충제를 통해 섭취할 것을 권한다. 몸의 염증을 낮춰주고 혈관을 청소해줘서 콜레스테롤을 자연스럽게 낮춰준다. 메발론산염(mevalonate)을 감소시켜 암도 예방해주니 일석이조이다. 메발론산염은 간에서 콜레스테롤을 만드는 과정의 중간 단계에 만들어지는 성분이다. 토마토에 풍부한 리코펜도 비슷한 작용을 한다.

폴리코사놀과 알파리포산도 콜레스테롤을 낮추고 혈관 건강을 유지하는 데 도움이 된다. 폴리코사놀은 쿠바에서 콜레스테롤 저하제로 처방되던 물질이다. 알파리포산은 의사의 처방을 받아야 한다.

항산화제 코엔자임Q10도 심장 건강에 필수적이다. 특히 스타틴 약물을 복용하는 환자의 경우 코엔자임Q10 결핍을 일으키므로 반드시 복용해야 한다. 코엔자임Q10은 유비퀴놀과 유비퀴논 두 가지 형태가 있는데, 생체 이용률은 유비퀴놀이 더 높다. 유비퀴논의 경우 체내에서 유비퀴놀로 전환되어야 하는 단점이 있다.

늘 강조하지만, 무엇을 먹으면 좋을까를 궁리하기보다는 무엇이 잘 못되었는지를 먼저 점검해볼 필요가 있다. 잠이 부족하고 극심한 스트레스에 시달리고 있는데 토코트리에놀이 무슨 소용이고 폴리코사놀이 무슨 소용이겠는가?

콜레스테롤이 높아서 좋은 점

놀랍게도 콜레스테롤 수치가 높은 사람들의 수명이 더 길다. 이는 콜레스테롤 마케팅에 세뇌당한 현대인들이 쉽게 받아들이기 어려운 말이다. 하지만 계속해서 나오는 연구들의 결과를 종합하면 부정할 수 없는 사실이다. 이미 1994년 예일 대학교 심장내과의 할란 크룸홀츠(Harlan Krumholz) 박사는 노년층에서 저콜레스테롤혈증 환자의 심장마비 사망률이 고지혈증 환자보다 두 배 높다는 연구를 발표한 바 있다. 콜레스테롤 이론을 지지하는 이들은 그의 연구를 이례적인 경우로 단정짓고 지속적으로 무시해왔지만, 그 후에도 이를 뒷받침하는 연구 결과들이 계속 나오고 있다.

노년기에 고지혈증이 더 유리한 이유는 콜레스테롤이 염증을 낮추기 때문이다. 저콜레스테롤혈증이 되면 염증을 이겨낼 면역력이 떨어져 노년층에서 높은 사망률의 원인이 되는 폐렴 같은 감염에 취약해지기 쉽다. 미네소타 대학 전염병학과 데이비드 제이컵스(David Jacobs) 교수 팀이 6만 8000명을 대상으로 한 19개의 연구 논문을 분석한 결과, 혈중 콜레스테롤이 낮은 환자들이 소화기 질환과 호흡기 질환으로 사망할 확률이 더 높은 것으로 나타났다. 두 가지 모두 대표적인 전염성 질환이다.

실제로 콜레스테롤 저하제를 복용하는 할머니 환자들이 잦은 방광염에 시달린다. 카를로스 이리바렌(Carlos Iribarren) 박사가 샌프란시스코 지역의 환자 10만 명을 15년간 추적 관찰한 결과, 혈중 콜레스테롤이 낮은 환자들이 감염성 질환으로 병원에 입원하는 경우가 많다는 사실을 밝혀냈다. 낮은 콜레스테롤 수치는 면역력을 낮춘다. 면역력이 떨어진 말기 암 환자들 역시 콜레스테롤 수치가 낮다는 점에 주목할 필요가 있다.

고지혈증 환자들이 가장 먼저 해야 할 일은 원점으로 돌아가 무엇이 잘못되었는지 돌아보는 것이다. 스스로 잘못을 개선하는 것이 가장 확실한 방법임을 인식해야 한다. 원인만 제거하면 콜레스테롤 수치뿐만 아니라 만성 피로, 비만, 고혈당, 고혈압 모두 정상으로 되돌릴 수 있다. 모든 것을 전부 다 한 번에 고친다면 사기꾼 약장수의 말처럼 들릴지 모르지만, 다 고치거나 다 못 고치거나 둘 중 하나다. 몸이 회복되면 모든 것이 정상화되는 것뿐이지, 당뇨는 그대로 놔둔 채 고혈압만 낮추는 약, 고혈압은 그대로 둔 채 콜레스테롤만 낮추는 약, 그런 것이야말로 오히려 사기에 가깝다. 그런 방법을 통해 건강을 회복할 수 있는 것처럼 말하는 것이 기만이다.

심장마비, 심근경색:
단순한 배관 문제로 보면 안 되는 이유

심혈관 질환을 치료하는 유일한 방법은 생활 습관을 바꾸는 것이다. 뻔한 말 같지만 가장 확실한 치료다. 그리고 가장 안전하고 경제적인 방법이다. 약물은 생활 습관 교정을 이길 수 없다. 절대로! 하지만 현대 의학에서는 심장 질환을 규정하는 패러다임이 따로 있다. 패러다임은 굳건한 믿음을 의미한다. 그리고 현대 의학은 심장 질환의 원인을 관상동맥의 배관 문제로 바라본다. 그 패러다임 위에 이윤을 추구하는 경제 체제가 구축되어 있다.

심장 질환은 심장 근육에 산소와 영양소를 공급하기 위해 심장을 에워싸고 있는 관상동맥 일부가 막혀 문제를 일으키는 것이다. 진단 영상 기술로 막힌 곳을 찾아내고, 발달된 수술 기술로 막힌 곳을 찾아 관상동맥 우회술이나 스텐트 삽입 혹은 혈관 성형술로 막힌 곳을 뚫는 것이 주된 치료다. 최근 들어서는 수술할 때 레이저나 로봇이 동원돼 더 멋져 보인다. 화려한 배관공인 것이다.

이 배관 작업의 효율성은 과연 얼마나 될까? 검증이 필요하다. 관상동맥 우회술은 1970년대 중반에 시작되었다. 그리고 1978년에 이르러 미국에서 연간 7만여 건의 관상동맥 우회술이 시행되었다. 당시만

해도 대학병원 같은 대형 병원에서만 가능한 수술이었다.

관상동맥 우회술은 과학적으로 그 효과를 검증하기 위한 임상 연구가 시도된 몇 안 되는 수술 중 하나다. 다른 수술들은 이런 연구조차 존재하지 않는다. 첫 번째 연구는 1977년 《뉴잉글랜드 의학 저널》에 발표한 연구로, 미국 재향군인병원에서 실시되었다. 관상동맥이 막힌 596명의 환자들을 무작위로 두 그룹으로 나눠, 한쪽 그룹은 관상동맥 우회술을 시술받게 했고 다른 그룹은 일반적인 약물 치료를 했다. 식이요법이나 생활 습관 개선이 없는 단순 약물 치료였다. 5년 뒤 두 그룹 사이에 사망률의 차이가 없었다. 사망률은 연간 4%로 동일했다. 수술을 통한 효과가 전혀 없음이 밝혀진 것이다.

심장외과학회 의사들이 이 연구에 불만을 드러냈다. 그래서 자체적으로 관상동맥 우회술에 관한 다른 연구에 착수했다. '관상동맥 수술 연구(CASS, Coronary Artery Surgery Study)'로 이름 붙인 이 연구는 5년에 걸쳐 진행되었고 1983년에 논문이 발표되었다. 관상동맥 우회술에 관한 가장 신뢰할 만한 결정적 연구다. 심한 증상을 보이는 환자 780명이 참여하여 대규모로 진행되었다. 연구에 참여한 환자들 모두 6개월 이상 협심증(가슴 통증)을 호소하고 있었고, 3분의 1은 심장마비 경험이 있었으며 관상동맥의 75%가 막혀 있는 중증 환자들이었다. 정기 검진을 통해 우연히 혈관의 막힌 곳이 발견된 환자들이 아니라 실제로 심한 증상을 느끼고 있는 환자들이었다.

이 환자들을 두 그룹으로 나누어 한 그룹은 관상동맥 우회술을 받게 했고, 다른 그룹은 약물 치료를 받았다. 그러나 이 연구 결과 역시 두 그룹 간에 아무런 차이가 없었다. 관상동맥 우회술이 생명을 구하는

데 아무짝에도 쓸모없다는 것만 확인했다. 약물 치료를 받은 환자들의 연간 사망률은 1.6%였다. 수술을 받은 환자들의 사망률은 1.1%로 근소하게 낮았다. 하지만 둘 사이의 차이는 통계적으로 무의미한 수준에 그쳤다. 생명을 구하는 목적으로서의 관상동맥 우회술은 실패로 결론 났다. 생명 연장 효과는 전혀 없었다. 연구 저자는 수술을 받은 환자들의 통증이 감소했다는 결론을 맺고 있다. '수술 후 통증 감소'가 전부였다.

약물 치료를 받은 그룹을 분석한 결과, 관상동맥 하나가 막힌 환자의 사망률은 1.4%였다. 두 개가 막힌 환자의 사망률은 1.2%로 오히려 낮았고, 세 개가 막힌 환자들은 2.1%의 사망률을 나타냈다. 혈관 하나가 막혔을 경우와 두 개, 세 개로 늘어남에 따라 사망률이 비례하는 것도 아니고 큰 차이가 없음을 볼 수 있다. 심혈관 질환이 단순히 심장을 에워싸고 있는 관상동맥의 배관 문제로 보는 패러다임이 틀렸음을 보여주는 결과다. 두 번째 연구가 진행될 당시에는 연간 18만 건의 관상동맥 우회술이 집도되던 시기였다. 이미 산업으로서 추진력이 붙기 시작한 상황이었다. 의과대학 교육기관과 교수들이 수련생들에게 우회술을 가르치기 시작했고, 종합병원은 수술을 위한 의료 장비들을 마련하기 시작했다. 1980년대 초반만 해도 대학병원에서만 가능했던 수술이, 이제는 인구 5만 명밖에 안 되는 소도시의 중소 병원에서도 가능하게 되었다. 그 결과, 관상동맥 우회술이 심장 질환 환자 대부분을 살려낼 수 없다는 결론이 났음에도 불구하고 패러다임은 바뀌지 않았다.

연구에서 밝힌 바와 같이 수술을 받은 환자들의 통증은 줄어들었다. 하지만 왜 통증이 줄었는지는 명확히 규명되지 않았다. 개인적인 생각으로는 아마 수술 과정에서 모든 신경이 잘려나갔기 때문에 환자가 더 이상 통증을 못 느끼는 것일 수도 있다. 아니면 수술을 받은 환자들이 경미한 심장마비가 있었기 때문에 수술 후 통증이 줄어든 것일 수도 있다. 어쨌든 생존 효과는 전혀 없었다. 논란과 상관없이 현재는 연간 40만 건 이상의 관상동맥 우회술과 80만 건 이상의 혈관 성형술이 시행되고 있다.

생명을 연장하는 효과가 없는 심혈관 질환 외과 수술에 들어가는 비용은 얼마일까? 미국의 경우, 수술 비용은 연간 740억 달러에 달한다. 국방 예산에 가까운 금액이라 크게 와닿지 않는다. 1년 365일로 나누면 하루 2억 달러에 달하는 비용이 수술에 사용되고 있는 셈이다. 2억 달러도 감이 안 올 수 있다. 이는 대략 한 시간에 1000만 달러꼴이다. 이 무슨 난리란 말인가? 심각한 부작용의 위험이나 비용에 대한 부담 없이 심장 질환의 위험을 낮출 수 있는 방법이 전혀 없다면 모를까? 사망 위험을 현저히 낮출 방법이 있다. 바람직한 식습관이 이를 가능케 한다. 그리고 적절한 운동이 이를 가능케 한다.

우리 몸이 스스로 되살아날 수 있도록 도와주는 방법은 얼마든지 있다. 굳이 해부학적인 구조를 재조정할 필요가 없다. 모든 수술이 나쁘다는 뜻은 아니다. 부상으로 뼈에 복합 골절이 일어난 경우나 맹장 수술처럼 절실한 경우에는 도움을 받을 수 있다. 하지만 응급수술이 아닌 이상, 심장 관상동맥의 배관에 손대는 것은 그다지 좋은 전략이 아니다. 수술에 대한 무조건적인 반대가 아니라 심장 질환 치료로서의 수술이 최선의 선택인가 하는 합리적인 판단이 필요하다는 의미다.

하지만 대부분의 환자들이 수술 받지 않는 것을 더 두려워한다. 수술을 받지 않고 견딜 용기가 없다. 의심 따위를 품을 여유는 전혀 없다. 우리 몸이 스스로 막힌 혈관 주위로 우회하는 혈관을 만들어낼 수 있다는 능력을 믿지 않는다. 심장 질환이라는 질병의 위중함에 비하면 음식이나 운동은 너무 빈약한 느낌이다. 공포심이 크게 작동하기 때문이다. "길 가다 갑자기 쓰러져 죽을 수도 있다"는 의사의 한마디 때문이다.

그렇다면 수술이 아닌 약물 치료는 어떤가? 심혈관 질환 치료 약물은 과다하게 개발되고 생산되어 있는 상황이다. 심장약은 현대 사회에 넘쳐난다. 심혈관 질환 예방을 위해 약물로 혈압을 낮춘다는 것 역시 좋은 아이디어가 아니었다. 합병증에 대한 예방 효과는 미미했고 부작용은 흔했다. 그래서 새롭게 채용된 콘셉트가 콜레스테롤 이론이었다. 콜레스테롤이 혈관을 막는다는 것이었다. 때마침 콜레스테롤을 인위적으로 낮출 기술이 있었고 콜레스테롤 저하제가 대대적으로 처방되기 시작했다. 어마어마한 경제적 성공을 이루었다. 리피토 하나의 매출이 연간 100억 달러 이상을 넘는다. 하지만 콜레스테롤 저하제는 전혀 효과가 없다.

하버드 의과대학 교수 존 에이브럼슨(John Abramson)은 《약물 과다 미국(*Overdosed America*)》(2014)에서 의사들이 어떻게 특정 약물 처방에 대한 의사 결정을 내리는지를 분석했다. 그 과정에서 콜레스테롤 저하제를 예로 들었는데, 의학 논문이라는 것이 제약 회사 광고지에 지나지 않는다는 결론이었다. 의학계의 열쇠를 쥐고 있는 오피니언 리더들 중 대부분이 제약 회사와 금전적 관계를 맺고 있다. 대놓고 급여를 받거나 컨설턴트나 자문위원으로 보수를 받는다. 이들의 논문과 글, 강연 등이 의사들에게 영향을 끼친다. 상당수가 대학교수들로서 수련의들에게도 막대한 영향을 끼친다.

콜레스테롤 약물만 놓고 봤을 때, 콜레스테롤 저하제가 여성에게 도움이 된다는 연구 결과는 그 어디에서도 찾아볼 수 없다. 나이와 상관없이, 콜레스테롤 수치에 상관없이 여성에게 도움이 된다는 것을 증명한 연구는 존재하지 않는다. 또한 콜레스테롤 저하제가 60세 이상 남성의 사망률을 낮출 수 있다는 연구 역시 존재하지 않는다. 실제로 약물 복용이 도움 되는 그룹은 콜레스테롤 수치가 매우 높은 60세 이하 남성 중 심장마비 경험이 있거나 협심증이 심한 경우다. 이는 전체 약물 복용자의 50명 중 1명 꼴에 불과한 비율이다. 환자들이 스타틴 약물을 복용하는 이유는 의사가 지시했기 때문에 그 조언을 따르는 것이고, 미국의 경우에는 TV 광고 때문이다. 다른 이유는 없다. 약의 득실에 대해 정확히 따져보고 먹는 환자는 거의 없다. 사실을 알면 약 복용을 거부하는 경우가 대부분이다.

미국인의 콜레스테롤 수치는 약물 덕분에 세계에서 3위로 낮다. 하지만 미국인들의 건강 상태는 세계 최하위권이다. 평균수명 역시 바닥권이다. 미국의 당뇨, 고혈압, 비만 환자들이 그 어느 국가보다 넘쳐난다. 낮은 콜레스테롤이 건강이나 수명과는 아무 상관이 없는 것이다. 스타틴 약물 처방이 지나쳐서 미국인들의 콜레스테롤 수치가 낮은 것뿐이다. 미국을 보면 의료 비용 지출이 반드시 건강과 비례하지 않는다는 사실을 알 수 있다.

수많은 고지혈증 환자들 가운데 콜레스테롤 저하제를 복용해서 큰 덕을 보는 경우는 드물다. 그러므로 값비싼 약과 비교했을 때 생활 방식과 식습관 개선이 비용적인 측면이나 혜택 면에서 훨씬 더 유리한 선택일 수밖에 없다. 많은 의사들이 이에 동의하지만 환자들이 실천하는 게 불가능하기 때문에 약물을 처방할 수밖에 없다고 말한다. 하지만 현실은 그렇지 않다. 의사들이 너무 빨리 포기한다. 제대로 된 정보를 알려주면 환자들은 얼마든지 바뀔 수 있다. 지금 처방 약물을 홍보하는 데 쓰이는 노력과 비용의 10분의 1만 제대로 된 식품 정보와 건강 정보에 투자한다면 환자들의 인식은 충분히 바뀔 수 있다. 그리고 제대로 된 연구 결과들을 내놓는다면 생활 습관을 개선하는 것은 단순히 '좋은 방편'에만 그치지 않을 것이다. 이는 그 어떤 약물보다 강력한 약이요 강력한 처방이기 때문이다. 심혈관 질환의 단계나 위중함에 상관없이, 생활 습관과 음식이 곧 치료법이다.

그래서 나는 누구나 해볼 것을 권하고 싶다. 왜냐하면 부작용도 없고, 해될 것이 전혀 없으며, 공짜니까. 거부하고 버틸 이유가 없다!

허리 디스크와 퇴행성 관절염:
인체를 건축 구조물로만 바라본 결과

요통은 감기와 함께 환자들이 병원을 찾는 가장 큰 이유다. 요통이 극심한 경우 통증을 견디기란 쉽지 않다.

먼저 통증에 대해 알아볼 필요가 있다. 통증이 좋은 것일까, 나쁜 것일까? 다들 통증을 싫어하지만 없으면 더 빨리 죽는다. 실제로 그런 환자들이 있다. 바로 당뇨병 환자들이다. 감각이 없어서 통증을 못 느끼다 보니, 발 관리를 잘못해서 당뇨 족부 궤양이 생기기도 하고, 운이 없으면 절단하는 경우도 있다.

통증은 경고다. '뜨거우니 뛰어나가라!', '그만 꺾어라, 부러진다!', '피부가 시멘트 바닥에 갈리고 있다!' 등등 위험한 상황을 알려주어 적절히 대응하도록 고안된 장치다. 생존을 위한 필수품이다.

그래서 통증이 좋은 것일까, 나쁜 것일까? 필요한 건 알겠는데 사실 좋은 건 아니다. 나쁜 게 맞다. 지독한 통증을 겪어본 사람에게 물어보면 숨도 쉬지 않고 대답한다, 통증은 나쁜 거라고.

콜레스테롤과 같다. 우리 몸은 필요에 의해 콜레스테롤 생산을 늘리고, 그렇게 해서 늘어난 콜레스테롤은 건강 유지에 필수적인 고마운 존재이지만 콜레스테롤이 높은 건 바람직한 상황이 아니다. 손상된 세포가 많거나 스트레스가 높다는 방증이기 때문에 좋은 일은 아니다. 통증 역시 몸을 살리기 위해 고안된 장치이지만, 원인 모를 근육통이나 신경통, 관절염으로 고생한다면 뭔가 잘못하고 있음을 의미한다.

통증을 치료할 때 가장 큰 오해가 우리 몸을 건물 구조물로 보는 것이다. 보통 늙어서 아프다고 생각하거나 다쳐서 아프다고 생각한다.

오십견으로 어깨가 아프거나, 무릎 혹은 허리가 아프다는 분들을 보면 운동선수도 아니고, 농사짓는 것도 아니고, 이삿짐 옮긴 것도 아니다. 학창 시절에는 발목을 접질려도 일주일이면 나았고, 극기 훈련 가서 다리에 알 배어도 며칠이면 말끔히 나았는데, 나이 들어 생긴 통증들은 쉽게 사라지지 않는다. 왜 그럴까?

염증을 일으키는 원인은 제거하지 않은 채, 파스 바르고 침 맞고 마사지에 물리 치료 해봤자 소용없기 때문이다. 단지 그때뿐이다. 발톱에 무좀 있다고 약을 계속 발라봤자 무좀이 낫던가? 설탕, 당분 섭취부터 차단하고 발톱부터 뽑아낸 뒤 치료를 시작해야 한다. 요통이나 관절염도 마찬가지다. 내부의 문제를 겉에서만 해결하려고 접근하다 보니 실패할 수밖에 없다. 군대 가서 배 아프다 했더니 배에 빨간약 발라주더라는 우스갯소리가 있다. 웃을 일이 아니다. 지금 대부분의 통증 치료가 이와 별다르지 않다. 밖에서 치료하지 말고 안에서부터 치료해야 한다. 할리우드 여배우들은 피부 트러블이 생기면 피부과에 가서 레이저 맞고, 연고 바르는 게 아니라 디톡스부터 시작한다.

디스크 환자들이 내원하면 레이저로 치료하고, 디스크 감압 치료를 하고, 물리 치료를 한다. 목적은 하나다. 모두 다 염증을 빠르게 낮추기 위한 일환이다. 그런데 치료를 마친 환자가 집에 돌아가서 염증을 일으키는 설탕과 탄수화물을 과다하게 먹는다면, 이는 불난 현장 한쪽에선 소화기로 화재를 진압하려 하고 다른 한쪽에선 기름을 붓는 격이다. 불이 꺼질 리 없다. 소염진통제 역시 마찬가지다. 아프다면서 소염제를 먹고 음식은 염증을 유발하는 것들로만 골라 먹으면 "약을 먹어도 소용없다" 혹은 "약도 별 효과가 없다"는 말을 할 수밖에 없는 것이다.

통증의 원인은 예외 없이 염증이다. 어딘가 아프다면 이는 반드시 염증이 있다는 뜻이다. 피부가 찢어져 상처가 나면 백혈구가 상처 부위로 가서 염증 물질을 잔뜩 쏟아놓는다. 그래서 통증을 느낀다. 하지만 아파도 할 수 없다. 외부에 노출된 상처 부위를 박테리아 감염으로부터 지켜내기 위한 면역 시스템의 놀라운 조치다. 그런 염증은 직관적으로 이해하기 쉽다.

그렇다면 특별한 상처나 부상 없이 아픈 것도 염증일까? 역시 염증이다. 허리, 목, 어깨, 무릎, 손가락 관절염이 생기는 이유는 사소한 잘못이 쌓인 결과다. 몸을 충분히 안 움직인 것과 염증을 유발하는 음식을 먹은 것이 잘못이다. 주부들이 간혹 억울해한다. 집안일이 얼마나 힘들고 많은데 운동 부족이라니! 그러나 노동을 운동으로 착각해선 안 된다.

다치고 상처가 나야 염증이 생기는 것이 아니다. 통증을 이해하려면 염증 반응(inflammation)을 이해하면 된다. 그걸 이해하고 만들어낸 것이 바로 소염진통제다.

감기에 걸렸을 때 열이 나는 것과 마찬가지로, 염증은 불편을 초래하지만 우리를 위해 몸이 일으키는 반응이다. 상처 났을 때나 감염되었을 때 몸을 보호하고 치유하는 장치가 염증이다. 붓는 이유는 문제 있는 부분에 혈관을 확장시켜 영양분과 산소를 공급하고 노폐물을 제거하려는 노력의 일환이다.

그런데 조금만 아프면 왜 염증 반응이 생겼는지에 대한 고민 없이 약국에 가서 소염제를 사먹거나 병원에 가서 진통제를 처방받는 것이 일상이 돼버렸다. 불편한 증상을 빨리 없애는 것이 최고의 치료라고 생각하는 환자와 의료인이 만났기 때문이다. 우리 몸에서 일어나는 변화는 항상 어떤 목적 아래 일어나는 것임에도 불구하고, 고통을 호소하는 환자를 보면 당장의 불편함을 없애주는 처치라도 해주어야 하는 것이 현재 의료인의 입장이다. 그러다 보니 증상에 대응하는 치료들, 즉 대증요법을 필요로 하게 되고, 지금은 대증요법이 의료의 대세가 되었다. 그래서 증상이 사라지면 치료도 끝이 난다. 대증요법은 고맙지만 대증요법에서 끝나면 절대로 안 된다. 증상의 원인이 제거되지 않았기 때문에 증상을 억누르는 치료 효과가 끝나는 동시에 더 큰 증상을 일으키는 경우가 많다. 결국 처음에는 한두 알의 약으로도 잘 듣던 증상이었는데 시간이 지나면서 세 알 네 알, 나중에는 한 주먹의 약을 먹어도 좀처럼 사라지지 않는 아주 곤란한 상황에 맞닥뜨리게 된다.

손가락 아픈 것이 아무래도 관절염 같다고 하면 과연 손가락만 문제일까? 일반적으로 손가락은 빙산의 일각이다. 고혈압약을 장기 복용한 환자들에게 관절염이 흔하다. 특히 손가락과 팔목 관절염이 심하다. 간 때문이다. 혈압약을 장기 복용하면 약물을 해독하느라 간에 무리가 간다. 간을 해독하는 데 필요한 성분이 황(sulfur)이다. 체내에 황이 충분하지 않을 때 간을 보호하기 위해 관절에 있는 황을 우선 가져다 쓴다. 우리 몸은 중요한 것을 지키기 위해 덜 중요한 신체 부위를 희생시킨다. 생존을 위해 중요한 부위는 대부분 장기다. 간, 신장, 췌장 등. 그러면 덜 중요한 부위는 어디일까? 뼈, 근육, 머리카락, 피부, 손톱, 관절, 호르몬 등이다. 우리 몸은 장기 손상이 오기 전에 덜 중요한 부위들을 기꺼이 희생시킬 준비가 되어 있다. 손가락은 생존에 절대적으로 필요하지 않다. 아무래도 간보다는 덜 중요하다. 식이유황(MSM)이 관절염 환자에게 도움이 되는 이유다.

그러나 혈압약을 끊을 순 없기 때문에 진통제가 추가로 처방된다. 하지만 진통제도 조심해야 한다. 문제를 가장 많이 일으키는 약물 중 하나이기 때문이다. 주로 급작스러운 심장마비다. 심장마비 예방을 위해 혈압약을 먹기 시작했는데, 혈압약 때문에 진통제를 처방받아 먹다가 결국은 예방하고자 했던 심장마비로 사망하는 것이다.

퇴행성 관절염

관절염 하면 보통 퇴행성 관절염을 말한다. 가장 많이 받는 진단이다. 병원에서 듣는 설명은 "연골이 닳아 뼈끼리 부딪쳐서 무릎이 아프다"고 한다. 복잡하게 설명할 수 없으니까 간단히 대충 설명한다고 한 것인데 실은 다 틀린 말이다. 왜냐하면 연골에는 혈관과 신경이 없기 때문에 통증을 느낄 수 없다. 그래서 글루코사민이나 연골 주사도 사실은 큰 의미가 없다. 혈관이 없으므로 재생이 불가능하기 때문이다.

닳아 없어진 연골이 재생된다는 것은 다 거짓말이다.

엑스레이 사진만 보고 관절이 다 닳아서 아프다고 설명하는 것 역시 완전히 틀린 설명이다. 연골이 다 닳아 없어지는 경우는 없다. 어깨나 무릎의 관절은 100년을 살아도 다 못 쓰고 죽는다. 다만, 연골이 수분을 잃고 마르면서 쪼그라든다. 얼굴에 주름지는 정도가 다르듯, 사람마다 개인차는 있지만 연골이 줄어드는 것뿐이다.

만에 하나, 연골이 하나도 남김없이 싹 없어져 뼈끼리 닿는다 하더라도 통증을 느낄 수는 없다. 연골 바로 아래 뼈 조직에는 신경이 없기 때문이다. 이가 썩었을 때 아픈 것은 안에 신경이 있기 때문이다. 뼈가 부러지면 아픈 이유는, 뼈 때문이 아니라 뼈를 덮고 있는 골막이 찢어져서다. 골막에 신경이 있기 때문이다.

정확한 진단을 위해 엑스레이가 꼭 필요한 것도 아니다. 병원 가면 눌러보고 만져보고 돌려보고 검사를 통해 인대의 문제인지, 건초염인지, 관절 문제인지, 근육 문제인지 구분이 가능하다. 오히려 지나치게 엑스레이에 의존해서 촉진을 소홀히 하면 오진 확률이 높아진다. 사건을 수사하듯 모든 증거 자료를 펼쳐놓고 퍼즐을 풀어야 한다.

무릎 퇴행성 관절염 환자들 중에는 무릎 연골이 정상인 경우가 더 많다. 훨씬 많다. 무릎이 아픈 이유는 염증 반응 때문이다. 엑스레이에 안 나타나기 때문에 모를 뿐이다. 소염진통제를 먹으면 통증이 감소하는 이유가 바로 통증의 원인이 염증이라는 뜻이다. 연골에 어떤 조치를 취한 게 아니라 염증을 낮추는 치료를 했을 뿐인데 통증이 완화된다. 그런데 여기서 문제가 생긴다. 안 아프면 나았다고 생각한다. 염증 반응만 제거한 것일 뿐, 원인이 된 근육, 인대, 관절 조직이 회복된 게 아니므로 재발하는 경우가 많다. 재발이 반복될수록 강도는 점점 심해져서 호전이 불가능한 시기에 이르기도 한다.

무릇 인공관절 교체 수술을 한 사람 중에도 얼마 지나지 않아 다시 아픈 경우가 많다. 염증 반응이 심했던 부분은 수술로 제거되었지만 남아 있던 염증 반응이 수술 후 다시 작용하기 때문이다. 특히 식습관이나 생활 습관이 수술 전후로 달라진 것이 없다면, 즉 계속해서 염증을 일으키는 음식을 먹고 생활한다면 통증은 더 빨리 돌아온다.

오십견

우리에게 익숙한 오십견은 사실상 진단명이 아니다. 그냥 50대에 흔하고, 어깨를 움직이지 못하는 증상이 보이는 경우를 통칭해서 부르는 말이다. 못 움직이니까 미국에서는 동결견(frozen shoulder)이라고 부른다.

어깨를 감싸고 있는 관절 주머니, 즉 관절낭의 용적이 줄어들어 생기는 것은 관절낭염이라고 부른다. 건초염을 오십견으로 잘못 진단하는 경우가 많은데, 이두박근이 들어가는 부분에 염증이 생기는 것이 건초염이다. 오십견보다 건초염이 훨씬 더 흔하다.

원래 관절낭염은 통증하고는 관계가 없다. 아프다면 건초염일 가능성이 더 크다. 이런 경우 MRI나 엑스레이는 필요하지 않다. 이학 검사와 압통점을 확인하는 것만으로도 진단이 가능하다.

여성에게서 더 많이 나타나는데 어깨 운동 부족이 원인이다. 운동량과 가동 범위와 관련이 있다. 주부들이 집안일을 하면 어깨를 많이 쓴다고 생각하는데 잘 살펴보면 별로 그렇지 않다. 일은 많이 하지만 거의 모든 활동이 어깨 동작에 제한되어 있다. 설거지도 그렇고, 청소기, 걸레질, 컴퓨터, 스마트폰 사용 등등 모두 어깨를 내리고 하는 일들이다. 일상에서 머리 위로 어깨를 올릴 일이 거의 없다. 가끔씩 높은 찬장에서 뭔가 꺼낼 때 빼고는 말이다. 심지어 머리 감는 동작조차 어깨를 높이 들어 올리진 않는다. 어깨를 머리 위로 자주 올려주고, 어깨 관절을 자주 돌려주면 관절낭염은 절대 생기지 않는다. 기지개를 자주 켜주는 것도 좋다.

그러므로 치료 역시 어깨를 계속 움직이는 것 외에는 없다. 아파서 조금밖에 못 움직인다면, 아프지 않은 범위에서 계속 움직여주며 점차 가동 범위를 늘려가야 한다. 염증 반응을 낮추는 당질 제한식과 생활 습관은 기본이다.

허리 디스크

허리 디스크는 대부분 허리 통증보다는 좌골신경통으로 나타난다. 사람은 매일 아침 기상하는 순간부터 허리를 사용하기 때문에 한번 문제가 생기면 조금 나아지는 것 같다가도, 쌓이고 쌓이다 참을 수 없을 만큼 극심한 통증으로 발전하기도 한다.

엑스레이나 MRI는 진단에 도움이 안 된다. 압박 골절이나 악성 종양 또는 척추 결핵을 구분해내기 위해서라면 모를까, 반드시 필요한 검사는 아니다. 척추암은 매우 드물다. 일반 개원의는 평생 한 번도 구경하기 어렵다. 나 역시 진료하면서 척추 결핵을 딱 한 번 봤을 뿐이다. 그리고 굳이 MRI가 아니어도 가족력이나 과거 병력을 통해 미리 짐작할 수 있기 때문에 의심 가는 경우에만 검사해도 된다.

하지만 허리 디스크 환자들은 '기념사진' 찍는다고 할 정도로 흔하게 MRI 촬영을 한다. 문제는 MRI와 같은 검사들이 오히려 올바른 진단을 하는 데 방해된다는 사실이다. 심하게 말하면, 환자한테 수술을 팔아먹기에 좋은 도구로 전락하는 경우가 많다. 내 말이 심한 게 아니라 현실이 심한 거다. 보통 40세 넘어 척추 MRI를 찍어보면 대부분의 경우 문제가 보인다. 거의 예외 없이 4번과 5번 사이 디스크에 문제가 있다. 거울을 들여다보면 주름도 늘고 흰머리도 나고 노화가 눈에 띄듯이, 척추도 노화가 진행되는데 그것이 MRI에 나타나는 것뿐이다. 디스크가 제자리에 있지 않고 삐져나왔다든가, 수핵이 마르고, 척추 간격이 줄어든 것이 관찰된다. 그러면 그걸 다 '문제'라고 지적하면서 수술하자고 한다. 디스크가 튀어나와 좌골신경을 압박하는 바람에 좌골신경통이 생겼다고 설명하면서 디스크 절제 수술이 필요하다는 식이다.

그런데 튀어나온 디스크가 신경을 직접 압박하는 경우보다, 튀어나와 있기 때문에 주변에 염증을 일으키는 경우가 더 많다. 그래서 아팠다가 나아졌다가를 반복하는 것이다. 컨디션에 따라 염증이 생겼다 사라졌다 하는 것이지, 디스크가 혓바닥 날름거리듯 나왔다가 들어갔다가 하면서 신경을 압박하는 게 아니다! 소염진통제나 스테로이드 주사로 통증을 낮출 수 있는 것도 바로 통증의 원인이 염증이기 때문이다. 디스크로 인한 물리적 압박이라면 계속해서 아파야 한다.

허리 수술을 해서 나아지는 경우는 10~15%에 불과하다. 성공 확률이 너무 낮다. 환자들은 70~80% 좋아진다는 설명을 듣지만, 단기적인 효과에 그친다. 90%는 1년 후 통증이 재발한다. 게다가 척추 수술 환자 중 1%는 마취 사고로 사망하거나 중증 합병증이 생겨 평생 가는 장애를 얻기도 한다. 수술 실패가 얼마나 흔한지 '잘못된 허리 수술 증후군(Failed back surgery syndrome)'이라는 진단 코드가 있다.

"척추 수술을 많이 하고 성공률이 어떻다고 자랑하는 병원은 일단 의심하면 된다. 허리 디스크의 8할은 감기처럼 자연적으로 낫는다. 수술 안 해도 좋아질 환자에게 돈벌이를 위해 수술을 권하는 것이다." 서울아산병원 정형외과 이춘성 교수의 말이다. 수술을 권하는 의사들에 대해, "처음에는 양심을 속이고 한다. 그렇게 세 번쯤 반복하면 자신도 그 시술이 정말 옳다고 믿는다. 이런 시술은 보험 적용 대상이 되는 순간부터 횟수가 뚝 떨어진다"고 지적했다.

그럼 척추 수술이 다 쓰잘머리 없는 사기냐 하면 물론 그렇지는 않다. 수술이 필요한 경우가 있다. 신경이 눌리는 상태가 지속되어 운동신경까지 손상되는 증후가 보이면 그땐 응급수술을 해야 한다. 그럼 어떤 증상이 운동신경 장애를 일으켜 급하게 수술을 요하는가?

- 하반신 운동 마비(혹은 근력 저하: 걷다가 넘어지거나 발 못 드는 등)
- 대소변을 못 가리는 경우
- 사타구니에 감각이 없는 경우

이때는 바로 응급수술을 해야 한다. 그러나 이런 경우는 흔치 않다. 반면, 예약 스케줄이 꽉 차 있다며 수술 날짜를 한 달 후로 잡아주는 경우는 수술이 반드시 필요치 않을 수도 있다는 뜻이다. 미국 메이오 클리닉(Mayo Clinic)에서 이 문제를 지적했다. 현재 시행되고 있는 척추 수술 중 5% 정도만 정당한 수술이라는 것이다.

"지금 수술하지 않으면 앉은뱅이가 된다"는 식의 협박성 거짓말을 하는 의사가 있다면 다른 의사를 알아보는 것이 좋다. 앉은뱅이가 될지 말지는 신만이 알고 있다. 아무도 모른다. 적어도 의사는 모른다.

좌골신경통의 원인이 허리 디스크만 있는 것은 아니다. 여러 가지 원인이 있는데, 나이가 많아지면 척추관 협착증이 흔하다. 젊은 경우엔 이상근 증후군(piriformis syndrome)도 흔하다.

요통의 90%는 긴장성 근육 경련이 원인이다. 나이 들면 복근이 약해지고, 허벅지 뒤쪽에 있는 햄스트링 근육이 유연성을 잃는데, 그러면 허리 근육이 혼자서 기립 자세를 유지해야 하기 때문에 무리가 되어 근육 경련을 일으키는 경우가 많다. 여기에 스트레스까지 가중되면, 허리 근육이 더 긴장해서 요통은 더 심해진다. 허리 근육이 만성적으로 지나치게 긴장되어 있다면, 디스크가 받는 압력이 올라가 디스크의 퇴행이나 돌출을 일으키기도 한다. 이때 MRI를 찍으면 디스크의 돌출된 모습이 보이기 때문에 디스크가 범인으로 몰리는 것이다. 하지만 디스크는 원인이 아닌 결과일 뿐이다. 따라서 수술로 디스크만 잘라내면 된다는 발상은 전형적인 대증요법일 뿐이다.

요통 치료는 반대로 하면 된다. 스트레칭을 통해 햄스트링 근육을 유연하게 만들고, 복근을 강화시키면 가장 효과적인 치료인 동시에 예방이 된다. 강한 복근과 유연한 햄스트링을 갖추면 평생 요통으로 고생할 일이 없다. 대부분의 현대인들이 복근은 약하고, 햄스트링은 긴장되어 있다.

그리고 염증을 낮추는 음식을 먹어야 한다. 안에서 불이 났는데, 밖에서 끌 수 없다. 요통도 먹을 것부터 점검해야 한다. 염증을 유발하는 과도한 탄수화물과 당분 섭취를 근절해야 한다. 또한 수면 부족이나 스트레스도 근육 긴장과 염증 반응을 일으키기 때문에 반드시 제대로 관리되어야 한다. 염증을 낮추는 식이유황, 오메가3, 커큐민과, 근육을 이완시키는 길초근, 시계초, 마그네슘도 도움이 된다.

역류성 식도염:
증상만 완화하는 대중요법의 대표적 실패 사례

역류성 식도염 치료제 프로톤펌프 억제제(PPI)는 가장 많이 처방되는 블록버스터 약물 중 하나다. 환자가 그만큼 많다는 뜻이다. 그런데 속 쓰린 증상이 있는 환자들 대부분이 잘못된 방법으로 치료를 시도한다. 위장내과를 내원하면 100% 잘못된 치료를 받게 된다.

식사 후 속쓰림이 역류성 식도염의 대표적인 증상이다. 칼로 쑤시는 듯한 통증 혹은 불타는 듯한 속쓰림으로 병원에 가면 어김없이 역류성 식도염 진단을 받는다. 처방은 하나. 프로톤펌프 억제제다. 매번 번거롭게 위내시경을 할 수도 없고 아픔을 호소하는 환자를 그냥 둘 수도 없으니 손쉽게 처방되는 약이다.

문제는 모든 치료가 위산에만 집중되어 있다는 것이다. 위산을 중화시키는 제산제가 사용되거나, 아예 위가 위산 분비를 하지 못하도록 막는 프로톤펌프 억제제가 사용된다. 속 쓰린 원인은 위산이 너무 많거나 강해서 그런 것이므로, 위산을 중화시켜 묽게 만들거나 위산 분비를 막아 증상을 완화하자는 것이다.

당장 급한 불을 끌 순 있지만 근본적으로 고칠 수 있는 처방은 아니다. 약물의 목적이 대부분 그러하듯 일시적으로 증상을 완화시키고,

그사이 몸이 회복해 약물이 필요 없어지기를 바라서 하는 것이다. 하지만 처음부터 우리 몸이 아무 이유 없이 문제를 일으키진 않는다. 우리의 생활을 통해 분명한 원인 제공을 해왔던 만큼, 원인이 되는 것을 바꾸지 않으면 약만 먹었다고 해서 몸이 회복될 리 없다. 위산억제제를 먹고 조금 나아졌다고, 계속해서 똑같은 식습관과 생활 습관을 유지하면 개선될 리 없다. 당연히 대부분의 환자들이 1년 내내 이 약을 달고 산다. 그런데 위산억제제의 설명서를 살펴보면 2주 이상 복용하지 말 것을 경고하고 있다. 약을 만든 제조사가 직접 경고하는데도 현장에선 전혀 지켜지지 않고 있다. 2주 이상 복용하지 말라는 이유는 영양 결핍을 초래하기 때문이다. 일부 영양소 중에는 강한 산성 환경에서만 흡수되는 영양소들이 있다. 대표적인 것이 칼슘이다. 골다공증 예방을 위해 칼슘제를 사서 먹어봤자 흡수가 안 되니, 돈만 낭비하는 꼴이다. 충분한 칼슘을 섭취하지 못하면 우리 몸은 급한 대로 뼈에 있는 칼슘을 꺼내 쓴다. 현대인들에게 골다공증이 괜히 증가한 게 아니다. 이렇듯 위산이 강하지 못하면 영양 결핍을 초래한다.

위의 주세포(chief cell)에서 위산을 분비하는데, 위산을 분비하려면 칼슘이 필요하다. 칼슘이 부족하면 위액을 충분히 짜내질 못한다. 그런데 위산이 부족하면 칼슘 흡수가 어렵다고 했다. 악순환의 고리에 빠지는 것이다.

위산 분비 억제제는 비타민 영양소뿐만 아니라 다른 약물의 작용을 방해하기도 한다. 예를 들어 소세포폐암 환자 중 상피세포 성장인자 수용체(EGFR) 돌연변이가 있는 환자에게 사용되는 표적항암제 지피티닙(Gefitinib)의 치료 효과를 떨어뜨린다. 기관지 확장약인 테오필린

(Theophyline)의 작용을 약하게 할 수 있다. 또 위산이 알칼리화되면 위장관 감염 위험도 증가한다. 최근 미국 FDA에서는 위산 분비 억제제가 클로스트리듐 디피실리균에 의한 설사 발생 가능성을 높일 수 있다고 주의 권고했다.

한 가지 생각해보자. 위산이 많거나 너무 강해서 속이 쓰려 위산 분비 억제제를 먹어야 할 정도라면 소화가 잘되어야 하지 않을까? 위산이 강하거나 많은데 왜 소화는 소화대로 안 되고, 속은 속대로 쓰린 걸까? 이상하지 않은가? 그동안 별 탈 없이 잘 작동해오던 위장에 무슨일이 생긴 걸까?

역류성 식도염은 위산이 너무 많은 상황인 것은 맞다. 그래서 예전에는 '위산 과다'라는 표현을 쓰기도 했다. 하지만 알아야 할 것은 우리 몸은 필요한 만큼만 위산을 만든다는 사실이다. 괜히 이유 없이 위산이 과다하게 분비되는 것이 아니라 몸이 딱 필요로 하는 만큼 생산하는 것이다. 혈압도 몸의 요구에 따라 필요한 만큼만 올라가는 것이고, 콜레스테롤도 이유가 있어서 간이 콜레스테롤을 더 많이 생산하는 것이지 아무 이유 없이 몸이 고장 나서 나타나는 증상들이 아니다. 위산이 과다하게 분비되는 이유를 알려면 위가 어떻게 소화하고 작동하는지를 이해할 필요가 있다.

일단 위산이 엄청나게 강한 산성 물질이라는 것은 누구나 아는 사실이다. 잘린 손가락을 삼키면 20분 만에 뼈가 드러나게 녹을 정도로 강한 산성이다. 정상적인 위산의 pH 농도는 1.5~1.6이다. 공상과학영화에 나오는 강한 산성 독침을 뱉어대는 외계인과 다를 바 없다. 위산은 그렇게 강력한 산성을 띠고 있다.

음식이 배 속에 들어가면, 위벽이 늘어나면서 가스트린(gastrin)이라는 호르몬이 분비된다. 이 호르몬이 신호를 주어 위에서는 염산과 펩시노젠이라는 물질이 분비된다. 펩시노젠은 염산에 의해 펩신이라는 소화효소로 활성화되어 단백질의 소화를 돕는다. 이 모두를 통틀어 위액이라 부르는데, 음식을 제대로 소화하려면 위액의 분비뿐만 아니라, 동시에 반드시 일어나야 하는 일이 있다. 바로 식도와 위 사이에 위치한 괄약근이 꽉 닫혀줘야 한다. 그래야만 강한 산성을 띤 위산이 식도로 역류하는 불상사가 생기지 않는다.

만약 위산이 충분히 분비되지 않았거나 위산의 산성 농도가 약하면, 가스트린이 계속 분비된다. 지금의 위산으로는 방금 먹은 음식물을 소화하기에 충분치 않으니 위산을 더 짜내라고 명령하는 것이다. 그런데 문제는 가스트린 분비가 증가하면, 위와 식도를 차단하고 있던 괄약근이 열린다. 위에 산도가 충분하지 못한 것도 괄약근의 이완을 초래하는 데 한몫한다. 이때 열린 괄약근 틈으로 위액이 역류해서 흘러넘치면, 식도 아래쪽에서 칼로 찌르는 듯한 속쓰림을 느끼게 된다. 위산이 약하다 해도 보호막이 없는 식도가 감당하기엔 여전히 너무 강하기 때문이다. 위와 경계해 있는 식도 부분이 아픈 건데 우리는 위가 쓰린 것으로 느끼게 된다.

위산이 충분히 강하지 못한 것도 원인이지만, 먹는 음식도 문제다. 효소가 파괴된 음식이나 위가 소화할 수 없는 음식을 계속 먹게 되면, 위는 더 많은 위액을 분비해야 한다. 가공 치즈나 소시지, 라면 같은 인스턴트식품과 패스트푸드가 그런 것들이다. 소화가 안 되니까 소화 좀 시켜보겠다며, 음식을 녹이려고 위산이 계속 나오는 것이다. 우리 몸은 필요 이상의 위액을 분비하는 것이 아니라 소화를 해내기 위해 필요한 양만큼의 소화액을 분비한다는 사실을 잊으면 안 된다.

처음부터 위산이 강했으면 이런 일이 없었을 텐데, 모두 위산이 약해서 생기는 현상이다. 하지만 치료의 초점은 위산이 많아서 속이 쓰리다는 증상에만 맞춰져 있다 보니 위산을 중화시키기 위한 제산제나 위산 분비 억제제가 처방되는 것이다. 당장은 급한 불을 끄니까 조금 살겠지만 근본적인 치료는 전혀 안 되는 것이다. 그래서 제약 회사 스스로 2주 이상 먹지 말라고 경고한 위산억제제를 1년 내내 달고 살게 되는 것이다.

그럼 역류성 식도염을 고치기 위해선 어떻게 해야 할까?

위산의 주성분은 염산(hydrochloride)이다. 염산은 분자식으로 쓰면 HCl이다. 수소(hydrogen)와 염화물(chloride)이 결합된 분자구조다. 우리 몸의 70% 이상이 물(H_2O)이다 보니 수소는 충분하다. 문제는 염화물이다. 염화물은 어디서 오는 걸까?

바로 소금이다. 소금은 영어로 'Sodium Chloride', 즉 염화나트륨이다. 분자식으로 NaCl로 표기한다. 물(H_2O)의 H와 소금(NaCl)의 Cl이 합쳐지면 위산의 주성분인 염산(HCl)을 만들 수 있다. 즉 충분한 소금을 섭취해야 강한 위산을 만들 수 있는 것이다.

그런데 요즘은 싱겁게 먹어야 건강에 좋다고 알려져 있어 일부러 저염식을 한다. 특히 고혈압 환자들은 짜게 먹으면 절대 안 되는 것으로 알고 있다. 무조건 싱겁게 먹어야 건강에 좋다는 인식이 강하게 뿌리박고 있다. 하지만 싱겁게 먹는 습관은 혈압을 낮추는 데 큰 도움이 되지 못할뿐더러, 오히려 위산만 약하게 만든다. 집안 내력으로 싱겁게 먹는 사람들은 대체로 위장이나 소화기가 건강하지 못하다. 기름진 음식을 먹으면 바로 설사하고 소화력도 약한 편이다.

병원에 가도 그렇게 말하고 언론에서도 그렇게 말해서, 저지방·저염식 식단으로 챙겨 먹은 결과, 고혈압 환자가 줄어든 것이 아니라 역류성 식도염 환자만 늘어났다. 2010년 가장 많이 처방된 처방약 1위가 콜레스테롤 저하제 리피토였고, 2위가 넥시움(Nexium)이라는 위산 분비 억제제였다.

그렇다고 일부러 짜게 먹을 필요는 없다. 소금을 많이 먹는 것이 비법이라는 뜻은 아니다. 오히려 너무 짜거나 맵게 먹으면 위산과는 상관없이 식도와 위 사이의 괄약근이 느슨해질 수 있다. 다만, 의도적인 저염식 식단을 고집할 필요가 없다는 뜻이요, 저염식이 역류성 식도염의 가장 큰 원인이라는 사실을 인지하고 나의 식습관을 돌아볼 필요가 있다는 것이다. 소금을 두려워할 필요는 없고, 소금이 결핍되지 않도록 충분한 양을 섭취해야 한다.

위산을 묽게 만드는 것이 아니라 더 강하게 만드는 것이 올바른 처방이다. 제산제나 위산 분비 억제제를 먹을 일이 아니라, 식사 때마다 반대로 염산이나 펩신 소화효소를 먹는 게 낫다. 또한 위산 분비를 촉진하는 비타민 B, 마그네슘, 아연, 칼슘을 충분히 섭취해야 한다. 이들 영양소가 모자라면 제대로 된 위 기능을 기대하기 어렵다. 식사 15분 전에 레몬즙이나 생강차를 마시는 것도 도움이 된다. 레몬즙은 속을 더 쓰리게 하지 않을까 우려하는데 그렇지 않다. 신맛이 강해서 그렇지 강한 산성이 아니고 위액을 분비하는 데 도움이 된다.

식도와 위 사이의 괄약근을 느슨하게 하는 음식이 있다. 커피에 함

유된 카페인이 그것이다. 담배도 마찬가지다. 또 역류성 식도염 환자
는 소화가 어려운 음식은 당분간 삼가야 한다. 진화 과정에서 우리 몸
이 경험해보지 못한 음식들, 그래서 효과적으로 소화할 줄 모르는 새
로운 음식들. 바로 20세기에 갑자기 출현한 가공식품들이다. 가공 치
즈나 소시지, 라면과 같은 인스턴트식품과 패스트푸드를 피해야 한다.
계속 똑같은 음식을 먹으면서, 위산 분비 억제제로 고쳐보겠다는 시도
만큼 어리석은 일은 없다.

갑상선 질환:
과잉 진료의 대표적인 비극

예전에는 갑상선이 어디 붙어 있는 기관인지도 모르는 사람들이 대부분이었는데, 현대에 와서는 갑상선암을 비롯한 갑상선 기능 저하와 갑상선 기능 항진 등 많은 사람들이 갑상선과 관련된 질환으로 고생한다. 목 앞부분 중앙에 나비 모양으로 위치한 갑상선은 대표적이고 중요한 내분비기관이다.

갑상선의 가장 중요한 역할 중 하나가 인체의 대사 과정을 촉진하여 모든 기관의 기능을 적절히 유지시켜주는 것이다. 호르몬은 특정 신체 부위에 기능하는 것이 보통인데 갑상선호르몬은 몸 전체에 작용한다. 열을 발생시켜 체온을 일정하게 유지하게 해주고, 태아 및 신생아의 뇌와 뼈의 성장 발육을 촉진시켜주는 역할도 한다. 갑상선 기능에 문제가 생기면 호르몬의 분비가 많아지거나 부족해지기도 한다. 갑상선호르몬 분비가 많아지면 갑상선 기능 항진증, 부족하면 갑상선 기능 저하증이다.

갑상선 기능 항진보다는 저하가 훨씬 많아서 환자 비율이 거의 10배 정도에 이른다. 초기 단계에는 대부분 잘 모르고 지나간다. 당뇨 전 단계 환자들이 본인의 병을 인지하지 못하듯, 그냥 나이 들어 피곤하고 몸이 붓고 살이 찐다 생각하고 넘어가는 경우가 많다. 특히 중년 여성들이 그렇다.

갑상선 기능 항진의 경우도 중년 이후에는 전형적인 증상과 다른 형태를 보이기 때문에 간혹 오진되는 경우가 있다. 중년 이후의 갑상선 기능 항진증 환자 대부분은 갑상선이 크지 않고 안구 돌출이나 결막 출혈이 없는 경우가 많으며, 갑작스러운 체중 감소와 함께 식욕 부진, 무기력감, 근력 감퇴 등으로 자신의 병을 암으로 오해하여 죽을병에 걸렸다고 지레 겁먹는 경우가 있다.

병원에서는 갑상선 기능이 항진이면 내리려 하고, 저하일 때는 기능을 올리려 한다. 대증요법이기 때문에 그렇다. 땅콩 알레르기가 있으면 땅콩을 피하는 게 처방이고, 당뇨병은 우선 혈당을 낮추고 본다. 그게 대증요법이 추구하는 '치료'다. 갑상선 질환도 마찬가지로 갑상선 호르몬의 정상적인 혈중 농도를 되찾는 데만 치료의 초점이 맞춰져 있다. 아무리 원인을 몰라도 치료법은 늘 있다. 그래서 갑상선 기능 저하인 경우는 갑상선호르몬제 복용을 치료법으로 선택한다. 갑상선 기능 항진의 경우 항갑상선제를 다량으로 투여하는데, 재발 확률은 50%로 높은 편이다. 그리고 수술을 통해 갑상선을 제거하는 방법이 있다. 갑상선을 제거하면 갑상샘호르몬이 아예 안 나오니까 거꾸로 갑상선호르몬제를 평생 복용해야 한다.

그렇다면 기능의학이 제시하는 영양학적인 원인과 치료는 무엇이 있을까?

갑상선 기능 저하의 가장 흔한 원인은 요오드(Jod), 즉 아이오딘 (iodine) 결핍과 셀레늄(selenium) 결핍이다.

피임약 사용이나 갱년기의 호르몬 대체요법이 원인이 되기도 한다. 에스트로겐이 갑상선 기능을 떨어뜨리기 때문이다. 대부분의 환경호르몬이 에스트로겐과 비슷한 작용을 하므로 환경 공해가 늘어난 최근에 갑상선 질환도 증가했다고 보는 것이다. 화장품과 선블록 등이 이에 해당한다.

갑상선 기능 저하의 또 다른 원인으로 브롬화물 섭취 증가가 있다. 브롬화물은 음식을 통해 증가하기도 하는데, 주로 식빵에 들어 있다. 1970년대까지는 식빵에 요오드를 첨가했는데 어느 순간부터 브롬화물로 대체되었다. 왜 그렇게 되었는지 정확히 알 순 없지만 브롬화물은 갑상선에서 요오드를 밀어내 갑상선에 혹이 생길 수 있는 위험성을 증가시킨다.

클로린 증가와 불소 증가도 원인이다. 정수하지 않은 수돗물을 그냥 마시는 것도 나쁜 습관이다. 미국의 경우 수돗물에 불소가 들어 있기 때문이다. 한국도 지방자치단체에 따라 수돗물 불소 농도 조정 사업을 진행하는 곳이 있다. '안전하니까 수돗물에 불소를 첨가하겠지'라는 안일한 생각을 할 수도 있다. 하지만 내 건강과 관련된 일인데, 왜 시 당국이나 수도국의 결정을 전적으로 믿고 따라야 하는가?

현대인들의 스트레스도 한몫한다. 스트레스가 지속되면 코르티솔이 증가하고 DHEA가 감소하는데, 그럴 경우 갑상선호르몬이나 아드레날린의 정상적인 분비에 문제가 생길 수 있다.

갑상선 검사 결과 수치가 낮아 갑상선 기능 저하가 의심될 경우 갑상선호르몬약을 처방받는데, 대부분 효과가 없다. 흔히 처방되는 호르몬제로 신지로이드(Synthroid), 레보티록신(Levothyroxine), 레복실

(Levoxyl)이 있는데, 이들 합성 호르몬제는 T4 갑상선호르몬이 주성분이다. T4 호르몬은 체내에서 T3로 전환되어야 한다. 생체 이용률이 훨씬 높기 때문이다. 그런데 대부분 환자들의 경우 T4에서 T3로의 전환이 일어나지 않는다. 당연히 약 효과가 없다 느끼고, 그럴 경우 의사는 처방약의 용량을 늘린다.

하지만 호르몬이 모자란 것이 문제가 아니라 전환이 안 되는 것이 문제이기 때문에 용량을 늘려봤자 별다른 개선이 일어나지 않는다. 정작 필요한 것은 호르몬 전환에 필요한 영양소를 섭취하는 것이다. 아무리 칼슘을 많이 먹어도 마그네슘, 비타민 D, 비타민 K가 부족하면 칼슘이 뼈로 흡수되지 못하는 것과 같다. 다행히 최근에는 T3를 함유한 신약들의 처방이 증가하고 있다.

갑상선의 기능을 개선하는 영양소들이 있다. 정상적인 갑상선의 기능을 회복하는 것이기 때문에 갑상선의 기능 저하나 항진에 상관없이 모두 도움이 된다. 또한 갑상선호르몬제를 복용하고 있는 환자들의 경우, 이 영양소들이 호르몬제의 효과를 더 높일 수 있다. 갑상선 기능의 저하는 하루 이틀 만에 그런 게 아니고 서서히 진행된 것이기 때문에 다시 기능을 회복하는 데도 시간이 걸린다는 점을 이해하는 것이 중요하다. 보통 30일에서 180일까지 꾸준한 치료가 필요하고, 개인마다 갑상선 기능의 저하 정도가 다르므로 인내를 가지고 치료에 임할 필요가 있다.

갑상선이 필요로 하는 3대 영양소는 요오드, 셀레늄 그리고 구리다.

요오드를 섭취할 경우 60%가 갑상선으로 간다. 갑상선호르몬의 주성분이 요오드다. 갑상선호르몬 T3와 T4에 붙은 숫자는 요오드 분자가 몇 개가 붙어 있는지를 알려주는 것이다. 갑상선이 정상 기능을 하려면 요오드가 결핍되어선 안 된다. 매일 25~50mg의 요오드를 아침 식사와 함께 먹으면 좋다. 공복에 먹어도 상관없고, 갑상선호르몬제를 복용 중이라면 약을 먹고 30분 후에 요오드를 복용하면 된다. 갑상선호르몬제를 복용 중인 환자라 할지라도 요오드 복용을 해야 하는 이유는, 요오드가 갑상선호르몬제의 약효를 더 올려주기 때문이다.

요오드를 섭취하는 것은 어렵지 않다. 미국은 요오드 첨가 식염(Iodized salt)이 흔하다. 하지만 그냥 바다 소금도 충분하다. 저염식만 피하면 요오드 결핍을 예방할 수 있다.

저염식을 하던 사람들이 소금을 먹기 시작하면 3~4일 정도 지난 뒤에 소금이 엄청나게 당기는 경우가 있다. 이때는 놀랄 필요 없이 몸이 이끄는 대로 하면 된다. 몸이 소금을 필요로 하는 만큼 먹다 보면 어떤 날은 더 짜게 먹어야 직성이 풀리고, 어떤 날은 조금 싱겁게, 덜 먹어도 충분하다고 느껴지는 현상이 나타난다. 소금은 생명과 직결되어 있기 때문에 몸이 얼마나 필요한지를 알려주는 것이다.

그다음 영양소는 셀레늄과 구리인데, 이 둘은 커플이다. 서로 균형을 지켜주어, 셀레늄이 많으면 구리가 줄어들고 구리가 늘어나면 셀레늄이 줄어든다. 그래서 보충제를 먹을 때에도 함께 먹는 것이 좋다. 셀레늄은 갑상선 문제를 해결하는 요오드의 절친한 친구라고 생각하면 된다. 갑상선호르몬의 생산, 활동, 대사에 전부 관여하며, 간에서 T4를 T3로 바꾸는 역할을 해준다.

구리는 대사에 중요하고, 또 호르몬의 생산과 분비에 중요한 미네랄인데 하루 2mg 이상 섭취하면 안 된다. 그 이상 섭취할 경우 반대 효과가 나오기 때문이다. 오히려 갑상선 기능 저하를 가져오는 것이다.

이 세 가지 영양소가 직접적으로 중요하지만, 이는 기본적인 영양 상태가 충족되었다는 가정하에 하는 이야기다.

비타민 중에는 비타민 B_2가 결핍되면 갑상선 기능 저하 및 시력 저하가 온다. 비타민 B_6도 갑상선호르몬의 생산, 분비를 조절한다. 요오드의 활용에도 직접 영향을 미친다. 비타민 B_6는 마그네슘, 셀레늄, 아연의 흡수를 돕기도 한다. 비타민 B군은 상호작용이 많기 때문에 그냥 비타민 B 복합체(B complex)를 복용하는 것이 좋다. 비타민 B는 기능의학에서 약방의 감초와 같은 존재이고, 환자 입장에서는 죽느냐 사느냐의 문제일 수 있다.

아미노산 중에는 타이로신(tyrosine)이 갑상선호르몬 합성에 꼭 필요한 영양소다. 하루에 500~1000mg 정도를 빈속에 복용하여 결핍을 피하는 것이 좋다. 단, 항우울제와 함께 복용하면 안 된다.

간 기능 저하가 의심되는 환자 또는 콜레스테롤 저하제나 당뇨약을 복용하는 환자들의 경우에는 의사와 상의해서 간 기능을 먼저 회복해야 한다. 간 기능이 온전하지 않으면 갑상선약을 먹어도 소용이 없다. T4에서 T3로의 전환이 일어나지 않기 때문이다.

간 기능을 개선하는 데는 셀레늄이 도움이 된다. 밀크시슬(Milk Thistle) 역시 간 기능을 개선하고 간의 해독과 간세포를 재생하는 효과가 있다. 레시틴(lecithin)은 지방간이나 고지혈증에 도움이 된다. 지방간이 있으면 콜레스테롤 저하제의 약효가 떨어지는데, 레시틴이 혈관 건강에 도움이 되고, 콜레스테롤도 낮춰주는 효과가 있다.

에센셜 오일 중에는 몰약이 도움이 된다. 하루 두세 번 그리고 자기 전에 목의 갑상선 위치에 발라주면 된다. 원래 몰약은 항균, 항생제 역할을 해서 상처 치료, 구강 건강과 항암 기능이 있는 것으로 알려졌는데, 목에 바를 경우 갑상선까지 도달해 갑상선 기능을 올리거나 내리면서 몸의 필요에 따라 균형을 맞춰준다.

반대로 절대 피해야 할 음식들도 있다. 탄산음료, 설탕, 밀가루, 백미, 빵, 떡, 국수, 튀긴 음식, 과자, 가공식품은 다 끊어야 한다. 트랜스지방과 과도한 당분 섭취가 갑상선 기능 저하를 일으키기 때문이다. 특히 커피에 설탕을 타서 마시면 최악이다. 카페인이 갑상선호르몬 레벨을 컨트롤하지 못하게 만들어 치료에 엄청난 방해가 된다. 중년 여성들이 조심해야 할 부분이다.

농산물 중에도 방부제, 제초제, 살충제가 많이 검출되는 작물은 피해야 한다. 이들이 에스트로겐 활동을 증가시키기 때문이다.

글루텐도 피해야 한다. 글루텐이 장에 영향을 미쳐 갑상선호르몬제의 흡수를 방해할 수도 있다.

알코올은 갑상선 기능을 떨어뜨린다. 알코올 자체가 갑상선에 독성으로 작용해 장기를 망가뜨리기 때문이다. 음주가 간에 해롭다는 정도는 누구나 아는 상식인 것처럼 갑상선도 마찬가지라고 이해하면 된다.

갑상선 기능에 문제 있는 환자는 자세를 점검해볼 필요가 있다. 필요하면 엑스레이를 이용해 검사할 필요가 있다. 일자목 혹은 거북목이 아탈구(亞脫臼)를 일으킨다. 갑상선으로 가는 신경이 목뒤에서 나오는데, 일자목은 신경이 지나가는 구멍을 좁혀서 신경 순환을 방해하고 갑상선 기능의 저하를 초래할 수 있다.

갑상선암

갑상선암은 원래 의학적으로 조기 진단이 필요한 암이 아니다. 그래서 미국은 물론 어느 나라에서도 조기 검진하지 않는데 유독 한국에서는 갑상선암 조기 검진이 무분별하게 시행되었다. 최근에는 진단 장비가 워낙 좋아서 미세한 암도 찾아내다 보니, 별다른 증상 없이도 정기 검진을 통해 초기 갑상선암 발견이 가능하다는 것이다. 암 조기 발견은 암의 종류를 막론하고 무조건 좋은 것일까?

고려대 의대 신상원 교수(종양내과)와 안형식 교수(예방의학교실)는 언론 기고를 통해 이렇게 밝히고 있다.

"이 잡듯이 뒤져서 모든 병을 조기에 진단해 치료해야 한다는 것은 망상일뿐더러, 하물며 조금 늦게 진단해도 완치율이 높고 천천히 진행하는 갑상선암을 조기에 진단하려고 증상이 없는 사람에게까지 초음파를 들이대는 것은 도저히 정상적인 의료 행위라고 볼 수 없다."

갑상선암의 완치율은 100.5%를 웃돈다.

요로결석:
재발의 아이콘

극심한 복통으로 응급실을 찾게 만드는 요로결석. 미국에서는 주로 신장결석(kidney stone)이란 용어를 사용하고, 한국에서는 요로결석(urinary stone)이라고 부른다. 요로는 좌우에 위치한 신장에서 방광을 지나 요도까지 소변이 내려가는 길을 말한다. 요로결석은 이 구간에 생기는 결석을 모두 포함하는 것으로 신장결석보다 더 큰 개념이라고 할 수 있다. 요로결석 안에 신장결석, 요관결석(ureter stone, 신장에서 방광까지), 방광결석(bladder stone), 요도결석(urethral stone)이 모두 포함되어 있다.

요로결석의 고통은 겪어본 사람만 안다. 보통 아픈 게 아니라 찢어지듯 아프고, 많은 경우 응급실로 달려가야 한다. 흔히 "애 낳는 것보다 아프다"고 표현한다. 특이하게 밤이나 새벽에 시작되면 더 아프고, 낮에 시작되면 덜 아픈 경향이 있다. 마약성 진통제를 필요로 한다.

경험 있는 환자들은 진통이 시작되면 한눈에 알아챈다. 점점 심해진다는 걸 잘 알고 있고, 극심한 통증에 시달렸던 경험이 있기 때문에 공포로 식은땀이 흐르기 시작한다. 보통 두 시간 경과 때 통증이 극에 달하고, 짧게는 세 시간에서 길게는 여덟 시간 동안 진통이 지속된다.

경험이 없는 사람은 요로가 오른쪽과 왼쪽, 양쪽에 있고 위아래로 길게 늘어져 있다 보니 다른 장기의 통증과 헷갈리는 경우가 많다. 위쪽에 문제가 생겼을 때 오른쪽이면 담낭염, 왼쪽이면 췌장이지만, 위궤양이나 위염과 헷갈릴 수 있다. 중간에서 문제가 생겼을 때 오른쪽은 맹장염, 왼쪽은 게실염과 혼동되기도 한다. 일단 허리가 아프고 양쪽으로 방사통이 느껴지며 열이 나기도 한다. 환자의 50%는 현기증을 느끼고 토하기도 하며, 85%는 소변에서 피가 섞여 나온다. 미세 혈뇨라 눈에 잘 안 보이는 경우가 대부분이다.

아프다가 통증이 멈추면 돌이 빠져나온 것이다. 보통 돌의 크기가 4mm 정도 이하일 때는 자연 배출이 가능하지만, 그 이상이면 체외충격파(shockwave)로 돌을 부수어 빼내거나 수술이 필요하다. 자연 배출은 하루 3리터 이상의 물을 마시고, 걷고 뛰거나 줄넘기를 권하고, 미국에선 크랜베리 주스 마시는 것이 민간요법인데, 사실 한계가 있다.

진단은 증상을 본 뒤 의료진이 판단하고, 초음파나 엑스레이를 통해 확진한다. 그런데 잘 안 보일 때도 있고, 돌 성분이 칼슘이 아니라 가끔 요산인 경우 엑스레이로도 안 보이는 수가 있다. 영상 촬영은 진단을 위해서가 아니라, 체외충격파나 수술할 때 정확한 위치를 알기 위해 필요하다.

어쨌든 수술은 급성 통증이 발생했을 때의 응급조치이고, 중요한 것은 원인을 알아야 재발을 막는다는 것이다. 결석으로 진통을 겪었던 사람 중 50%가 5년 내에 재발한다. 당장 통증이 사라졌다고 해서 원인 제거에 관심을 기울이지 않는다면 5년 내에 또다시 고통을 겪거나 재수술을 해야 할 가능성이 크다는 것이다.

요로결석은 주로 20~40대 남성에게서 발병하는데, 의학적 원인으로 유전적 요인과 칼슘 과다를 지목한다. 하지만 실제로는 칼슘 과다가 아니라 오히려 만성적인 칼슘 결핍이 원인이다. 칼슘은 지구상에서 가장 흔한 미네랄 중 하나로 음식을 통해 섭취할 수 있다. 쉽게 결핍되지는 않는다. 하지만 인체 역시 많은 양의 칼슘을 다양하게 사용하므로 충분한 양을 섭취해야 한다. 불행히도 요즘 음식은 칼슘이 많이 줄어들었다. 있다 해도 흡수가 잘 안 된다. 우유의 경우, 저온살균법을 거치면서 칼슘이 흡수되지 않는 형태로 변질된다. 그리고 고온에 살균하면 우유 안의 효소가 파괴되어 소화와 흡수 모두 어려워진다. 가공식품은 말할 것도 없이 영양소가 거의 없는 음식들이라고 보면 된다. 그런 데다 탄산음료나 콜라 같은 산성 음료를 마실 경우, 혈액을 중화시키기 위해 많은 양의 칼슘을 필요로 하게 된다. 칼슘을 빼내올 곳은 뼈밖에 없다.

산성 음료를 마시면 부갑상선에서 부갑상선호르몬(PTH)을 분비시킨다. 이 호르몬이 하는 일은, "뼈에서 칼슘을 빼오라"는 명령을 내리는 것이다. 칼슘이 중화제 역할을 하기 때문이다. 또 혈중에 충분한 칼슘이 있어야 혈압을 유지하고 심장도 제대로 뛰고 뇌도 제 기능을 할 수 있으니까, 우리 몸은 심장을 건강하게 유지하기 위해 기꺼이 뼈를 희생시키는 것이다. 뼈에서 빠져나온 과다한 칼슘이 다시 뼈로 돌아가려면 마그네슘, 비타민 D, 비타민 K와 같은 영양소들이 필요하다. 이들 영양소가 부족하면 칼슘은 뼈로 돌아가지 못하고 혈관을 타고 돌아다니다 신장의 모세혈관에 걸려 막히는 상황이 발생한다. 신장의 주 역할이 소변을 걸러내는 필터 기능이다 보니 좁은 통로를 지나던 칼슘이 결석을 형성하기 좋은 구조다. 신장은 다량의 칼슘을 장기간 계속 필터링할 수 있는 능력이 안 된다. 당뇨 환자들의 경우, 이 필터에 당이 걸려 신장이 망가지면 신장 이식이나 투석을 하게 되는 것과 마찬가지다.

평소 칼슘이 충분했다면 부갑상선호르몬이 오작동을 일으킬 일도 없었을 것이다. 굳이 뼈에서 칼슘을 빼올 필요도 없다. 따라서 요로결석은 오랫동안 이어져온 만성적인 칼슘 결핍이 원인이다.

이때 병원에 가서 피검사를 하면 어떻게 나올까? 혈중 칼슘이 엄청 높게 나온다. 요로결석의 주성분이 칼슘이고, 피검사에서도 칼슘 수치가 높게 나오니 의사는 칼슘제를 먹지 말라고 충고한다. 우유나 유제품처럼 칼슘 함유량이 높은 음식도 피하라고 한다. 과도한 칼슘이 원인이라고 판단하는 것이다.

혈중 칼슘 농도가 높은 이유는, 칼슘 섭취가 많아서가 아니라 오히려 부족해서다. 그럼 어떻게 신체 환경을 개선해야 할까? 셀레늄과 마그네슘 섭취가 도움이 된다. 그리고 평소 칼슘 섭취를 늘려야 한다. 칼슘 섭취만큼 중요한 것이 과다한 산성 음식을 다량으로 자주 먹는 것을 피해야 한다. 주로 탄산음료다.

요로결석이 50% 이상 재발하는 이유는 '돌 생기는 체질'이 따로 있어서가 아니라, 칼슘 부족과 산성 음식을 즐겨 먹는 식습관이 바뀌지 않았기 때문이다. 특이하게도 생물학적으로 가장 활발한 20~40대 남성에게서 흔한 이유가 그 때문이다. 특히 부실하게 끼니를 때우는 젊은 미혼 남성이 주를 이룬다.

요로결석 진통이 시작되었는데 응급실에 갈 수 없는 상황이라면, 다음과 같은 자연요법들이 도움이 된다.

레몬주스, 올리브유, 천연사과식초가 돌을 빼내는 데 도움이 되고, 허브 중에는 매발톱나무와 벨라돈나가 큰 도움이 된다. 이들은 요리에도 쓰이고 약초로도 쓰이며 가격도 저렴한 편이다.

그리고 무엇보다 칼슘 섭취를 늘려주면 손쉽게 요로결석을 배출할 수 있다. 심지어 아프지 않고 모르는 사이에 빠져나갈 수도 있다. 요로결석으로 응급실에 다녀와, 3주 뒤 수술 날짜를 잡고 기다리던 환자가 있었다. 수술을 기다리는 동안 레몬주스와 셀레늄, 마그네슘, 칼슘을 복용하고 수술 전에 다시 CT 촬영을 했는데 돌이 모두 사라졌다. 언제 빠져나갔는지도 모르게 빠져나간 것이다.

우울증:
마이클 잭슨과 휘트니 휴스턴

　최근 들어 가장 급격히 증가한 질환 중 하나가 우울증이다. 장기간 최고 베스트셀러 자리를 지키고 있던 콜레스테롤 저하제 리피토를 밀어내고 우울증 치료제 프로작이 1위 자리에 등극했다. 현재 항생제 다음으로 많이 처방되는 항우울제는 미국인 10명 가운데 1명이 복용하고 있다. 50~64세 여성의 경우 4명 중 1명꼴이다. 전에는 운영하기 어려울 정도로 환자가 없었던 정신과에 다시 환자들이 몰리고, 소아청소년정신과도 활황을 이루고 있다. 항우울제 처방이 증가한 이유는 정신과뿐만 아니라 내과에서도 처방하기 때문이다. 특히 만성 질환이나 만성 통증으로 고통을 호소하는 노인 환자들에게 처방이 확대되다 보니 생긴 현상으로 볼 수 있지만, 실제 우울증 환자가 늘어난 것도 사실이다. 미국에서만 1200만 명이 우울증으로 고통받고 있으며 그 수가 급격히 늘어가고 있는 추세로, 이에 대한 의료 비용 지출도 눈에 띄게 급증하고 있다.

　이렇듯 우울증 치료제 시장은 커졌지만 사실 개선된 것은 없어 보인다. 우울증 치료제가 효과 있다고 홍보하지만, 대부분의 연구에서 플라세보와 차이가 없는 것으로 나타나고 있다. 둘 다 별 효과가 없다는 것이다. 2008년 《PLoS 의학(*PLoS Medicine*)》에 등재된 메타 분석에 따르면 극심한 우울증 환자의 경우에 조금 차이가 있었을 뿐, 대부분의 환자들은 항우울제에 별 반응을 하지 않는 것으로 밝혀졌다.

특정 약물을 판단할 때는 주로 두 가지를 따져보는데, 하나가 부작용(안전)이고 다른 하나는 약의 효능이다. 항우울제의 문제점은 효과는 미미한데 심각한 부작용을 동반한다는 데 있다. 항우울제를 복용하는 환자들이 원하는 것은 기분 개선이다. 하지만 세로토닌 재흡수억제제(SSRIs, Selective serotonin reuptake inhibitors) 계통의 약물을 복용할 경우, 약물 부작용으로 조증 또는 조울증의 위험이 올라간다. 2015년 《영국 의학 저널》에 등재된 관찰 연구에서 영국 킹스 대학 런던정신의학연구소(London's Institute of Psychiatry)는 2만 1000명의 의료 기록을 분석한 결과, SSRIs 계열의 우울증 치료제가 조증과 조울증 발생의 위험을 증가시킨다고 발표했다. 이 연구는 관찰 연구여서 항우울제가 직접적인 원인이 되었다는 인과관계를 증명할 수 없었지만, 우울증 환자를 치료할 때 조울증이라는 부작용 위험 인자를 염두에 두어야 한다는 사실을 시사한다.

우울증이 무서운 것은 환자의 '희망'을 앗아가기 때문이다. 관절염처럼 '통증'이라는 확연한 증상을 통해 모습을 드러내는 질병이 아니라 숨어 있는 적과 싸워야 하는 것이 가장 큰 문제다. 우울증이라는 방대한 주제를 이 책에서 전부 다룬다는 것은 사실 불가능하다. 그래서 이 책에서는 몇 가지 공통적인 우울증의 원인 또는 유발 인자에 대해 알아보고자 한다. 신경정신과에서 말하는 우울증에 대한 정통적인 의학적 견해는 아니지만 동료 심사(peer-reviewed) 논문이 뒷받침하는 내용들만 다루었다. 어쩌면 이 정보가 우울증의 피해를 보고 있는 본인 자신이나 주변 친구, 가족의 인생을 바꾸어줄지도 모른다. 일단, 우울증 환자 본인도 인지하고 있는 큰 사건이나 경험에 의한 일시적 우울감은 우울증으로 정의하지 않기 때문에 그런 것들은 배제하고, 원인을 알 수 없는 우울증의 숨겨진 생리학적 원인들을 파헤쳐봤다.

우울증과 갑상선 기능

가장 먼저 확인해봐야 할 것이 우울증과 갑상선 기능의 상관관계다. 우울증 환자의 약 10~15% 정도가 갑상선호르몬 저하를 보인다.

갑상선 기능이 우울증의 원인이 아닌지를 알아보기 위해서는 포괄적인 갑상선 기능 검사를 해야 한다. 일반적인 갑상선 기능 검사에서는 갑상선 자극 호르몬(TSH) 수치만 검사하는 경우가 있는데 이는 충분하지 않다. 그럴 경우 의사는 모든 정보가 아니라 일부만 갖고 있는 것이다. 다수의 의학 논문에서 T3 저하가 장기적인 우울증과 연관이 있음을 밝히고 있다. 신지로이드 같은 일반 갑상선 기능 저하증 치료제를 복용하고 있더라도, 이들 약물은 T3가 아닌 T4로만 이루어져 있어 T3의 결핍을 해결하지 못하기 때문에 우울증을 심화시킬 수 있다.

또한 포괄적인 갑상선 기능 검사는 갑상선 자가면역과 우울증 증후군을 판별해낼 수 있다. 갑상선 과산화효소(anti-TPO) 항체 수치가 높은 여성은 우울증에 걸릴 확률이 높다. 최근 독일의 한 연구에서는 우울증이 반복될 경우 TSH, T3, T4 수치뿐만 아니라 항체 검사를 포함한 갑상선의 자가면역성까지 검사할 것을 권고하고 있다. 그러므로 필요한 경우, 환자 입장에서 의사에게 요청해야 한다. 단순한 TSH 수치에만 안주할 수 없다. 원인 모를 우울증의 원인이 단순한 갑상선 기능 저하 때문이라는 중요한 사실을 알아낼 수도 있기 때문이다.

우울증과 부신 기능

과학자들은 의외의 장소에서 우울증의 원인을 찾아냈다. 스트레스를 관리하는 우리 몸의 장치 중 우울증과 밀접하게 관련 있는 곳이 발견된 것이다. 바로 시상하부-뇌하수체-부신축이다. 이름 그대로 시상하부와 뇌하수체 그리고 부신계로 이어지는 복잡한 스트레스 제어 시스템이다. 시상하부는 신체 기능을 담당하는 뇌의 일부로 감정, 행동, 통증, 쾌락 중추를 포함한다. 뇌하수체는 앞쪽에 위치한 뇌하수체 전엽과 뇌하수체 후엽으로 뚜렷이 구분되는데, 우울증과 관련해서는 뇌하수체 전엽에 집중할 필요가 있다. 뇌하수체 전엽은 여섯 가지 중요한 호르몬을 분비한다. 여섯 가지 호르몬 모두 건강과 관련해 중요한 역할을 담당하고 있는데, 그중에서 우울증과 관련된 호르몬은 부신피질 자극 호르몬이다. 부신피질 자극 호르몬은 이름 그대로 부신피질을 자극해 부신으로 하여금 스트레스와 관련된 두 가지 중요한 호르몬을 분비시키도록 명령을 내리는데, 바로 코르티솔과 DHEA다.

우울증을 겪는 환자의 체내에서는 다음과 같은 생리 현상이 일어난다. 극심한 우울감을 겪게 되면 시상하부에 신호가 간다. 뇌하수체를 깨워 호르몬을 분비하라는 신호다. 시상하부는 일종의 정보 수집 장치와 같은 기능을 하는데 우리의 몸 상태를 점검하고, 문제가 발생할 경우 직접 하는 일은 많지 않으나 대부분의 경우 뇌하수체에 명령을 하달한다. 이때 뇌하수체 전엽에서 앞서 언급한 부신피질 자극 호르몬을 분비하는데, 이 호르몬의 신호를 받은 부신이 코르티솔과 DHEA를 분비하게 되는 것이다.

코르티솔의 과도한 분비와 기분 변화의 상관관계는 많이 연구되어 있다. 우울증 환자와 건강한 사람은 차이가 있는데, 다른 모든 신체 생리 반응이 그렇겠지만 '균형'을 유지하는 것이 가장 중요하다. 신체의 스트레스 반응이 지나칠 경우 불안, 불면증, 성욕 감퇴 등의 증상이 발생할 수 있으며, 반대로 저하될 경우 무관심, 무력감, 피로를 동반한 우울증 증상이 나타날 수 있다. 따라서 우울증 환자는 시상하부-뇌하수체-부신축의 기능을 점검해볼 필요가 있다. 치료의 접근 방법이 달라질 수 있기 때문이다.

화학 독성 및 영양 결핍과 우울증

화학 물질의 가장 큰 문제점은 우리도 모르는 사이에 예상치 못한 곳에서 우리 몸에 침투한다는 것이다. 대부분의 화학 물질 과민증은 수 주, 수개월 혹은 수년에 걸쳐 우리 몸을 잠식해가며 신체의 정상적인 해독 경로를 손상시킨다. 새집 증후군과는 별개의 증상으로, 새 카펫을 깔거나 새 페인트를 칠하거나 새집에 이사한 후 갑자기 우울증이 시작되는 경우가 있다.

우리 몸이 화학 독성을 효율적으로 해독하고 배출하기 위해서는 충분한 양의 아연이 필수다. 아연이 알코올 탈수소 효소(alcohol dehydrogenase)를 작동시키는데, 이는 가정과 사무실에서 접하는 생활 독소를 해독하는 중요한 효소다. 가장 흔하고 광범위하게 접하는 화학 물질 중에 트라이클로로에틸렌(trichloroethylene)이 있는데, 접착 성분 때문에 카펫이나 가구, 벽지에서 검출되고, 복사기, 화이트(수정펜), 광택제, 왁스, 풀, 접착제 등을 통해 접촉되기도 한다.

트라이클로로에틸렌을 특별히 언급한 이유는 우울증에 관여하기 때문이다. 호흡 또는 피부 접촉을 통해 체내에 유입되는 트라이클로로에틸렌은 다른 화학 물질처럼 체내 해독 작용을 통해 대부분의 경우 분해되어 배출되기 때문에 별문제를 일으키지 않는 것이 일반적이다. 다만, 우리 몸의 화학 독성을 중화시키는 능력에 문제가 발생하면(아연 결핍이 그 원인 중 하나) 화학 물질이 체외로 배출되지 못하고 체내에, 그 것도 주로 뇌에 축적된다.

트라이클로로에틸렌이 뇌에 쌓이면 클로랄 수화물(chloral hydrate)로 전환된다. 따라서 트라이클로로에틸렌에 민감한 사람의 경우, 과도하게 노출되면 멍한 느낌이나 어지러움을 느낄 수 있고 집중력 장애나 우울증을 경험한다.

트라이클로로에틸렌과 아연 결핍은 하나의 예일 뿐이다. 우울증과 관련된 환경 독소들은 수도 없이 존재한다. 그 때문에 모든 사람에게 일괄적으로 적용하고 일률적인 효과를 낼 수 있는 우울증 치료는 없다. 열 명의 우울증 환자가 있다면 열 가지 다른 치료로 접근해야 할 가능성이 크다. 누구에게는 너무나도 효과적인 치료가 다른 다섯 명에게는 전혀 효과가 없을 수 있다. 어떤 한 가지 특출난 치료가 있을 수 없는 것이다. 이러한 현실을 감안할 때 원인이 뭔지 연구해보고 전체적인 건강 상태를 점검해보는 것이 현명한 선택일 수밖에 없다. 어처구니없게도 우울증의 원인이 아연 결핍에 의한 화학 물질 분해 능력 또는 배출 능력의 저하일 수 있는 것이다. 새로 바꾼 카펫이 우울증의 원인이 될 수 있는 것이다.

다시 한 번 강조하지만, 특정 환자에게 효과가 좋았던 치료가 다른 환자에겐 전혀 효과가 없을 수 있다. 이 점은 누구보다 의사들이 잘 인지하고 있어야 한다. 특히 우울증 환자를 상대할 때 더욱더 철저하게 적용해야 한다. 실험을 통해 효과가 재현되었고, 3상 임상 시험을 통해 안전성과 효과를 인정받아 승인받은 약이라 해도 모든 환자들에게 일률적으로 적용할 수 있다는 천진난만한 생각을 버려야 한다. 천진난만이 아닌 위험천만한 생각이기 때문이다. 개인의 차이를 고려하지 않은, 모든 이에게 효과가 있는 만병통치약은 없다. 애석하게도 많은 의사들이 건강보조식품이나 자연식품에는 이러한 의심의 원칙을 잘 적용하지만 처방약의 경우에는 지나친 신뢰를 보여주고 있다.

결국 의사가 환자를 진료하고 상담하는 데 진이 빠질 정도로 심혈을 기울이는 수밖에 없다. 환자 개인마다 심도 있게 질문해야 하고, 환자의 질문에 대답해줄 수 있어야 한다. 그래야 갑상선 기능 검사를 해야 할지, 부신 기능 검사를 해야 할지 판단할 수 있기 때문이다. 혹은 어떤 환자의 경우 화학 독성 검사나 영양 결핍 여부를 확인하는 것이 올바른 접근이 될 수 있다. 하지만 지금의 의료 체계와 수가 정책 아래에서는 현실적으로 불가능하다. 어찌 되었건, 의학적 명탐정처럼 이런 것들을 점검하지 않고 곧바로 항우울제를 처방하는 것은 섣부른 치료이고, 기준 미달 치료에 불과하다.

만약 화학 독성이나 영양 결핍에 의한 우울증이 의심될 경우, 그 밖에 점검해봐야 할 것들로는 다음과 같다.

- 탄수화물 섭취가 과하지는 않은가? 당분 특히 과당(fructose), 곡물 섭취를 줄일 필요가 있다.
- 가공식품 섭취: 과자가 우울증을 증가시킨다는 연구는 많다. 또한 MSG나 인공감미료 아스파탐과 같은 식품첨가물이 뇌와 정신 상태에 영향을 끼칠 수 있다. 식품과 정신 건강의 상관관계는 윌리엄 더프티(William Dufty)의 《슈거 블루스(*The Sugar Blues*)》에서 자세히 다루고 있다.
- 프로바이오틱스: 대장에 있는 유산균과 프로바이오틱스는 단순히 배변 문제나 면역력에만 관여하는 것이 아니다. 장과 뇌의 상관관계는 많이 연구되어 있다. 건강한 장내 환경은 건강한 정신 상태를 갖기 위한 기본이다. 발효 식품을 통해 유산균 섭취를 늘리는 것이 큰 도움이 된다.
- 비타민 B$_{12}$ 결핍이 우울증에 기여할 수 있다. 따라서 비타민 B$_{12}$ 섭취를 늘려야 한다.
- 비타민 D 역시 결핍되거나 불충분하면 안 되는 비타민이다. 비타민 D는 햇빛을 통해 피부가 직접 생성해내는 일종의 호르몬이다. 기분 상태에 크게 관여한다. 비타민 D가 부족한 사람들이 정

상인 사람들에 비해 우울증에 걸릴 확률은 11배나 높다.

- 동물성 오메가3 지방 섭취가 우울증 예방이나 감소에 도움이 될 수 있다. 우리 뇌의 60%는 지방으로 이루어져 있다. 동물성 지방 DHA와 EPA가 뇌 기능과 정신 건강에 도움이 된다. 하버드 의대 정신과 전문의 스톨(Stoll) 박사는 우울증 치료에 오메가3를 사용한 이 분야의 선구자다.

- 소금, 나트륨 결핍은 우울증과 비슷한 증상을 나타낸다. 저염식이 우울증의 원인이 될 수도 있는 것이다. 다행히 결핍증은 간단하게 먹어주면 해결된다는 것이다. 물론 이왕이면 건강한 소금으로 먹기를 추천한다.

- 운동은 우울증 극복을 위한 가장 효율적인 전략 중 하나다.

- 수면: 우울증 때문에 잠 못 이루는 경우가 많지만, 잠이 부족하면 우울증의 위험이 증가한다. 한번 시작되면 끊기 어려운 악순환의 고리에 빠질 수 있다.

우울증의 원인은 너무 다양해서 치료가 어려운 것이 현실이다. 바꿔 말하면 엉뚱한 곳에 답이 있을 수 있기 때문에 원인이 될 만한 것들을 모두 점검해봐야 한다. 의사를 만나기 전에 미리 위 사항 중 해당되는 것이 있는지 살펴보면, 스스로 답을 찾아낼 수도 있다는 의미다. 물론 한 번의 비타민 D 섭취로 완전히 해결되는 것은 무리이겠지만, 어차피 부작용 위험이 넘치는 단 한 알의 조제약으로도 모든 것을 해결할 수 없는 현 상황에서 시도해보지 않을 이유는 없다.

제6장

환자 혁명

비만:
영양 과다가 아니라 영양 결핍

많은 사람들이 단기간의 일정을 잡고 연례행사처럼, 캠페인처럼, 전투에 돌입하듯 다이어트를 하는 경우가 많은데 당연히 잘못된 방법이다. 다이어트와 체중 감량을 동일시하기 때문이다. 실패를 불러올 수밖에 없다. 단기간 동안 체중 감량에만 집중했기 때문에 요요 현상이 발생한다. 하지만 체중 감량 후 다시 체중을 회복하는 건 지극히 정상적이고 예측 가능한 현상일 뿐이다.

그래서 다이어트는 절대 치열하게 하는 것이 아니다. 살과의 전쟁? 절대 안 된다. 전쟁을 치르면 어떻게 되는가? 둘 다 죽는다. 이긴 자도 피해를 입는다. 그러므로 다이어트의 개념을 바꿔야 한다.

"몸이 '정상'이 되면 체중도 '정상'이 되는 것."

그렇게 되면 혈압도, 당뇨도 당연히 '정상'이 된다. 바꿔 말하면 비만은 단순한 미용의 문제가 아니라 건강의 문제라는 것이다. 수많은 만성 질환과 연관되어 있다. 미국에서 비만 환자는 흡연자와 같은 건강보험 프리미엄이 발생한다. 흡연과 같은 고위험군으로 보는 것이다. 그래서 살을 빼야 할 이유는 수도 없이 많다.

그런데 살 빼는 게 왜 이토록 어려울까?

관심이 없어서는 아닌 듯싶다. 잘못된 정보들이 난무하기 때문이다. 하지 말아야 할 것만 골라 하니 살이 찔 수밖에. 전문가들도 아직 답을 내리지 못해 오락가락하는 부분이 많다 보니 일반인들은 더 헷갈린다. 최근의 저탄고지 논란이 좋은 예다. 일부 의사는 저탄고지를 지지하는 반면, 대한비만학회를 비롯한 5개 의학회에서는 반대 성명을 내놓을 정도로 의견이 다르다. 이렇듯 환자들은 연구자, 의사, 영양학자, 과학자에 대한 신뢰가 크지만 질병이나 인체에 대한 인류의 이해도는 아직 낮다. 아직도 모르는 게 훨씬 더 많다. 지식의 한계가 있고, 전문인들도 편향된 정보를 접하다 보니 한쪽으로 치우치는 경우가 많다.

결과는 끊임없는 다이어트 시도와 실패의 반복이다. 다이어트 산업은 계속 흥하고 사람들은 점점 뚱뚱해져가는 사회가 된 것이다. 사회적 비용만 기하급수적으로 증가한다. 다이어트에 관한 정보는 온라인과 주변에 넘쳐나지만, 안타깝게도 대부분은 엉터리다. 잘못된 정보 혹은 철 지난 낡은 정보들이다. 이미 과학적으로 틀렸음이 입증된 경우도 많다. 그릇된 정보는 살을 빼는 데 장애가 될 뿐만 아니라 건강을 해칠 수도 있다는 것이 가장 큰 문제다. 그래서 비만 또는 살이 찌는 문제에 대한 가장 큰 오해들을 찾아 풀어보았다.

영양 과다가 아니라 영양 결핍

다이어트에 실패하는 사람들은 배고픔을 참을 수 없다고 호소한다. 자꾸 배가 고픈 이유는 뭘까? 먹어도 먹어도 계속 배고픈 이유가 무엇일까? 위가 커서 그걸 채우려고 그러는 것이 절대 아니다. 우리 몸을 정상적으로 운영하기 위해서는 에너지가 필요하고, 에너지를 만들어 사용하려면 필요한 무엇인가가 있다.

- 우리 뇌가 인지, 판단, 기억 등을 정상적으로 하고
- 몸에서 정상적으로 호르몬을 생성하고 분비하며
- 정상적으로 효소 활동이 일어나려면

결국 필요한 것은 원재료, 즉 비타민과 미네랄 같은 영양소들이다. 필요한 영양소와 환경만 제공해주면 우리 몸은 건강하게 작동된다. 그야말로 간단하다.

몸이 비타민이나 미네랄을 필요로 할 때, 즉 영양소 보충이 필요할 때 우리 몸은 뇌에 신호를 보낸다. 신호는 한 가지밖에 없다. 바로 '배고픔'이다. 마그네슘이 부족해도, 비타민 B가 부족해도 배고픈 신호를 보낸다. 음식을 섭취해서 영양소를 공급해달라는 신호다. 그럴 때 우리는 비타민이나 미네랄을 공급해주지 않고 쓸데없는 칼로리만 제공해준다.

현대인의 식습관이 그렇다. 아침에 시리얼이나 토스트에 우유 한 잔 마시고, 점심에 짜장면이나 김밥, 햄버거로 때우고, 저녁에 삼겹살을 구워 먹었다면, 필요한 비타민이나 미네랄을 흡수할 시간이 언제 있었을까? 진짜 음식을 먹는 것이 아니라 식품첨가물로 만들어진, 음식과 유사한 정체불명의 물질(?)을 먹는 것이다. 얼마 지나지 않아 금세 또 배고프다는 신호가 올 수밖에 없다. 앉은 자리에서 2000칼로리를 먹

어 치워도 영양분이 없는 음식이라면 몇 시간 후에 다시 배가 고플 수밖에 없다. 반면, 영양소가 충분히 공급된다면 600칼로리만 먹고도 배가 고프지 않다.

따라서 비만 환자들은 사실 영양 결핍 환자들이다. 영양 공급이 충분하면 살찌지 않는다. 살찌면 임신에도 어려움을 겪게 되는데, 영양결핍이기 때문이다. 아이의 정상적인 발육이 어려우리라는 것을 자연이 아는 것이다.

체중 증가가 아니라 대사 저하

그렇다면 많이 먹지도 않았는데 살이 찌는 이유는 뭘까? 진짜 물만 마셨는데 살이 찌는 경우가 있다. 그럴 경우 자포자기하고 체념하게 된다. 물만 먹은 것이 바로 원인이다.

병원을 찾은 비만 환자에게 "왜 살이 찌나요?" 혹은 "왜 살이 안 빠진다고 생각하세요?"라고 물으면 십중팔구 "많이 먹고 운동을 안 해서요"라고 답한다. 그럼 나는 바로 되묻는다. "젊었을 때에는 덜 먹고 운동 좀 하셨나요?" 당연히 젊었을 때도 지금처럼 운동을 안 했고, 음식은 오히려 가리지 않고 더 많이 먹었지만 그때는 지금처럼 살이 찌지 않았다.

그때와 지금의 가장 큰 차이는 운동량이나 먹는 음식량이 아니라 기초대사량이다. 나이가 들면서 자연스럽게 기초대사량이 떨어지지만, 관리를 못했을 경우 더 떨어질 수 있다. 옛날 전후 세대와 비교할 때 현대인들이 많이 먹고 운동량이 줄어든 것은 사실이다. 하지만 지난 10년 전과 비교해보면 먹는 양과 운동량에는 큰 변화가 없다. 그럼에도 그사이 비만 인구는 엄청나게 늘어났다. 더 이상 유전자를 탓할 수만도 없게 되었다. 이렇게 짧은 시간에 유전인자가 바뀌었을 리는 없기 때문이다.

운동 부족에 과식을 한다고 생각해서, 헬스클럽이나 비만 클리닉이 동네마다 몇 개씩 생기지만 비만 인구는 줄어들지 않고 오히려 늘어나고 있다. 단순히 먹고 운동하는 문제가 아니라는 방증이다.

손발이나 얼굴이 붓는 부종의 원인이 물을 많이 마셔서 그런 것이 아니듯, 살이 찌는 원인은 단순히 많이 먹어서가 아닌 것이다. 부종이 신장의 조절 기능에 문제가 생긴 것이라면, 비만은 칼로리를 조절하는 기능에 문제가 생긴 것이다. 그 때문에 물만 먹어도 살이 찌는 아주머니가 있는 반면, 무섭게 먹는데도 빼빼 마른 남자 대학생이 존재한다. 기초대사량의 차이 때문이다.

기초대사량을 떨어뜨리는 대표적인 원인 세 가지가 있다. 운동 부족, 수면 부족, 영양 부족이다. 모두 결핍의 결과다.

기초대사량을 끌어올리는 데 운동만큼 효과적인 방법은 없다. 유산소 운동보다는 근력 운동이 효과적이다. 흔히 트레드밀에서 걷거나 동네 한 바퀴 혹은 약수터 다녀오면서 유산소 운동을 했다고 자부하는 분들이 많은데 그건 유산소 운동 범주에도 못 낀다. 유산소 운동도 실제로는 꽤 격렬하다. 그나마 살 빼기에 좋은 전략도 아니다.

근육 운동은 차라리 도움이 된다. 근력 운동은 운동이 끝나고 소파에서 쉴 때도 이미 올라간 대사가 유지되면서 지속적으로 살을 빼준다. 물론 윗몸일으키기를 한다고 해서 뱃살이 특별히 빠지는 것은 아니고, 팔뚝 살만 빼는 운동이라는 것도 사실은 없다.

버지니아 대학의 연구 결과를 보면, 뱃살 500g을 빼기 위해서는 윗몸일으키기 25만 번을 해야 한다는 결과가 나왔다. 7년 동안 하루도 빠지지 않고 매일 100번씩 해야 가능하다. 의미가 없다고 봐야 한다. 실제로 큰 근육 운동을 해야 칼로리 소모가 많고 지방 연소가 커서 살이 빨리 빠지는데 복근은 작은 근육에 속한다. 그래서 스쿼트 동작과 같은 허벅지, 가슴, 등 운동을 하는 것이 훨씬 더 효율적이다.

살을 빼려 한다면 수면 부족도 반드시 해결해야 할 문제다. 잠이 부족하면 절대 살 못 뺀다. 몸의 회복과 호르몬 활동이 잠자는 동안 가장 활발하기 때문이다.

영양 부족 역시 마찬가지다. 비타민과 미네랄 같은 영양소들이 부족하면 칼로리를 효과적으로 연소하지 못하고, 남아도는 칼로리들은 모두 지방으로 쌓인다. 그 때문에 먹는 음식이 칼로리만 높고 비타민, 미네랄 등의 영양소가 낮다면 최악의 상황을 맞게 된다. 현대 음식이 순 밀가루와 설탕으로 이루어진 가공식품들이기 때문에, 칼로리는 남아도는 반면 정작 우리 몸에 필요한 비타민과 미네랄은 부족한 경우가 많다.

결국 살을 빼기 위해선 식단을 바꾸는 방법밖에 없다. 무조건 저칼로리 혹은 단식부터 시작할 게 아니라 진짜 음식을 먹고 있는지 점검해봐야 한다.

칼로리가 아니라 호르몬

칼로리를 세는 것은 무의미하다. 칼로리가 어디에서 왔느냐에 따라 모든 것이 달라지기 때문이다. 똑같은 100칼로리라 해도 지방, 설탕, 단백질의 100칼로리가 모두 다르다. 가공식품의 100칼로리는 두말할 것도 없다.

칼로리에만 집중하다 보면 간과하는 것이 있는데 바로 호르몬이다. 호르몬 컨트롤이 안 되면 살을 빼는 건 거의 불가능하다. 호르몬은 우리 몸뿐만 아니라 정신까지 다스린다. 내 안에 헐크도 있고, 로맨티스트도 있고, 아이를 키우는 사랑, 모성애 등 다양한 감정이 들어 있다. 여성의 경우 생리 전에 의도치 않게 다중 인격이 되어버리는 그런 것들이 다 호르몬이 하는 일이다. 출산 후 살이 찌는 경우가 많은데, 이 역시 호르몬 변화가 많아져서 생기는 일이다. 자궁과 골반이 벌어져야 하고, 젖이 나와야 하고, 아이한테 강한 애착이 생겨야 하는데, 이것을 다 호르몬이 하기 때문이다. 호르몬은 엄청난 일들을 해내지만 불과 몇 방울에 불과한 극소량으로도 충분하다. 무서운 존재다!

호르몬에 영향을 주는 요소들은 잠, 스트레스, 먹는 음식(재료가 있어야 호르몬을 만드니까), 운동 등이 있다. 그중에서 운동이 가장 영향력이 적다.

그러면 어떻게 호르몬을 극복, 관리할까? 강남에 있는 메디컬 부티크나 성형외과, 피부관리실 같은 데 가서 호르몬 주사를 맞으면 될까? 주사를 통해 함부로 호르몬 체계에 관여하는 것은 당연히 좋은 접근이 아니다. 호르몬은 서로 신호를 주고받으며 밀접하게 연결되어 있기 때문이다. 따라서 호르몬을 관리하는 것은 말처럼 쉬운 일이 아니다. 내분비 계통은 자율신경계여서 우리가 컨트롤할 수 있는 영역이 아니기 때문이다. 다만 먹는 음식과 생활 습관을 통해 호르몬 분비와 억제에 영향을 줄 수는 있다.

살이 찌고 빠지는 데 관여하는 호르몬은 수도 없이 많다. 그중에 밀접하게 관련이 있어 알아두면 좋을 몇 가지만 소개하면 다음과 같다.

아디포넥틴(adiponectin)이라는 호르몬이 있다. 체지방을 태워 에너지로 쓰라고 명령하는 호르몬이다. 우리 편이다. 이 말은, 우리 몸이 이 호르몬을 충분히 분비하지 못할 경우 살이 찐다는 뜻이다. 연구 결과를 보면 혈중 아디포넥틴 농도가 높을수록 날씬하고, 살찐 사람들은 이 호르몬 수치가 낮은 것으로 나타났다. 문제는 살이 찔수록 이 호르몬의 분비도 낮아져서 한번 찌기 시작하면 가속화된다는 것이다. 한번 살이 찌면 빼기 어려운 이유가 여기에 있다.

그러면 아디포넥틴을 늘리는 방법은 있을까?

간단한 방법이 있다. 마그네슘 섭취를 늘리는 것이다. 약국에서 쉽게 구할 수 있는 영양제이며 가격도 저렴한 편이다. 음식으로는 호박씨와 잎 푸른 채소에 많이 들어 있고, 견과류와 해조류에도 많다. 또 다른 방법으로는 간헐적 단식을 통해 아디포넥틴의 분비를 증가시킬 수 있다.

두 번째 호르몬은 그렐린(ghrelin)이다. 일명 '공복 호르몬'이라고 해서, 밤늦게 냉장고에 달려가게 하거나 배달 음식 시켜 먹게 하는 호르몬이다. 악당이다. 특히 밤늦은 시간, 최악의 시간대에 왕성해지는 식욕의 주범이다. 뭐든 한 가지 먹고 싶은 음식에 꽂히게 만드는 식탐의 원인이다. 그렐린은 뇌에서 작용하기 때문에 음식 중독…… 특히 단 것, 단 음식 중독을 야기한다. 그렐린 분비가 증가하면 살을 빼는 것은 한마디로 불가능하다.

우리 몸이 며칠 굶으면 그렐린이 엄청나게 분비되어 아무리 비위 약한 여성이라도 쥐도 잡아먹을 수 있게 만드는 호르몬이다. 그래서 무작정 덜 먹는 다이어트나 대책 없이 굶으려는 시도는 이 호르몬 때문에 망칠 수밖에 없다.

하지만 그렐린 분비를 낮추는 법은 간단하다. 잠이 모자라면 그렐린 분비가 상승한다. 따라서 하루에 6~8시간 수면이 꼭 필요하다. 그리고 아침에 카페인이나 에너지 드링크로 시작하면 절대 안 된다.

그렐린과 정반대되는 작용을 하는 호르몬이 있다. 바로 렙틴(leptin) 이다. 일명 '식욕 억제 호르몬'이다. 다이어트하는 입장에선 고마운 호르몬이다. 왠지 어감부터 렙틴은 '캡틴 아메리카'를 연상시키면서 우리 편이란 느낌이 강하게 들고, 반대로 그렐린은 이름에서부터 악당의 향기가 난다. 그래서 외우기도 쉽다.

처음 렙틴의 존재를 발견했을 때, 렙틴을 복용하거나 주사해서 식욕을 억제시키는 방안이 연구되었다. 하지만 인위적으로 렙틴을 주입했을 때 식욕 억제 효과는 일어나지 않았다. 렙틴 수용체가 반응하지 않기 때문이다. 호르몬들은 주로 이런 식이다. 즉 현재로서는 인위적으로 렙틴의 양을 늘릴 수 없다. 하지만 렙틴의 분비를 막을 수는 있다. 가공식품의 감미료로 사용되는 콘시럽 즉 액상 과당을 먹으면 렙틴의 분비를 막기 때문에 먹은 뒤에도 여전히 배가 고프게 된다. 식품업계가 뒤늦게 이 사실을 우연히 발견하고 쾌재를 불렀다. 사람들이 먹고 나서도 배가 고파 음식을 더 찾는다니 꿈이 현실로 이루어진 셈이다.

그렐린과 렙틴 수치가 동시에 높을 수는 없다. 하나가 높아지면 다른 하나는 낮아진다. 많은 호르몬들이 이런 식으로 작용한다. 대표적인 것이 남성호르몬 테스토스테론과 여성호르몬 에스트로겐이다. 둘의 수치는 동시에 올라갈 수 없고, 상호 균형을 이룬다. 에스트로겐은 살을 찌우고, 테스토스테론은 근육을 키운다.

살이 찌고 빠지는 데 직접적으로 가장 큰 역할을 하는 호르몬은 인슐린이다. 당뇨병으로 유명한 바로 그 호르몬이다. 인슐린 자체가 문제 되는 것이 아니라 인슐린 저항이 문제다.

포도당은 중요한 영양소이지만 혈관에 있으면 안 되는 영양소다. 염증을 일으켜 혈관 벽을 망가뜨리고, 신장 모세혈관에 끼면 신부전을 일으킨다. 발의 모세혈관에서 문제를 일으키면 족부 괴사, 눈의 모세혈관에선 망막 손상을 일으킨다. 그래서 우리 몸은 혈관에 포도당이 돌아다니면 그것을 빨리 치워버리는 메커니즘을 갖추고 있는데, 그 일을 하는 것이 바로 인슐린이다.

인슐린은 어떻게 해서든 혈관의 포도당을 처리해야 하므로, 사용하지 못하고 남아도는 포도당을 간이나 지방세포에 밀어 넣는다. 인슐린이 살을 찌우는 것은 맞지만 자기 할 일을 했을 뿐이다. 인슐린 저항을 되돌릴 수 있는 가장 쉬운 방법은 굶는 것이다. 간헐적 단식을 통해 인슐린 저항을 되돌릴 수 있다.

사과식초나 감식초도 도움이 된다. 화학 식초가 아닌 직접 발효해서 만든 진짜 식초만 해당된다. 인슐린 저항이 있는 환자들이 고탄수화물 식사를 할 때 식초를 같이 먹으면 혈당을 낮추는 효과가 있다. 혈당약을 먹는 당뇨 환자도 고려해볼 만한 것이, 처방약과 비교했을 때 아무런 손색이 없다. 부작용도 없기 때문에 더 안전하다.

마지막 호르몬은, 스트레스 호르몬으로 잘 알려진 코르티솔이다. 호랑이가 쫓아오는 것과 같은 긴박한 상황에서 증가하는 호르몬이다. 순간적으로 긴박한 상황에서 우리 몸의 기능을 반짝 끌어올리는 요긴한 호르몬이지만 현대인의 지속적인 스트레스는 상황이 조금 다르다. 우리가 보통 겪고 있는 스트레스는 일시적인 것이 아닌 만성적인 스트레스로 건강한 스트레스가 아니다. 그리고 호랑이에게 쫓겨 달아날 때와 같은 폭발적인 운동량이 동반되어야만 코르티솔이 해소되는데, 현대인들은 그런 운동을 하지 않는다. 당연히 만성적으로 코르티솔 증가 상태에 놓이게 된다.

만성적인 코르티솔 증가는 몇 가지 부정적인 영향을 끼치는데, 첫째가 코르티솔이 증가하면 식욕이 함께 증가하는 것이다. 먹는 걸로 스트레스를 푸는 경우가 바로 그 예다.

둘째, 코르티솔은 에너지를 사용하기 위해 근육을 파괴한다. 근육이 파괴되면 지방 대비 근육량이 낮아져 기초대사량이 감소한다. 기초대사량 저하로 인해 살이 찐다.

셋째, 코르티솔은 유난히 복부 지방을 증가시킨다. 코르티솔이 증가하면 여성호르몬 에스트로겐이 함께 증가하는데, 에스트로겐 역시 살을 찌우는 호르몬이다. 여성이 남성보다 지방이 많은 이유다. 그런데 유난히 배에만 살이 찌게 된다. 반대로 복부 지방이 많으면 코르티솔도 더 많이 분비하기 때문에 악순환의 고리에 빠질 수 있다. 배가 나오는 데 가속도가 붙는다.

다행히 코르티솔 역시 돈 안 들이고 낮추는 방법이 몇 가지 있다. 운동이 그중 하나고, 또 다른 방법은 복식호흡과 명상이다. 스트레스를 낮추기 때문이다. 다양한 복식호흡이 존재하지만, 가장 쉬운 방법이 있다. 그냥 앉아서 코로 천천히 4초간 숨을 들이마신 후, 숨을 멈추고 배까지 삼켰다 2초간 입으로 내쉬고, 3초간 정지한다. 이것을 8번 반복한다. 이런 간단한 복식호흡법이 스트레스 반응을 리셋시킨다. 뇌호흡이나 명상 같은 것들도 다 비슷한 이치다.

지방이 아니라 탄수화물

최근 저탄고지 식단이 화제가 되면서 지방 섭취가 다시 논란이 되고 있다. 살찌는 걸 떠나서 지방은 안전한 걸까? 일반 대중이나 전문가들조차 잘못 알고 있는 영양 상식 중 하나가 포화지방이 심장병의 주범이라는 것이다. 그래서 식품업계에서는 수많은 저지방, 무지방 제품들을 출시했고, 날개도 없는 닭가슴살이 날개 돋친 듯 팔려나갔다. 그러나 사실상 지방에 관련된 초기 연구들은 잘못된 연구 디자인으로 만들어진 것들이 대부분이었다. 관찰 실험이나 동물 실험만 하고 결과를 얻었는데, 포화지방이 심장마비의 원인이라는 것이었다. 저지방, 탄수화물 위주의 식단이 건강식으로 받아들여졌다. 그 효과는 어떨까?

가장 유명한 연구는 미국의 '여성 건강 계획(The Women's Health Initiative)' 보고서에서 진행한 것으로, 4만 8835명의 여성을 대상으로 연구가 이루어졌다. 한쪽은 저지방 식단, 다른 한쪽은 일반 식단을 먹도록 하고 8년 동안 추적한 결과, 체중은 저지방 식단을 택한 쪽이 겨우 450g 가벼웠고, 정작 중요한 심장마비와 암 발병률은 똑같았다.

살찌는 것보다 심장마비, 고혈압이 더 큰 문제인데, 2016년까지 발표된 76개의 논문(18개국의 60만 명 이상을 대상으로 함)을 종합적으로 검토한 결과, 포화지방 섭취는 심장 질환에 영향을 미치지 않는다는 것이었다. 음식으로 보면 심장병의 주범은 빵, 떡, 국수 같은 밀가루 및 쌀 음식과 밥, 설탕 그리고 트랜스지방이 함유된 튀김류와 가공식품이다. 이 삼박자를 갖춘 최악의 음식이 도넛과 빵이다.

최근 들어 저탄고지 붐이 일면서, 사람들이 지방보다 탄수화물을 더 경계하는 현상도 생겨났다. 그리고 지방이 해로운가, 탄수화물이 해로운가 하는 논쟁도 벌어졌다. 의사들 사이에도 의견이 갈리고 있다. 과연 뭐가 더 위험할까?

쥐를 대상으로 실험을 했다. 한쪽 그룹의 쥐에게는 당만 줬다. 그러나 당뇨가 생기지 않았다. 다른 그룹은 지방만 줬다. 역시 콜레스테롤이 높아지거나 심장마비에 걸리지 않았다. 특이하게도 쥐들은 당이나 지방에 상관없이 적당량을 먹다가 멈추었다. 쥐가 본능적으로 알아서 먹는 양을 조절한 것이다. 지방만 준 쥐는 심지어 당분만 준 쥐보다 덜 먹었다. 지방이 열량과 영양이 높으니까 알아서 적은 양을 먹었던 것이다.

그런데 쥐에게 치즈 케이크를 주면 멈추질 못하고 계속 먹었다. 치즈 케이크는 당과 지방이 적당한 비율로 섞여 있다. 입에서 살살 녹는 비율로 섞어주사 조절 능력을 상실한 것이었다. 뇌에 쾌락으로, 마약 중독처럼 작용하는 것은 적절한 비율로 섞인 지방과 당분이다. 그리고 쥐에게서 당뇨와 콜레스테롤 문제가 모두 발생했다. 5:5의 비율. 그리고 이왕이면 트랜스지방. 대부분의 가공식품이 이 비율을 고려해서 만들어진다. 처음에는 맛있으니까 그렇게 만들었겠지만, 알았든 몰랐든 식품업체가 의도하는 바는, 사람들이 중독돼서 계속 먹으면 좋은 것이다. 그게 뭐 악마적인 생각도 아니고, 음식 파는 회사라면 당연한 바람이 아닐까? 맛있는 과자, 라면 만들어주는 회사를 군이 악마화할 생각은 없다. 그냥 자연스러운 이치다.

누군가가 "아, 스트레스 받는다! 단것이 당겨!"라고 할 때, 설탕만 퍼먹고 싶어 하는 사람은 없다. 그렇게 먹으라고 해도 못 먹는다. 정작 백설탕 한 사발에 숟가락 주며 먹으라고 하면, 구토가 나와 못 먹을 게 뻔하다. 버터만 먹으라 해도 마찬가지다. 한두 조각은 먹겠지만 많이 먹을 수 없다. 그러나 적당한 비율로 섞고, 거기에 소금까지 섞이면 정말 많이 먹을 수 있다.

그러니까 실은 가공식품에 중독되어 있는 것이다. 가공식품이 우리를 살찌우고, 콜레스테롤 수치를 높이고, 심혈관 질환을 일으키며, 대사도 떨어뜨리는 것이다. 게다가 가공식품들에는 발암성 가득한 식품 첨가물도 잔뜩 들어 있다. 환자를 치료해야 하는 입장에서 다르게 이야기할 수는 없다. 우리 병원의 당뇨, 고혈압, 비만 환자들은 모두 가공식품부터 금지시킨다. 20대 초반인 경우에는 가공식품 먹으면서도 그럭저럭 살이 빠진다. 건강해진다고 할 수는 없지만 일단 체중 감량이 일어난다. 그런데 40대 후반에 대사 증후군 있는 환자라면, 가공식품 먹으면서 아무것도 안 된다. 살도 안 빠지고 당뇨나 고혈압도 당연히 개선될 수 없다.

한국에는 현미채식 식단을 처방하는 의사들이 제법 있다. 일명 '베지 닥터'다. 현미채식이 효과 있는 이유가 다 있고, 저탄고지가 효과 있는 이유가 다 있다. 현미채식이나 저탄고지를 선택하기 전에 가공식품 끊고 진짜 음식을 먹어볼 것을 권하고 싶다. 탄수화물이 해롭네, 지방이 해롭네, 이런 것들로 논쟁하지 말고 자연 그대로의 음식을 먹어보면 좋겠다. 큰돈이 드는 것도 아니고, 해봐서 손해 볼 것이 전혀 없다. 전혀 위험하지도 않고, 부작용도 없으며, 혈관 질환, 당뇨, 고도비만 등이 있는 환자들이라도 누구나 다 시도해볼 수 있다. 그만큼 안전하다. 적어도 편의점에서 사먹는 가공식품보다는 훨씬 안전하다!

다이어트에 관한 4가지 잘못된 속설

그릇된 정보는 살을 빼는 데 장애가 될 뿐만 아니라 건강을 해칠 수도 있다는 것이 가장 큰 문제다. 다음은 클리브랜드 의과대학 기능의학부 교수이자 미국 기능의학의 선구자인 마크 하이먼(Mark Hyman) 박사가 지적하는, 다이어트와 관련하여 대표적으로 잘못 알려진 속설 네 가지다.

속설 1. 모든 칼로리는 다 똑같다?
대부분의 사람들이 은행 잔고 개념으로 칼로리를 생각하고 있다. 먹은 것보다 더 많은 칼로리를 태우면 살이 빠지겠지…… 하는 식이다. 수십억 달러 규모의 다이어트 산업이 이 거짓을 계속 이용하고 있다.

이 아이디어에 기반해 큰 수입을 벌어들이고 있기 때문이다.

단순하게 '칼로리 유입 vs 칼로리 배출' 사이의 밸런스만으로 체중 감량이 가능할 것이라는 믿음은 진실을 너무나도 단순하게 왜곡한 것이다. 식품업계와 보건 당국은 이 아이디어를 선호한다. 소비자들의 정크푸드 구매를 더욱 부추기니까. 그래서 마트에 가면 제로칼로리, 저칼로리 식품이 대부분인데 그 결과 미국인들이 더 날씬해졌을까? 아니면 더 뚱뚱해졌을까?

진실은 좋은 칼로리와 나쁜 칼로리가 따로 있다는 사실이다. 우리 몸은 단순한 덧셈·뺄셈보다는 훨씬 더 복잡하게 작동한다. 우리가 먹는 음식은 체내 생화학 활동과 밀접하게 연결되어 있다. 그리고 음식을 먹을 때마다 복잡한 방식으로 체내에 적용된다. 음식은 단순히 칼로리와 맛에 그치는 것이 아니라, 우리 몸의 세포들에게 활동 명령을 내리는 신호다.

매일 먹는 음식이 호르몬 분비를 좌지우지한다. 두뇌 화학 활동과 신체 대사에 영향을 끼친다. 예외는 없다. 모든 음식이 그렇다. 당분 칼로리는 지방 축적을 야기하고 배고픔을 유발한다. 오히려 지방과 단백질에서 오는 칼로리가 지방 연소를 촉진한다. 이는 칼로리의 양보다 질이 더 중요하다는 뜻이다.

가장 질 좋은 칼로리는 자연식품에서 취하는 것이다. 질 좋은 자연식품은 가공식품에 비해 칼로리도 낮다. 신선한 자연식만 먹을 수 있다면 굳이 칼로리를 따져가며 먹을 필요가 없다.

구체적으로 이런 음식들이다. 공장 사육이 아닌 목초 사육 육류와 유기농 달걀, 닭고기, 생선, 견과류와 씨앗에서 오는 단백질, 아보카도

나 엑스트라 버진 올리브유, 코코넛 버터, 등 푸른 생선에 함유된 오메가3와 같은 좋은 지방들, 다양하고 선명한 색상의 과일과 채소(유기농)에서 오는 좋은 탄수화물 등이 그것이다. 치아씨와 대마씨 같은 슈퍼푸드도 빼놓을 수 없다.

속설 2. 유전자가 나의 건강을 결정짓는다?

의학계는 여전히 유전적 영향으로 살이 찐다고 믿고 있다. 엄마와 할머니가 뚱뚱하면 나 역시 뚱뚱할 수밖에 없다는 식이다. 하지만 그렇게 운명적으로 받아들일 필요는 없다. 음식이 곧 약이요, 세포에 전달하는 정보라는 사실을 잊어선 안 된다. 유전자는 결코 사람의 건강을 좌우할 수 없다. 유전자 이상의 힘이 존재하고, 그 힘은 개인의 선택에 달려 있다.

일반인들에게는 비만과 관련한 유전자가 32개 있는데, 비만 환자 중 그 유전자가 원인이 되는 경우는 9%에 불과하다. 32개 비만 유전자를 모두 가지고 있다 해도 체중 증가는 10kg에 그친다. 사람의 유전자는 2만 년에 걸쳐 겨우 2% 정도 바뀐다. 현재 미국인의 35%가 비만이고, 2050년에는 50%가 비만이 될 것이라는 전망이다. 인간 유전자의 진화 속도는 죽었다 깨어나도 미국의 비만 증가 속도를 따라잡을 수 없다. 어딜 봐서 유전인가?

바뀐 것은 미국인들의 유전자가 아니다. 1800년대에 1인당 10파운드(약 4.5kg)의 당분을 소비하던 것이 현재 152파운드로 증가한 것이 눈에 띄는 가장 큰 변화다. 밀가루도 1인당 연간 146파운드(약 66kg)나 소비한다. 약물 남용 수준의 고용량으로 증가한 당분과 밀가루 섭취가 대사를 망가뜨린 주범이다. 현대인들을 살찌우고 만성 질환, 피로, 통증에 시달리게 만든 주범이다.

속설 3. 운동으로 불량 식품을 이길 수 있다?

실컷 먹고 운동을 많이 해서 칼로리를 다 태워버릴 수 있다는 생각을 흔히 한다. 인체가 어떻게 작용하는지 조금만 이해한다면 이것이 얼마나 그릇된 생각인지 바로 알 수 있다. 식단의 변화 없이 운동만으로 살을 빼려 할 경우, 실패는 불을 보듯 뻔하다. 그러나 운동을 안 하고 식단 변화만으로 살을 빼는 것은 오히려 가능하다. 계속해서 정크푸드를 먹으며 운동량만 늘릴 경우, 근육량이 늘어난다거나 심폐 기능이 좋아지는 식으로 건강해지기는 하겠지만 체중 감량 폭은 크지 않을 것이다.

예를 들어 600ml 탄산음료를 마셨다면 7.2km를 걸어야 탄산음료에 해당하는 칼로리를 태울 수 있다. 라지 사이즈 패스트푸드 세트 메뉴를 먹었다면 일주일 내내 매일 6.4km씩 달려야 세트 메뉴만큼의 칼로리를 태울 수 있다. 그런 음식을 매일 먹는다면 매일 마라톤을 뛰어야 모든 칼로리를 태울 수 있다.

간단히 말해서, 운동으로는 불량식품을 이길 수 없다. 그렇다고 운동이 쓸데없다는 말은 아니다. 운동은 중요하고 건강에 이로우며 누구에게나 꼭 필요하다. 하지만 체중 감량 면에서 봤을 때 운동만으로는 무리이고, 운동과 함께 건강한 단백질, 지방, 채소가 풍부한 건강 식단이 필수다.

속설 4. 지방을 먹으면 살찐다?

이 말은 그냥 사실이 아니다. 완전히 틀렸다. 지방은 살을 찌게 하지 않을 뿐만 아니라 건강을 위해 너무나도 중요한 영양소로, 지방이 오히려 살을 빼준다.

고지방식과 고탄수화물식을 비교한 연구가 있다. 고지방 식단을 유지한 그룹은 하루 평균 300칼로리 이상을 더 태웠다. 운동하지 않고도 한 시간 동안 달린 것과 맞먹는 수준이다. 지방 섭취는 대사를 높인다. 반대로 당분, 탄수화물은 대사를 떨어뜨린다. 좋은 지방은 염증 반응을 낮추는 반면, 탄수화물은 염증 반응을 높인다.

동물 실험에서는 고지방·고단백 먹이를 먹은 쥐와 고탄수화물 먹이를 먹은 쥐를 비교했다. 고탄수화물을 섭취한 쥐는 근육량이 줄고 지방이 증가했다. 반면 고지방·고단백질을 섭취한 쥐에게서는 근육량이 늘고 지방이 감소하는 것이 관찰되었다. 양쪽 쥐 모두 칼로리 숫자는 똑같았는데도 그런 차이가 있었다.

암:
사형 선고가 아닌 몸의 경고 신호

암 진단을 받았을 때 환자가 취해야 할 가장 올바른 행동은 무엇일까? 전적으로 의료진을 믿고 병원 치료를 잘 받는 것일까? 나는 감히 아니라고 말한다. 왜냐하면 그것은 나의 문제를 남에게 떠맡기는 태도이기 때문이다. 좋은 결과가 나올 리 없다. 전문가에게 맡기는 것이 최선이 아니냐고 반문할 수 있겠지만, 좀 더 완벽한 세상에선 그것이 가능할지 몰라도 현재로선 아니다. 암 치료에 접근하는 방법은 미국과 독일이 다르다. 일본과 한국이 다르다. 국가마다 다르고 의사마다 다른데 어느 나라, 어떤 의사에게 전적(?)으로 맡긴단 말인가?

결국 최종적인 치료 선택의 부담은 환자에게 있을 수밖에 없다. 암 치료 병원을 고를 때와 가슴 성형 수술 병원을 고를 때 별 차이가 없다는 것이다. 자동차를 새로 사거나 하다못해 스마트폰 하나를 장만할 때도 이것저것 따져보고 시간을 들여 정보를 수집한다. 암 치료를 선택할 때도 그렇게 하라는 것뿐이다. 암 치료를 결정하는데 스마트폰을 살 때보다 덜 심사숙고한다면 뭔가 잘못된 그림이다. 이 메시지가 어려운가?

신이 정해준 절대적인 방법이나 온전한 과학이 제시하는 절대적인 방법이 존재하지 않는다면 환자는 신중해져야 한다. 게다가 자본주의적 이윤이라는 개념이 섞여 들어갔을 때 정보는 혼탁해지고 환자들의 혼란은 가중된다. 불신을 조장하려는 것이 아니다. 이 소중한 메시지를 자칫 잘못 이해해서 병원을 멀리하라는 말로 이해하는 독자가 없길 바란다. 환자에게 필요한 것은 보다 많은 정보, 치우치지 않은 공정한 정보 그리고 다양한 치료 옵션에 대한 정보다. 불행히도 모두 다 환자에겐 쉽게 허락되지 않는 것들뿐이다.

일반의 인식과 달리 대부분의 경우 암이 처음 발견되었을 때는 응급 상황이 아닌 경우가 많다. 따라서 전적으로 의료진(전문가)에게 모두 내맡길 단계가 아니다. 촌각을 다투는 응급실 내 상황에선 의사의 순간적인 판단력과 경험에 의존해야 하지만 암은 그런 상황이 아니다. 오히려 만성 질환이고 대사 질환이다. 자꾸 죽음이 연관되고 불안하고 다급한 나의 심리 상태가 반드시 응급 상황은 아닌 것이다. 그러니 환자 스스로 시간을 두고, 관심을 갖고 연구를 시작해야 좋은 결과를 기대할 수 있다. 이는 너무나도 당연한 진리다. 감히 아니라고 할 수 있는 사람은 단 한 명도 없다. 환자가 충분한 정보를 접했다는 가정 아래 본인의 치료에 대해 지적인 결정을 내리는 것은 지극히 당연한 일이다. 그것이 병원의 표준 치료가 되었건, 한방 치료가 되었건, 대체의학이 되었건, 민간요법이 되었건 상관없이.

왜냐하면 누구한테나 똑같이 효과가 나는 암 치료법은 없기 때문이다. 개인의 체질이 제각각이고, 개인이 처한 환경이 다르며, 같은 간암이라 해도 암마다 성질이 다르기 때문이다. 모든 3기 간암이 똑같이 진행되지 않는다. 열 개의 암이 있으면 열 개의 암 모두 제각각이다.

하지만 병원 치료는 획일화되어 있고, 이를 표준 치료라고 부른다.

현대 의학이 규정한 암 표준 치료는 단 세 가지. 수술, 항암, 방사선이다. 그 외의 치료법들은 보통 병원에선 다루지 않고, 암 전문의들 또한 이를 훈련받지 않는다. 환자들이 이 세 가지 방법 외의 암 치료를 시도할 경우, 담당 의사는 이를 저지한다. '검증되지 않았다'는 것이 의사의 설명이다.

그렇다면 환자에게 허락된 암 '표준 치료'는 어떤 검증을 받았을까? 또 그 효과는 어느 정도일까?

미국 질병통제센터에 따르면, 2016년 미국에서 새로운 암 진단 케이스가 168만 5000건이 넘어갈 것으로 예측하고 있다. 같은 기간에 60만 명이 암으로 사망한다. 좀 더 피부에 와닿는 숫자로 환산하면, 하루에 4620명이 암에 걸리고 1644명이 암으로 사망한다는 것이다. 9·11 테러 당시 무역센터빌딩에서 2996명이 희생당했다. 그로 인해 미국은 중동에서 전쟁을 벌였는데, 암으로 하루에 1640명씩 죽어가고 있지만, 정작 개선되는 것은 없다. 마치 암 발병 증가를 어쩔 수 없는 불가항력처럼 여기는데, 미국암학회가 그러면 안 된다. 올바른 정보와 환경오염, 먹거리 규제로 암 환자 수를 의미 있게 줄일 수 있다. 아무도 관심이 없을 뿐이다. 암과의 전쟁에서 실패한 병원에 계속 돈을 갖다 바치고 있을 뿐이다. 이것이 모노폴리의 문제점이다.

암 치료 비용이 얼마길래 돈을 갖다 바친다고 할까? 의료비 높기로 악명 높은 미국의 통계이긴 하지만 여느 질환의 치료비에 비해 유난히 비싸다는 점은 다를 바 없다. 종류에 따라 다른데 한 달 항암제 비용은 보통 1만 달러(한화 1100만 원)가 넘고 2만 달러를 넘기는 항암제들도 흔하다. 단지 약값만 그 정도에 달한다. 원가가 비싸서 그런 것은 아니다. 연구개발 비용 때문도 아니다. 의약품 연구개발 비용에 천문학적인 비용이 들어가는 것은 맞지만, 1970년대에 개발되어 이미 연구개발에 투자한 비용을 다 뽑고도 남은 항암제들 역시 약값이 떨어질 줄 모른다. 오히려 물가 상승률을 상회하는 수준으로 더 오르면 올랐지 절대 떨어지지 않는다. 약값이 비싼 이유는 오로지 암이기 때문이다. 암이 위중한 병이고 환자들이 치료를 거부하지 않고 매달리기 때문이다. 수요와 공급의 법칙이 적용된다. 그것이 약값이 비싸게 형성되어 있는 유일한 이유다. 제약 회사는 자선사업단체가 아니기 때문이다. 미국 ABC방송의 시사 프로 〈20/20〉에서 예측한 바에 따르면, 2016년 미국 암 산업 매출 규모는 1600억 달러를 넘어설 전망이다. 하루에 4억 4000만 달러, 한 시간에 1800만 달러에 달하는 금액이다.

암 생존율의 비밀

의학계는 암과 싸우느라 나름대로 열심히 하고 있는데 너무 나무라는 거 아니냐? 암에 걸려도 요즘 많이 살지 않냐? 생존율 올라가지 않았냐? 하는 반문이 나올 만하다. 그에 대한 대답은 암 치료 생존율로 대신할 수 있다. 암 생존율에 관한 통계자료가 존재한다. 미국 국립암연구소(National Cancer Institute)의 발표 자료다. 암 치료에 대한 자료를 찾아보고 연구를 하다 보면 자주 눈에 띄는 영어 약자가 있다. SEER(Surveillance of epidemiology of end result program). 미국 국립보건원

(NIH, National Institutes of Health)에서 운영하는 프로그램인데, 암 통계 자료의 '골드 스탠더드'로 통한다. 전 세계 누구나 다 갖다 인용하는 숫자들이다. 암 치료 효과가 얼마나 발전했나? 암이 발병하고 생존하는 상황은 좀 어떤가? 눈에 띄는 개선이 있나? 하는 것들을 알아보기 위해 운영하는 통계자료다.

그런데 모름지기 데이터는 해석이 중요하다. 이 통계 숫자들을 볼 때 반드시 주의해서 봐야 할 것이 있다. 앞서 모노폴리라고 경고한 바 있다. 절대 권력은 반드시 타락하기 마련이다. 그 때문에 조심스럽게 살펴봐야 한다.

예를 들어 미국에서 유방암 생존율을 검색해보면 유방암 환자의 5년 생존율이 거의 90% 가까이 나온다(89.7%). 이는 굉장히 고무적이고 마음이 평온해지는, 희망에 찬 숫자다. 하지만 이 수치는 '유방암 환자의 사망률'과 '같은 연령대의 유방암에 걸리지 않은 일반 여성들의 사망률'을 비교한 것이다. 유방암에 걸리지 않은 일반 여성들도 죽는다. 미국이니까 총에 맞아 죽든, 차에 치여 죽든, 뇌졸중이나 심장마비로 죽든, 신부전증이나 천식이든, 그냥 자연사이든 뭐가 되었든 다양한 이유로 사람들이 죽기 마련이다. 유방암 생존율이라는 것은 암으로 사망한 여성의 수를 암 이외의 다른 이유로 사망한 모든 여성들과 비교했을 때, 암으로 죽은 여성의 비율이 89.7%라는 것이다. 이를 비교생존율(Relative survival)이라고 한다. 절대 숫자가 아니라 비교 숫자인 것이다.

한국도 이와 똑같은 방식으로 암 환자 생존율 통계를 잡는다. 그러다 보니 전립선암과 갑상선암의 각 생존율이 101%와 100.5%가 나오는 웃지 못할 상황이 벌어지곤 한다. 보건복지부와 국립암센터 중앙암 등록본부가 발표한 '2011년 국가 암 등록 통계'를 보면 암세포가 처음 발생한 장기를 벗어나지 않은 상태인 암 초기에 발견돼 치료를 받으면 전립선암의 5년 생존율이 101%, 갑상선암은 100.5%로 암이 없는 보통 사람들보다 더 높은 것으로 나타났다.

일반인들에게 "갑상선 암 생존율은 100.5%인데, 이를 설명하시오"라고 질문하면 답을 못한다. 아니, 의사들도 상당수가 의아해한다.

보건 당국의 설명은 이렇다.

"암 환자의 5년 생존율은 암이 없는 보통 인구의 생존율과 비교하는 상대 비율로, 100%가 넘게 나오는 것은 암 진단 및 치료 뒤 건강 관리에 힘쓰다 보니 보통 인구의 생존율보다 더 높게 나온 것이다."

할 말이 없다.

그냥 그러지 좀 말자는 것이다. 생존율 89%라고 하면 대부분의 사람들은 어떻게 생각할까? '암에 걸린 환자 100명 중 89명은 죽지 않고 사는 것으로 생각한다. 그렇게 여기는 것이 당연하다! 하지만 일반인들의 기대와 달리 SEER이 제시하는 암 생존율 수치들은 전혀 다른 의미인 것이다.

그렇다면 실제로 일반인들이 인지하는 유방암 환자의 진짜 생존율은 얼마나 될까? 비교생존율이 아닌 절대생존율로 보면 과연 몇 퍼센트가 5년을 생존할까? 29%다. 두 숫자 간에 큰 차이가 난다. 한쪽은 89.7%, 다른 한쪽은 29%. 유방암 진단을 받은 환자 중 71%는 치료를 받다가 5년 내에 사망한다는 것이다.

누가 이런 식으로 '비교생존율'이라는 복잡한 개념을 만들어냈으며,

이 숫자를 떡하니 공식적으로 NIH를 통해 공지함으로써 사람들을 헷갈리게 하는 것일까? 의도적으로 그랬다고밖에는 달리 생각할 길이 없다. 치료 효과가 좋아 보이고 뭔가 발전이 있는 것처럼 보이도록 착시 효과를 일으키려는 의도일 뿐, 환자 입장에서는 전혀 도움이 되지 않는 정보인 것이다. 이런 데이터를 제대로 이해하고 분석하려면 과학 연구 분야의 전문적인 트레이닝이 필요하다. 보통 사람들은 전혀 알 수 없는 은밀한 암호와도 같다.

그럼 비교생존율이 아닌 절대생존율을 살펴볼 필요가 있다. 환자들이 알고 싶은 진짜 암 생존율은 각각 얼마나 될까? 4기 암의 경우, 소세포폐암 환자의 96%가 5년 이내에 사망한다. 그리고 다른 암의 경우에는 이렇다.

- 난소암 67%
- 췌장암 98%
- 전립선암 69%
- 직장암 91%
- 위암 98%
- 대장암 93%
- 식도암 100%
- 비소세포성 폐암 96%
- 신장암 92%

숫자들은 훨씬 비관적이다. 이 데이터는 무엇을 의미할까? 지금 병원 암 표준 치료는 전혀 효과가 없음을 말해준다. 그동안 아무것도 개선된 것이 없음을 의미한다. 암 치료 효과가 없는 것까지도 좋다. 아직은 과학 기술의 한계가 거기까지라고…… 어쩔 수 없는 불가항력이라고 인정할 수 있다. 하지만 항암 치료를 받으면서 몸은 만신창이가 되고, 돈은 돈대로 다 써서 재정적 파산을 맞고 있는데도 개선되는 것이 하나도 없다는 것이 문제다. 의료계 내부에서, 적어도 암 산업 관련자들 중에는 아무도 현실을 통감하거나 실패를 인정하지 않고 아무런 책임도 지지 않는다는 것이 문제다. 과학 발전과 더불어 암이라는 질병에 대해 더 자세히 알고 보니, 현재의 파괴적인 접근법으로 암을 고칠 수 없다는 것을 알게 되고, 항암 치료는 철저히 실패한 치료법이라는 것을 누구나 다 알게 되었음에도 불구하고 어느 누구도 나서서 개선하려 들지 않는다. 그런 목소리를 내면 오히려 돌팔이로 낙인찍혀 삶이 힘들어질 뿐이다.

항암 치료가 효과를 나타내는 암이 몇 가지 있다. 아동 백혈병 중 일부와 고환암, 특정 종류의 유방암이다. 일찌감치 발견해서 잘라내면 재발하지 않는 암도 있다. 유방암 중에 특정 유전자가 원인이 되어 발생하는 경우, 유방에만 작용하기 때문에 유방을 절제해버리면 재발 위험이 낮아진다. 남자는 절대 자궁암에 걸릴 수 없는 것과 같은 이치다. 발에 무좀 있으면 발가락을 잘라버리는 것과 같은 개념이다. 그런 치료가 왠지 마음에 와닿고 마음에 들면 어쩔 수 없겠지만, 수백만 명이 무좀에 걸리는데 병원에서 인정하는 치료법이 유일하게 발가락 절단이라면 어떤 기분일까? 오늘날의 암 치료가 딱 그런 식이고, 다수의 사람들이 아무렇지 않게 그것을 받아들이고 있다.

미국암학회는 30여 년 전부터 암 치료라는 말을 없애고 '5년 생존율'이라는 말을 고안해냈다. 현존하는 암 표준 치료법들의 당위성을 이끌어내기 위한 꼼수에 불과하다. 병원에서는 '암 완치'라는 표현을 쓰지 않는다. 암 전문의들은 암 완화(palliation) 또는 관해(寬解, remission)라는 은밀한 표현을 사용한다. 그리고 5년 생존을 완치로 간주한다고 '주장'한다. 환자와 일반인들은 또 아무 생각 없이 그게 과학적인 근거에 의한 결정인 줄 알고 받아들인다. 대다수 의사들도 양처럼 이를 따른다. 그저 배운 대로, 그저 알려주는 대로…….

그런데 이 5년 생존율이라는 개념 속에는 암이 재발하거나 하는 난처한 상황들이 반영되지 않는다. 환자들 삶의 질도 전혀 반영되지 않는다. 어떤 형태로든 그저 5년만 살아 있다면 그 환자는 자랑스럽게 암 완치 판정을 받는다. 환자가 항암 치료와 방사선 치료를 통해 생사를 넘나드는 고통을 겪으며 버티다가 5년을 넘겨 하루를 더 살고 죽어도 5년 생존율 통계에 포함되는 것이다. 보통 5년을 살면 계속 살 수 있는 것으로 간주하기 때문에 나온 개념이라는 설명인데, 현실에서는 이런 말들이 무색하다. 암 치료가 성공했다는 통계적인 숫자만 올라갈 뿐이다. 수술과 항암 치료와 방사선 치료를 제대로 받은 환자들의 상태는 말도 못하게 피폐해지고 난 후다. 환자들은 바꿔 말하면 고객들인데, 고객들이 보기에 엄청난 착각을 일으키도록 고안된 마케팅 툴에 불과하다.

과학적 지식이 많거나 대단히 똑똑하지 않아도 주위를 한번 둘러보면 알 수 있다. 4기 암에 걸린 지인들 중 5년 이상 살아 있는 사람이 몇 명이나 되나? 아직 살아 있다면 그들 삶의 질은 어떠한가? 꼭 그렇게

만 치료해야 하는가? 암은 대증요법으로 접근할 경우 환자에게만 엄청난 재난일 뿐이다.

무의미한 치료를 포기하라고 진심으로 환자를 위해 도움을 주는 의사에게 가족들은 병을 치료할 실력이 안 되니까 집으로 돌려보냈다며 비난하고, 그를 고용한 병원으로부터도 돈벌이를 못했다고 질타를 받는다. 하지만 필요 없는 수술이나 처치로 환자를 고통스럽게 하고 가족에겐 경제적인 부담을 안겨주면 가족은 환자를 위해 최선을 다했다며 그에게 감사 인사를 하고 병원도 그를 인정한다. 이것이 현실이다.

항암제 유통 구조

병원에서 항암 치료만 고집하는 이유가 오직 과학적 근거에 의한 결정이라고 믿는다면 평생 당하고 살 수밖에 없다. 늘 그렇지만 과학보다는 돈의 힘이 더 세다. 보통 사람들은 돈의 힘을 간과하고 과학을 과대평가하는 경향이 있다. 그러나 과학도 돈에 의존할 수밖에 없는 존재다. 현대 사회에서는 더욱더 두드러지는 현상이다. 미국 사람들이 잘 쓰는 명언이 있다.

"Follow the money."

돈을 따라가면 답이 보인다는 것이다. 그래서 항암제의 유통 구조를 살펴볼 필요가 있다. 미국의 경우이지만, 생각보다 많은 의미를 내포한다. NBC방송의 〈나이틀리 뉴스〉에서 취재한 내용이다.

보통 병원에 가면 의사는 약을 처방만 해주고 환자는 처방전을 들고 약국에 가서 약을 구입한다. 편두통이 되었든 위산 역류나 고혈압, 당뇨, 콜레스테롤이 되었든 종류에 상관없이 똑같은 구조로 진료를 받고 약을 처방받는다. 처방해준 의사는 약 판매 수익과 전혀 관계가 없다. 바로 의약 분업이다. 의사들은 약을 팔아서 차익 남길 생각 하지 말고 환자에게 꼭 필요한 것만 처방하라는 의도로 생겨난 제도다. 합리적이고 좋은 제도다.

그런데 항암 치료는 조금 다르다. 약국에 가면 항암제가 없다. 항암제는 유일하게 암 전문의를 통해서만 구입할 수 있는 약제다. 항암제의 유통 구조는 이런 식이다. 암 전문의가 항암제를 제약 회사로부터 2000달러를 주고 주문한다. 그리고 환자에게 1만 2000달러에 판매한다. 의료보험을 통해 청구하면 보험 회사가 일부를 삭감하고 약 9000달러를 지급한다. 그럼 9000달러를 종합병원과 암 전문의가 반반씩 나눠 갖는 구조다. 항암제만이 유일하게 의사가 직접 이윤을 남길 수 있는 유일한 의약품이다.

NBC에서 이 문제를 지적했다. 이해관계의 충돌(Conflict of interest)이 발생하지 않겠냐는 것이다. 지극히 합리적인 질문이 아닐 수 없다. 환자가 믿고 의지할 수 있는 건 의사의 양심밖에 없다. 그동안 항암제가 남긴 기록을 보면 처참하게 실패해왔음에도 불구하고 여전히 암 치료의 만형 자리를 차지하고 있는 이유다. 다 돈 때문이다. 아닌가? 현재의 시스템을 보면 병원은 암을 못 고쳐도 돈은 마음껏 벌어가는 구조다. 고혈압, 당뇨, 콜레스테롤…… 다 마찬가지다. 현대 의학은 만성 질환 성인병을 너무너무 못 고친다. 환자가 망가져도 돈이 되니까 계속 나서는 것뿐이다. 이렇다 할 경쟁이 없다 보니 모노폴리가 가능하고 개선이 이루어지지 않는 것이다. 기술 개발은 일어나고 있지만 근본적인 패러다임은 바뀌지 않고 있다.

화학 항암제

항암제는 제2차 세계대전 당시 생화학 무기인 겨자 가스(mustard gas)에서 비롯되었다. 제1차 세계대전 때 개발되어 처음 사용되었고 정작 제2차 세계대전 때는 전투에서 직접 사용되지 않았다. 다만 미국과 독일이 서로를 견제하면서 경쟁적으로 개발하고 비축해놓았던 생화학 무기였다. 그러다 1943년 이탈리아 전선의 바리 항구에 정박 중이던 미국 함선이 독일 전투기의 폭격을 받는 사건이 일어난다. 마침 폭격을 당한 미 군함은 겨자 가스를 가득 적재하고 있었고, 폭격에 의해 누출된 겨자 가스에 군인과 민간인을 합쳐 1000여 명 이상의 사상자가 발생하는 참사가 벌어졌다.

그런데 이 군인들을 치료하다 보니 공통적으로 백혈구 수치가 감소되어 있는 것이 발견되었다. 당시 예일대 교수였던 루이스 굿맨(Louis Goodman)과 앨프리드 길먼(Alfred Gilman)은 겨자 가스의 이러한 성질을 이용해 백혈병 환자 치료에 적용하는 실험을 감행한다. 그래서 비호지킨 림프종 환자에게 적용했고, 환자들의 상태가 좋아지는 것을 발견한다. 그렇게 해서 항암제의 역사가 시작되었다.

하지만 오늘날에도 미국에선 매년 2만 150명이 림프암으로 사망한다. 겨자 가스를 이용한 최초의 항암제가 성공한 것은 아니라는 뜻이다. 초기 생쥐 실험에서 암이 작아지는 결과가 나왔지만, 다른 생쥐로 다시 실험했을 때는 재현에 실패했다. 처음부터 다른 생쥐를 골랐다면 지금의 항암 치료는 없었을지도 모를 일이다. 환자에게 본격적인 치료가 시작되고 나서 나중에 돌이켜보니 큰 효과가 없다는 것이 밝혀졌다. 그럼에도 불구하고 항암 치료는 멈추지 않고 계속되었다. 당시에는 화학 혁명이 일어나던 시대였기 때문에 가능한 일이었다. 화학 물질들의 위상은 지금과는 크게 달랐다. 지금에 와서야 광고 목적으로라도 '화학'보다는 '천연', '자연'이 더 선호되는 세상이 된 것이지, 당시의 시대 분위기는 지금과 많이 달랐다. 이른바 플라스틱 혁명 시대. 화학 기술이 경이로워 보이고, 그것이 풍요를 상징하던 시절이었다. 화학이 미래이고, 화학이 최고였던 시절이었기 때문에 독성이 강한 화학 물질을 사람의 혈액에 주입해서 암과 싸운다는 아이디어가 별 무리 없이 받아들여지던 시대였다. 지금 생각해보면 별로 좋은 아이디어가 아니었지만 이미 때는 늦었다. 암 산업이 동력을 얻은 후였다.

많은 환자들이 간과하는 것 중 하나가, 항암 치료는 할 때만 고생하고 끝나는 것이 아니다. 항암 치료가 끝나고 나서도 계속되는 부작용에 시달린다. 영국의 데이터를 인용하면, 약 50만 명이 암 치료 후 건강 상태 악화나 장애를 얻게 됐다는 통계다. 약 35만 명이 만성 피로, 무력감, 성 기능 장애를 호소했고, 약 24만 명이 정신적인 문제를, 약 20만 명이 신경통과 같은 통증 장애를, 약 15만 명이 요실금과 같은 배뇨 장애에 시달리는 것으로 보고되었다.

대부분의 항암제가 독극물이기 때문에 그렇다. 독극물로 분류되어 특별 관리한다. 독극물일 뿐만 아니라 1급 발암 물질로 등록되어 있다는 것을 기억할 필요가 있다. 유방암 항암제 타목시펜(Tamoxifen) 자체가 독극물이자 발암 물질로 분류된다. 10원짜리 동전 세 개 정도의 양이 치사량이다. 그래서 간호사들이 장갑을 두 개씩 착용한다. 전혀 다른 장기에 2차 암이 생기는 것도 무리가 아니다.

어쩌다 보니 독극물을 혈관에 넣어 암 치료를 시도하는 것이 모든 사람들이 괜찮다고 받아들일 정도의 상황이 되고 말았다. 일단 살고 보자는 마음에 모두 감당할 만한 부작용들처럼 보일지 모르겠으나, 실제로 겪어보면 힘들고 곁에서 지켜보기에도 마음 아픈 고통들이다. 이렇게 해서 확실히 암이 낫기라도 하면 괜찮겠지만, 대부분의 경우 치료는 치료대로 실패하고 장애와 고통만 얻는 경우가 많다. 암에 걸려 죽어가는데 항암 치료에 매달린다면, 죽기 전에 먼저 경제적으로 파산하고, 몸은 몸대로 고생하다가 결국 가장 고통스러운 방법으로 죽음에 이른다.

미국에서 암으로 죽는 사람은 이제 거의 없다. 대부분 항암 치료 부작용으로 죽는다. 부작용이 아니다. 항암제의 직접적인 작용(direct effect)이 맞는 표현이다.

이미 병든 몸에 독극물을 주입하고, 잘라내고, 방사선 쬐는 건 좋은 아이디어가 아니다. 암 환자 대부분이 항암 치료를 안 받고 싶어 한다. 본능적으로 독극물을 주입받기 싫고, 고생하기 싫고, 아프기 싫은 것이다. 하지만 가족들이나 친지들 모두 주위에서 꼭 해야 한다고 강권하니까, 하는 수 없이 내키지 않아도 하게 된다. 그것도 서둘러서. 당연히 대부분 결과가 안 좋다. 아주 일시적으로 암이 사라지거나 작아지거나…… 그게 전부다. 그리고 검사 결과, 암이 사라졌다고 좋아한다. 가족들과 기쁨의 파티를 연다. 사실은 암이 사라진 게 절대 아니다. 몸 안에 그대로 있다. 환자의 면역력이 여전히 바닥이라면 언제 다시 암이 재발하는지는 시간문제일 뿐이다. 그리고 전이암, 2차 암을 일으킨다.

암의 재발

보통 혹(tumor)을 보고 암이라 하는데 '혹'은 암이라는 질병의 실체가 아니라 질병의 결과물일 뿐이다. 눈에 띄게 나타나는 하나의 증상에 불과하다. 이를 제대로 이해하는 것이 매우 중요하다. 그러니 원인을 제거하지 않고 혹만 떼어내거나 혹만 죽이는 치료의 결과는 어떨까? 치료라고 할 수도 없지만 혹만 제거하면 반드시 암이 재발한다. 현대 암 치료의 가장 큰 문제점이 암의 재발이다.

병원 치료를 받는 대다수 암 환자들과 가족들이 겪는 사이클은 일반적으로 이와 같다. 항암 혹은 방사선 치료를 하고 펫 스캔이나 CT 스캔 검사를 통해 암의 크기 변화를 관찰한다. 당연히 치료에 반응해 암의 크기가 줄어들어 있음을 확인한다. 치료 결과에 의사도 좋아하고 환자도 좋아한다. 그러다 한참 지난 뒤 다시 검사했을 때 암이 커졌거나 사라지지 않고 크기에도 변화가 없는 것을 확인하고 실망과 절망에 빠진다. 다시 추가의 항암 치료가 시작되고 다시 검사를 한다. 그러길 몇 번씩 반복하는 것이다. 그러다가 한참 만에 검사했더니 다시 암이 커졌거나 다른 곳으로 전이된 것이 발견된다. 재발한 암은 원래 암보다 10배 이상 공격적으로 흉폭하게 변해서 나타난다.

미국암학회에서 출판하는 암 환자용 안내 책자가 있다. '암 재발 시 직면하는 심리적 불안을 어떻게 극복할 것인가?'라는 제목의 친절한 안내 책자다. 암이 재발했을 때, 실망과 혼란에 빠진 환자들이 어떻게 대처해야 하는지를 알려주는 교육용 자료다. 아예 책자를 만들어 배포하는 것은 거의 모든 암이 재발한다는 것을 의미한다.

3세대 면역항암제

항암제에 대한 공포심과 거부감이 커지자, 제약 회사와 의학계는 보다 나은 '항암제' 신약 개발에 열을 올렸다. 항암제라는 개념을 차마 포기하진 못하고, 항암제를 개선해보겠다는 것이다.

'3세대 면역항암제 치료, 암 정복 미래 달렸다.'

이런 비슷한 헤드라인으로 언론 플레이를 할 때마다 제약 회사의 주식이 폭등하는데, 최근에 주목받게 된 것이 '면역항암제'다.

1세대 '독성 항암제' 뒤를 이어
2세대 '표적항암제'가 나왔고
이제 3세대 '면역항암제' 시대가 도래한 것이다.

면역은 항암제의 부정적 이미지를 씻기에 딱 좋은 이름이다. 획기적인 암 치료제가 등장했다며 제약 회사가 설레발을 쳐댔다. 언론과 의학계도 이에 화답했다. 제일 먼저 드는 생각은, 제약 회사에서 신상품이 나왔는데 왜 자기들이 좋아하지? 명품 신상 나오니까 좋아 날뛰는 명품족들처럼……

내가 이처럼 못되게 말하는 이유가 있다. 그들이 저토록 좋아하는 이유가 암 환자들을 도울 수 있게 되어서가 아니기 때문이다.

우선 가격! 1회 투여 시 3000만 원이다. 여보이(Yervoy)는 정맥주사를 통해 3주마다 총 4회 투여하는데, 60kg 성인 환자가 1회 약물 투여 시 약 3000만 원의 비용이 발생한다. 3개월이면 1억 2000만 원 정도의 약값이 드는 셈이다. 수백만 원에 달하는 상황버섯도 여기에 비하면 애교 수준이다.

면역항암제라는 개념이 성공적으로 안착하는 듯싶자, 제약 회사 노바티스가 사업에 뛰어들었다. 노바티스는 존슨앤존슨과 매출액 규모 세계 1, 2위를 다투는 거물이다. 세계 각국에서 불법과 편법을 반복적으로 저질러왔다. 2015년 8월에는 26억 원의 불법 리베이트를 제공한 혐의로 대표 임원 등이 불구속 기소되기도 했다. 이런 기업이 우리의 건강을 책임지겠다고 한다.

노바티스를 보면서 면역항암제가 더 우려되었는데, 아니나 다를까 면역항암제가 하나둘씩 문제를 일으키기 시작했다. 심장 발작으로 사망하는 사례가 속출하면서 '치명적 심장 손상 위험'이 미국 학회지에 보고되었다. 또 조류독감 때 자주 언급된 '사이토카인 폭풍(cytokine storm)'을 일으키기도 한다.

무슨 폭풍? 쉽게 말해, 외부에서 바이러스가 침투하면 이에 대항하기 위해 사이토카인이란 면역 물질이 만들어지는데, 과다할 경우 정상

세포까지 공격하는 일종의 과잉 면역반응이다. 심하면 사망에 이르는 심각한 증상이고, 제1형 당뇨를 유발하기도 한다.

2015년, 면역항암제 효과 및 안전성 연구들이 쏟아져 나온 지 1년 만이다.

조기 검진의 허와 실

한국은 암 치료가 세계 최고 수준이라고 자부한다. 다른 국가에 비해 생존율이 월등히 높다.

앞서 밝혔듯 전립선암과 갑상선암은 생존율이 100%를 넘는다. 생존율 90%를 넘는 암은 일곱 가지나 된다. 전립선암과 갑상선암에 이어 유방암, 대장암, 위암, 자궁경부암, 난소암도 5년 생존율이 90% 이상으로 높다. 앞서 설명한 비교생존율의 문제는 국민들의 건강 상태가 갈수록 나빠져서 다른 이유로 죽는 사람들이 많아질수록 암 환자 생존율은 올라가게 되어 있다는 것이 함정이다. 심혈관 질환 환자들의 사망률이 높아지면서 암 환자 생존율이 동반 상승했다. 절대 숫자가 아닌 비율이기 때문이다. 뭐 이런 어이없는 경우가 다 있나 싶겠지만 실제 일어나고 있는 일이다. 그런데 한국 암 환자의 생존율이 높은 것은 비교생존율이라는 통계학적 마술 때문만은 아니다.

조기 검진도 한몫한다. 조기 검진을 통해 일찌감치 암을 발견하게 되면 생존율이 올라가기 때문에 해마다 정기검진을 할 것을 권장한다. 그러다 보니 별다른 증상 없이 정기검진을 받다 발견되는 암이 많다.

병기로 따지면 1기 혹은 그 이전의 암도 적극적이고도 가혹한 의학적 개입을 통해 치료가 시작된다. 암의 진행 속도도 모르고 나중에 암으로 발전할지도 모르지만 마치 다른 방법이 없다는 듯 곧바로 수술해서 떼버리고 항암 치료를 통해 확인 사살한다. 장기에서 혹이 발견됐다는 통계를 들은 환자는 공포에 사로잡힌 나머지 병원에서 제시하는 치료에 거의 대부분 수긍한다. 아직은 초기여서 생존율이 매우 높다는 이야기를 들으면 천만다행이라 생각하고 적극적으로 치료에 임한다. 안 그럴 이유가 없다. 그런 식으로 '초기'를 넘어선 '극초기' 암 환자들까지 통계에 잡히니 생존율이 높아질 수밖에 없다.

암 치료 순서

그러나 병원 치료보다 더 신경 써야 할 것은

- 성격과 스트레스 관리
- 깨끗한 음식과 충분한 영양

두 가지를 들 수 있다.

영양분은 무기와 같고 면역 체계는 군대와 같다. 영양이 없으면 무기 없이 싸우라는 것과 마찬가지다. 면역이 망가지면 싸울 수가 없다. 항암 치료는 면역을 망가뜨린다.

위의 두 가지가 주가 되고 병원 치료가 부수적인 치료가 되어야 한다. 그런데 보통은 순서가 바뀌어 있다. 심지어 부수적인 치료만 하고 주 치료에는 전혀 관심 없는 환자와 의사들도 수두룩하다.

특히 성격과 스트레스 관리는 면역과 깊은 관계가 있다. 암 환자가 제일 먼저 디톡스해야 할 것은 간이나 대장 같은 장기가 아니라 바로 머리다. 생각, 정신, 영혼이다. 감정 청소(Emotional cleansing)가 필요하다. 부정적인 생각이 암의 원인이 된다는 건 가설이 아니라 사실이다. 과학적으로도 증거가 너무 많다.

스탠퍼드 의대 데이비드 스피겔(David Spiegel) 교수도 처음 연구할 때는 회의적이었다. 하지만 결과를 보고 너무 놀랐다. 유방암 여성들을 10년간 추적 관찰한 결과, 암 치료와 함께 삶에 대한 치료를 병행한 사람들이 두 배 이상 생존율이 높았다.

예일대 연구 결과를 보면 억눌린 성격(repressed personalities)을 가진 사람이 암의 발전 속도가 훨씬 빨랐다. 용서하지 못함, 분노, 질투, 배신감, 꾹꾹 누르고 분출하지 못한 스트레스, 성냄, 짜증, 어쩔 수 없는 상황, 갑갑함, 화내지 못하는 성격, 두려움이나 부정적인 감정을 표현 못하는 성격이나 상황은 암을 일으킨다. 하지만 겉으로 표현하지 못하기 때문에 남들 보기엔 대부분 천사같이 착한 사람들이다. 본인은 그만큼 더 힘들어서 암에 걸린다. 스트레스가 교감신경의 지속적인 긴장 상태를 유발하면 아드레날린과 코르티솔이 증가하여 면역력을 떨어뜨리기 때문이다. 잠 못 이루는 밤이 많아선 안 된다.

대신, 반대되는 감정들에 충만하게 휩싸이면 좋을 수밖에 없다. 용서, 화해, 사랑, 대충대충 완벽함을 추구하지 않는 성격, 큰 웃음(미소 말고)은 암을 몰아낸다. 억지로 혹은 가짜로 웃어도 우리 뇌는 모른다.

진짜로 웃는 줄 알고 엔도르핀과 같은 행복 호르몬을 분비한다. 필요하면 웃음 학교라도 다녀야 한다. 웃음 학교가 우스운가? 결코 우습지 않다. 나는 삶과 죽음의 문제라고 생각한다. 많이 웃는 사람이 장수한다. 노래 학교도 좋다. 웃음과 노래, 둘 다 면역력을 높인다는 연구 결과가 있다. 그런 연구가 없으면 또 어떤가? 제발 많이 웃으시라.

암의 연관 검색어는 죽음일 것이다. 아무리 부정하려 해도 죽음이라는 이미지에서 자유로울 수 없다. 하지만 그 생각을 단절해야 한다. 죽음이 두려워 정신줄을 놓은 채 살려달라고 매달릴 일이 아니다.

암을 경고 신호로 받아들임으로써 터닝 포인트가 되어 삶이 바뀐 분들이 있다. 모난 성격, 용서하지 못한 것들, 일, 스트레스, 음식……모든 것들을 자기가 주도권을 잡고 바꾼 분들이다. 암 환자에게 진짜 필요한 것은 긍정적인 사고다. 면역력을 높이기 때문이다. 암과 싸우기 위해 내가 갖고 있는 유일한 무기가 바로 면역력이다. 반면, 부정적인 생각은 병원균이나 바이러스보다 우리를 더 빨리 죽인다.

암, 다시 생각하기

암이라는 질병에 대한 패러다임이 바뀌어야 한다. 눈에 보이는 혹덩어리가 있기 때문에 무좀이나 사마귀처럼 생각한다. 그래서 혹만 떼어버리든 지져 없애든 눈에서 사라지기만 하면 된다고 생각한다. 의사도 그렇게 생각하고 환자도 그렇게 생각하는데, 정작 중요한 것은 왜 혹이 생겼는가에 대해 질문하는 것이다.

혹이 암은 아니다. 혹을 떼어버린다고 해결되는 것은 아무것도 없다. 혹은 단지 증상에 불과하다. 암이라는 총체적인 건강 상태, 면역 상태의 결과일 뿐이다. 암에 걸린 게 문제가 아니라, 문제가 있어 암에 걸린 것이다. 이를 이해하고 못하는 것은 엄청난 차이다.

왜? 치료 방향이 달라지기 때문이다. 치료의 선택이 달라지고, 결과와 운명이 달라진다.

암은 사형 선고가 아니다. 암은 증상이다. 몸이 건강하지 않다는 신호다. 결과물이다. 몸의 생존 본능이다. 경고 신호다. 그리고 무엇보다도 나와 주변을 돌아봐야 할 때다. 생활 습관과 사고방식을 바꿔야 할 때다. 달라지지 않으면 병은 그대로 진행된다. 확 달라져야 병의 진로가 바뀌지 않을까 기대라도 해볼 수 있다.

장점막 누수 증후군:
온전한 건강 회복을 위한 첫걸음

　'장점막 누수 증후군'은 일반에겐 생소할 수도 있지만 온전한 건강을 회복하고자 하는 이들에겐 매우 중요한 개념이다. 10여 년 전까지만 해도 의학계는 장점막 누수 증후군에 대해 사이비 취급을 하는 분위기였지만, 지금은 이와 관련한 논문이 셀 수 없이 많아졌고, 더 이상 장점막 누수 증후군의 존재를 부정하는 의사도 없다. 또한 기능의학을 전문으로 하는 병원에서 손쉽게 검사가 가능하다.

　장점막 누수 증후군은 말 그대로 장점막에 누수 현상이 발생한 상황을 말한다. 장점막 누수 증후군은 점잖은 표현이고, 'Leaky gut syndrome'을 그대로 번역하면 '장이 줄줄 새는 현상'이라는 다소 과격한 뜻을 담고 있다. 물론 장에 있는 모든 음식물들이 줄줄 새는 것을 상상해선 안 된다. 보다 정확히 표현하면 분해가 덜 된 거대 단백질 분자들이나 유해 요소들처럼 체내로 흡수되어선 안 되는 것들이 장벽(腸壁)을 통과해 체내로 흡수되는 현상을 의미한다.

　해부학적으로 볼 때 입에서 항문으로 이어지는 소화관은 체외, 즉 '몸 바깥'에 해당한다. 내가 꿀꺽 삼켜서 배 속에 있는 사과는 아직까진 몸 밖에 있는 것이다. 그 사과가 소화되어 영양분이 장벽을 통해 흡수되어 혈관으로 들어와야 비로소 체내에 진입한 것이다. 내가 삼켰다가 토해낸 사과는 단 한 번도 내 몸속에 있었던 것이 아니다. 소화기관을 덮고 있는 점막은 상피세포로 이루어져 있는데, 세포 한 개 두께에 해당하는 얇은 조직이다. 이 조직은 비록 얇지만 정교하기 때문에 보호막으로서의 역할을 충분히 감당한다. 몸 외부(소화기관 내)에 있는 음식물을 흡수하거나, 몸에 들여선 안 될 것들을 차단한다. 동시에 상피세포는 항체를 분비하고, 효소를 작동시키며, 효모균과 기생충을 억제하는 역할을 담당하기도 한다.

소화관 속에 들어온 물질은 다양한 방법으로 이 장벽을 통과한다. 마그네슘, 칼륨, 나트륨 같은 전해질과 유리지방산은 삼투압을 통해 별다른 노력 없이 세포 안으로 흡수되듯 들어간다. 반면, 대부분의 영양소는 '능동수송(active transport)'이라는 과정을 통해 장벽을 통과한다. 특정 단백질이 셔틀처럼 영양소를 운반하는데 아미노산, 지방산, 포도당, 미네랄 그리고 비타민이 능동수송을 통해 세포막을 통과한다.

정상적으로 건강한 점막의 상피세포들은 잘 쌓아 올린 벽돌 건물처럼 모서리와 면이 딱 짜맞추어져 있다. 촘촘하고 정교해서 빈틈이 거의 없을 뿐만 아니라, 치밀한 결합조직이 있어서 물샐틈없는 1차 방어선 역할을 한다. 셔틀을 타고서만 통과할 수 있다. 그러나 이 점막에 염증이 생기면 상피세포가 부풀어 오르면서 더 이상 단단한 결합을 유지할 수 없게 된다. 엉성하게 쌓아 올린 제주도의 돌담들처럼 틈이 생기기 시작한다. 이렇게 생긴 빈틈으로 체내에 흡수되어서는 안 될 거대한 크기의 단백질 입자가 통과하는 것이다. 거대 단백질 입자는 분해가 덜 된 상태, 즉 소화되지 않은 단백질을 의미하며 정상적으로 우리 체내에 유입되어선 안 되는 단백질이다. 우리의 면역 시스템이 이 커다란 단백질을 접하면 어떻게 될까? 외부에서 침입한 병원균으로 인식하여 면역반응을 일으킨다. 항체를 활성화하고 세포 활성 물질(cytokines)과 활성 산소의 생산을 촉진시킨다.

'면역반응이 작동하면 좋은 것 아닌가?'라고 생각할 수도 있다. 백신처럼 일부러 병원균을 주사해서 항체를 만드는 마당에 면역반응 활성화가 무슨 문제냐고 반문할 수 있지만, 좀 더 살펴보면 그렇게 간단한 문제가 아니다. 우선 면역반응이 연쇄적으로 일어나면 염증을 유발한다. 알레르기, 아토피, 여드름, 건선, 관절염, 갑상선 기능 항진, 천식, 동맥경화, 심장 질환, 당뇨와 같은 자가면역 질환과 염증성 질환을 유발하거나 그 증상을 악화시키게 된다. 더 큰 문제는 병원균이 아닌 정상적인 세포에 대한 항체를 만들어버린 것이다. 비슷한 분자구조를 가진 세포는 모두 공격하게 된다. 바로 자가면역 질환이다. 면역을 담당하는 세포들이 우리 몸의 정상적인 장기나 세포를 외부에서 유입된 병원균으로 오인하여 공격하는 경우를 말한다.

우리 체세포와 유사하게 생겨서 면역 세포를 자주 헷갈리게 하는 것 중 하나가 우유 단백질 카제인(casein)과 소 단백질이다. 둘 다 소에서 나왔다. 아토피 환자에게 우유를 섭취하지 말 것을 권하는 이유다. 아이들 아토피를 치료하면서 우유부터 끊으라고 조언해주지 않는 소아과 의사라면 의사부터 끊어야 할지도 모른다. 특히 3세 미만의 유아는 상피세포 미성숙으로 인해 장점막 누수 증후군이 더 발생하기 쉬워 아토피 체질이 되는 경향이 있다. 분유 수유가 좋을 리 없다.

예전에 비해 아토피와 알레르기가 부쩍 증가한 이유 중 하나가 늘어난 유제품의 섭취다. 물론 장점막에 아무 문제가 없다면 유제품이 큰 문제를 일으키지 않는다. 장점막 누수 증후군이 있는 환자의 경우 유제품을 멀리하는 것이 치료에 도움이 된다는 것이다.

자가면역 질환은 없지만 장점막 누수 증후군을 의심해볼 만한 증상이 몇 가지 있다. 음식을 먹으면 곧장 화장실로 달려가는 경우가 있다. 맵고 자극적인 음식을 먹으면 설사나 잦은 대변의 반응으로 나타난다. 또 고기만 먹었다 하면 바로 복통과 함께 대변을 보아야 복통이 사라지는 사람들이 있다. 육류의 단백질과 지방이 느슨해진 장점막에 자극을 주어 그렇다. 밀가루 음식에도 민감한 반응을 보인다면 이는 지방이나 단백질 같은 분자량이 큰 물질이 아닌 분자량이 작은 물질에도 반응하는 것이므로 적극적인 치료가 필요한 상태일 수 있다. 변비와 설사가 반복되는 과민성 대장 증후군도 장점막 누수 증후군이 원인일 수 있고, 헛배가 부르거나 실제로 배가 점점 나오는 증상도 의심해볼 만하다. 만성 피로에 시달리거나 피부 질환이 있는데 치료가 잘 이루어지지 않을 때도 장점막 누수 증후군일 가능성이 크다.

그렇다면 장점막 누수 증후군이 생기는 근본적인 원인은 무엇일까?

확정된 것은 없지만 다양한 이론들이 존재한다. 나의 판단으로는 어느 한 가지만 지목할 것이 아니라 다양한 원인들이 복합적으로 작용할 수 있다는 것을 인정하고, 모두 주의할 만한 가치가 있다는 것이다.

첫째, 스트레스와 코르티솔이다. 만성 스트레스는 코르티솔의 분비를 촉진하는데, 코르티솔 수치가 높아지면 장과 혈관도 얇아진다.

둘째, 약물 과용으로 발생하기도 한다. 스테로이드성 약물과 아스피린 같은 비스테로이드성 소염진통제를 장기간 복용하면 피부가 얇아지고 장내 점막도 얇아지면서 장점막 누수 증후군의 위험이 높아진다. 이들이 프로스타글란딘(prostaglandin) 합성을 저해하여 점막의 재생을 차단하기 때문이다. 아토피에 걸린 어린이에게 백날 약을 먹여도 낫지 않는 이유다

셋째, 가장 심각한 문제로 장내 세균 불균형(dysbiosis)을 들 수 있다. 장내 세균 불균형은 장기간의 항생제 복용 또는 수년간의 도정된 곡물, 설탕, 첨가제 등의 섭취로 장에 있어야 할 유익균들이 죽어버린 상태를 말한다. 장내 유익균과 유해균의 균형이 깨지면서 유해균이 우세해질 경우, 유해균들이 독소를 발생시킨다. 그 독소가 몸에 흡수되려 할 때, 장점막 조직에 자극을 주게 된다. 이는 장내 염증을 유발하고, 염증은 점막을 느슨하게 만든다.

넷째, 술은 우리 인체에 빠르게 흡수되면서 장점막을 약하게 만든다. 술이 분해되면서 발생하는 포름알데하이드가 장점막을 손상시킨다. 여드름과 아토피 환자들이 반드시 술을 끊어야 하는 이유다.

다섯째, 기생충, 칸디다균 감염 등도 원인으로 지목되고 있다.

여섯째, 과민성 대장 증후군이나 크론병 같은 소화 계통의 만성 염증성 장 질환 역시 장점막 누수 증후군을 일으킨다.

마지막으로 가장 많이 알려진 것이 글루텐(gluten)이다. 글루텐은 밀, 보리, 호밀 등의 곡류에 함유된 불용성 혼합 단백질이다. 쉽게 밀가루 음식을 생각하면 된다. 글루텐에 대해선 찬반 논란이 많다. 현재 재배되는 밀이 과거의 밀과 달리 변종되어 문제를 일으키는 것인지, 밀가루에서 검출되는 글라이포세이트 농약이 문제가 되는지, 다양한 추론이 존재한다. 그러나 한 가지 확실한 것은 민감한 체질의 경우 글

루텐을 섭취하면 증상이 심해지고, 글루텐을 끊으면 증상이 사라진다는 점이다. 물론 글루텐을 섭취한다고 해서 다 문제가 생기는 것은 아니다. 글루텐을 비롯한 특정 음식 성분에 과민 반응을 일으키는 민감한 장점막에 염증이 생기는 것이다. 의약품이나 영양제 캡슐 중에도 글루텐 성분을 함유한 경우가 많은데 최근 글루텐에 대한 문제의식이 야기되면서 점차 줄어드는 추세다.

글루텐 과민 반응은 단순한 장점막 누수 증후군으로 끝나지 않는다. 한 예로, 장점막 염증이 비타민 B의 흡수를 방해해서 비타민 B군 결핍(deficiency) 혹은 불충분(insufficiency)이 발생한다. 따라서 장점막을 먼저 회복하지 않으면 아무리 비싼 영양제와 좋은 음식을 골라 먹어도 헛수고인 셈이다.

비타민 B군이 부족하면 혈중 호모시스테인 레벨이 증가한다. 호모시스테인의 별명은 '조용한 살인자'다. 그래서 심혈관 질환 환자들의 경우 혈중 호모시스테인 레벨을 꼭 검사한다. 호모시스테인 레벨이 높으면 혈관 경련(spasm)을 일으킨다. 다리에 쥐가 나듯 혈관도 쥐가 날 수 있다. 혈관 중에서도 관상동맥에 쥐가 나면 바로 심장마비의 원인이 된다. 심장마비 사망 환자를 부검해보면 정작 콜레스테롤 수치도 높지 않고, 혈관도 막혀 있지 않아서 원인을 판명하기 어려운 경우가 절반 이상을 차지한다.

단순히 특정 음식에 대한 민감성이 염증 반응을 일으키고, 그로 인해 촉발된 비타민 B군 결핍이 심장마비와 같은 참사로 이어질 수 있다. 문제는 글루텐 민감성이 있는 사람이 글루텐을 먹어도 아무런 이상을 못 느낀다는 것이다. 당장 구토가 나거나 피부 발진이 있는 것도 아니고, 아무 느낌 없이 맛만 좋은 것이 문제다. 이를 '식품 감수성 (food sensitivity)'이라고 표현한다. 언뜻 생각하면 음식 알레르기나 식중독을 떠올릴 수 있는데 그런 증상이 전혀 없다. 차라리 눈에 보이는 증상이 존재하는 게 더 나을지도 모른다.

안타깝게도 장점막 누수 증후군에 관심을 보이는 의료인은 국내에 드물다. 하지만 기능의학 분야에서는 매우 중시하는 개념으로, 다양한 질병과 증상들의 원인을 설명 가능케 하고 있다. 장 문제가 먼저 해결되지 않으면 영양소를 통한 치료도 불가능하기 때문에 집중할 수밖에 없는 측면도 있다. 장이 줄줄 새는데 아무리 좋은 걸 먹은들 무슨 소용인가? 영양소는 흡수하지 못하고 염증만 일으키는 장을 가지곤 제대로 된 치료를 기대할 수 없다.

장점막 누수 증후군을 치료하기 위해서는 우선 장점막 누수 검사와 대변 검사를 통해 장점막 누수 증후군이 확실한지, 원인이 무엇인지를 파악해야 한다. 원인이 밝혀지면 그에 맞는 처방과 프로그램을 통해 장벽의 염증을 완화시키고 손상된 장점막을 재생시키는 데 초점이 맞춰진다. 이러한 과정은 때론 수개월이 걸리기도 하고, 환자 자신의 철저한 식이요법을 통해서만 가능하다. 위에 언급된 원인이 되는 음식들은 절대 입에 대선 안 된다. 장점은 스스로 할 수 있다는 것과 경제적으로 큰 부담이 없다는 것이다.

자가면역 질환과 아토피:
아이들 면역 시스템이 열 받은 이유

자가면역 질환은 외부 침입자들과 싸워야 할 우리의 면역 시스템이 정상적인 신체 일부를 외부 침입 물질로 오인하고 공격해서 발생하는 현상을 말한다. 대표적인 자가면역 질환으로는 알레르기, 아토피, 천식, 제1형 당뇨, 류머티스 관절염 등이 있다.

개인의 위생 관념이 높아지고 사회적으로도 청결한 환경을 유지하면서, 감염성 질환은 크게 줄어들었다. 반면, 알레르기나 아토피는 갈수록 증가하는 추세다. 둘 다 우리의 면역 체계와 밀접한 관련이 있는 것들이다. 이런 현상을 어떻게 이해해야 할까?

흔히 알레르기 증상 하면 눈물과 콧물이 흐르고 피부에 발진이 생기는 정도로 생각한다. 대부분 그렇지만 심한 경우엔 알레르기 증상만으로 사망에 이르기도 한다.

2015년 여름, 미국의 16세 소년 스콧 존슨(Scott Johnson)이 가족들과 자주 가던 식당에서 팬케이크를 먹고 유제품 알레르기로 사망하는 사건이 있었다. 같은 해 11월에는 챈들러 스윙크(Chandler Swink)가 땅콩 알레르기로 사망했다. 13세 소녀 나탈리 조지(Natalie Giorgi)도 여름 수련회를 갔다가 땅콩 알레르기로 사망했다. 미국에서는 땅콩 알레르기

사망 사고가 증가해 어린이집이나 초등학교 입학할 때 땅콩 알레르기 여부를 따로 묻는다. 그만큼 빈번하고 결과가 치명적이기 때문이다.

땅콩 알레르기…… 내가 어렸을 때는 들어본 적도 없는 질환이다.

아동 음식 알레르기가 급증한 원인에 대해 미국 질병통제센터(CDC)가 2013년 발표한 자료가 있다. 1997년에서 2011년까지 14년 사이에 아동 음식 알레르기는 50% 증가했다. 개발도상국이 아니라 주로 선진국에서 두드러진 현상이었다. 왜 그럴까? 과학자들이 다양한 연구를 통해 몇 가지 유력한 원인들을 밝혀냈는데, 각 나라나 환경에 따라 차이가 있겠지만, 미국의 경우 다음 여덟 가지 정도가 알레르기 증가의 원인으로 지목받고 있다.

첫째, 모유 수유를 하지 않는 것.

2008년 1월 소아과 학술지 《소아과학(*Pediatrics*)》에 발표된 연구 결과다. 태어나서 첫 4개월간 모유로만 수유한 경우, 유제품 알레르기나 아토피, 여드름, 천식을 예방할 수 있다는 결과였다. 가족력에 유제품 알레르기 위험이 높은 경우라 할지라도 모유 수유가 도움이 됐다. 모유에 포함된 알레르겐(allergen) 성분이 아기의 면역 시스템을 훈련시키기 때문이다.

참고로, 분유의 성분은 83%가 당분이다. 간단히 말해 설탕과 기름이다. 식품 표기를 확인해보면 주성분이 콘시럽과 수크랄로스 같은 인공감미료이고 심지어 MSG가 함유된 것을 확인할 수 있다. 미국 수입산일수록 더 심하다. 모유 수유를 고집할 이유는 너무 많다. 참고로 모유가 안 나오는 안타까운 경우, 모유 수유 마사지가 큰 도움이 된다.

둘째, 제왕절개.

2013년 미국 ABC방송 리포트에도 소개된 바 있다. 자연 출산을 할 때 산도를 통해 아이가 나오면서 유익균들에 노출되는데, 제왕절개를 통해 출산한 아이들은 이 좋은 기회를 놓치는 셈이다. 제왕절개를 해야만 했다면, 모유 수유라도 잘하는 것이 좋다. 동물 시험이긴 하지만 클로스트리디아(clostridia)라는 유익균을 쥐에게 먹인 결과, 알레르기 예방 효과가 관찰되었다. 장내 유익균들이 우리 면역의 70%를 담당한다는 사실을 기억해야 한다.

셋째, 글라이포세이트.

흔히 사용되는 제초제 농약이다. 땅콩 재배 과정에서 8~10일간 글라이포세이트를 살포한다. 글라이포세이트는 토양에 있는 영양소를 움켜쥐고 안 놓아주기도 하지만, 좋은 박테리아까지 싹 죽인다. 미국 기업 몬산토의 특허품인데 초기 특허 내용이 항생제였다. 사람이 섭취할 경우, 장내 유익균에 해를 끼치고 염증을 유발하는데 알레르기 증상을 심하게 만들 수 있다. 먹어서 문제가 되기도 하지만, 농가에서 자라면서 글라이포세이트에 노출된 아이들 사이에서 더 흔한 것으로 나타났다.

넷째, 과도한 위생 관념과 항생제 저항.

통계적으로 너무 깨끗한 나라에 사는 아이들에게서 알레르기가 더 흔하다. 세균과 흙을 접해보지 못해 오히려 면역력이 떨어진다는 가설이다. 자연주의 생활을 고수하는 미국의 아미시(Amish) 농가를 대상으로 한 연구가 여럿 있는데, 아미시 아이들은 알레르기나 아토피가 드물다. 가공식품 섭취나 환경오염 노출이 훨씬 덜한 것도 이유겠지만, 자연에 노출되는 빈도가 높기 때문이다.

사실 자연에 노출되는 것은 위험을 동반한다. 그래서 살아남으면 더 튼튼한 면역력을 갖추게 되는 거고, 그렇지 않으면 감염성 질환으로 고생하거나 죽을 확률도 있다. 강한 놈만 살아남는 것이다. 어찌 보면 그것이 자연스러운 생물학적 진화의 과정일 수도 있다.

항생제에 장기간 노출되면 장내 유익균이 멸절되어 면역력이 떨어지고, 장점막 누수 증후군을 일으켜 알레르기나 아토피 같은 자가면역 질환이 심해진다. 항생제는 남용될 경우, 세균이 항생제에 대해 내성을 갖게 되는 것이 문제다. 개인의 문제가 아니라 사회 전체의 문제다. 손 세정제로 너무 자주 닦는 것도 항생제 저항을 유발할 수 있다. 뭐든 과하면 좋지 않은데, 지나친 청결도 예외는 아니다.

다섯째, 가공식품: 트랜스지방과 식품첨가물.

가공식품이 가장 큰 원인 중 하나다. 과자만 끊어도 증상이 개선되는 사례가 흔하다. 실제 상관관계가 존재하는지, 아니면 우연의 일치인지를 증명하는 것은 과학자들의 몫이고 의사나 엄마 입장에서는 끊으라고 할 수밖에 없다. 식품업계는 식품첨가물이 안전하다고 항변하지만, 최소한의 안전일 뿐 건강식과는 거리가 멀다는 것을 누구나 다 알고 있다.

가공식품이 증가하면서 식료품 가격이 낮아져 경제적인 면에선 도움이 됐지만, 건강 면에서 볼 때는 재앙 수준이다. 가공식품의 트랜스지방이 장내 유익균에 악영향을 끼쳐 알레르기 위험을 증가시킨다. 방부제도 알레르기 증가의 원인이 될 수 있고, 질산염이나 아황산염, 인공색소도 문제를 일으킨다. MSG는 알레르기를 일으킬 뿐만 아니라 신경독소다.

가공식품이 제조 과정에서 교차 오염(cross contamination)에 노출되는 것도 문제다. 같은 공장에서 이것도 만들고 저것도 만들다 보니 생기는 현상이다. 그래서 요즘은 '본 제품은 ○○을 제조한 설비에서 함께 제조되었습니다'라고 표기해 특정 성분에 알레르기가 있는 소비자에게 정보를 제공한다.

여섯째, 화학 물질.

현대 환경은 화학 물질의 노출을 피할 수 없다. 세상 만물이 화학으로 이루어져 있긴 하지만, 인류에게 익숙지 않은 새로운 화학 물질들에 지나치게 노출되는 것이 문제다. 우리 몸이 이들 새로운 화학 물질을 효율적으로 분리해서 배출하는 방법을 아직 모르기 때문이다.

태아로 엄마 배 속에 있을 때부터 화학 물질에 노출된다. 미국 환경 연구단체인 EWG(Environmental Working Group)의 2004년 연구에서는 영아 10여 명의 탯줄을 분석한 결과, 287가지의 화학 물질이 검출되었다. 그중에는 발암 물질을 비롯해 신경독소까지 기형아 출산을 유발할 가능성이 높은 물질들도 포함되어 있었다.

2007년 연구에서는 PFOA(perfluorooctanoic acid)에 노출된 쥐가 달걀을 접했을 때 알레르기 반응을 보인다는 것이 관찰되었다. PFOA는 테플론 프라이팬에 사용되는 화학 물질이다. 고어텍스 천이나 전자레인지 팝콘 포장지 외에도 카펫, 옷, 배낭 등에 두루 사용된다. 이러한 화학 물질에 반복적으로, 그리고 복합적으로 노출되었을 때 어떤 효과가 있는지에 대한 연구는 아직까지 나오지 않았다.

일곱째, 대기오염.

대기오염은 자가면역 질환 중 천식 증가와 연관이 있다. 미국 질병통제센터(CDC)의 통계에 따르면, 2001년에서 2011년 사이 천식 환자가 28% 증가했다. 이는 기후변화와도 맞물려 있다. 단순히 중국 공장이나 화력 발전에서 배출되는 탄소만이 문제가 아니다. 꽃가루나 자연적인 온난화도 탄소 배출을 증가시킨다. 출생 전 대기오염에 노출되면 자폐증 위험도 증가하는 것으로 알려져 있다. 자폐 아동들은 대체로 기관지와 비강에 증상을 일으키는 음식 알레르기를 갖고 있는 경우가 많다.

여덟째, 장점막 누수 증후군.

장점막에 균열이 생겨 소화가 덜 된 거대 단백질이 체내에 진입하면, 우리 몸은 이를 병원균으로 오인하고 항체를 만들어낸다. 그다음에는 이와 비슷한 분자구조를 가진 것들을 모두 공격하는데, 우리 신체의 일부가 공격 대상이 되기도 한다. 전형적인 자가면역 질환이다.

마지막으로 백신 사용 증가도 의심해봐야 한다. 백신의 접종 목적은 특정 바이러스에 대한 면역을 형성하기 위함이다. 현대 아동들이 접종받는 백신의 가짓수들은 과거에 비해 현저히 늘어나 있고 계속 추가되고 있다.

백신이 인위적으로 아이들의 면역 체계를 건드렸을 때, 백신이 본래 의도한 긍정적인 효과만 나타난다는 보장은 없다. 병원체가 아닌 꽃가루나 땅콩에도 백혈구들이 쉽게 흥분할 수 있다. 바로 알레르기다. 미국 아동들의 경우, 유럽 아동들에 비해 두 배 이상의 백신을 접종받는다. 미국 아이들의 자가면역 질환이 가장 심각하다는 사실에 주목할 필요가 있다.

미국 질병통제센터(CDC) 보고서에는 백신 사용 증가가 누락되어 있지만, CDC가 다수의 백신 특허를 소유하고 있어 '백신 회사'와 다를 바 없다는 현실적 제약과, 과거에 비해 크게 늘어난 지금의 백신 가짓수를 모두 혼합해서 접종했을 때의 위험에 대한 연구가 존재하지 않는다는 사실을 감안하면, 백신을 의심 항목에서 섣불리 제외할 수는 없다.

자가면역 질환 중 아이들과 부모들을 가장 괴롭히는 것이 아토피 피부염이다. 영양학적으로 아토피 증상 완화와 치료에 도움이 되는 영양소들이 있다.

아토피를 포함한 습진·피부염에는 감마리놀렌산이 도움이 된다. 감마리놀렌산은 오메가6 오일로 머리카락, 피부, 손톱 재생 효과가 오메가3보다 뛰어나다. 아토피 환자들은 피검사를 하면 리놀렌산 수치가 높게 나온다. 이는 리놀렌산 대사 활동이 저조하다는 것을 의미한다. 필요한 것은 리놀렌산이 아니라 감마리놀렌산인데, 감마리놀렌산으로 전환되지 못한 리놀렌산이 세포에서 흡수·사용되지 못하다 보니 혈중에 머무르게 되고, 피검사를 했을 때 수치가 높게 나오는 것이다. 따라서 감마리놀렌산 복용을 추천하는데(500mg씩 하루 두 번), 스피룰리나 같은 해초에 감마리놀렌산이 풍부하다. 스피룰리나는 자라난 환경에 따라 제품의 질 차이가 많이 나므로 신중하게 제품을 선택해야 한다. 스피룰리나에는 감마리놀렌산 외에도 비타민 A, 비타민 E, 비타민 B 복합체 등이 풍부한데 모두 아토피 치료에 꼭 필요한 영양소들이다. 아토피 환자는 스피룰리나 외에도 아연과 철분이 결핍되지 않도록 점검해야 한다.

스피룰리나를 먹는 것보다 더 중요한 것이, 피해야 할 것들을 철저히 피하는 생활 수칙이다. 앞에 명시된 원인이 되는 것들을 최대한 멀리하고, 비누, 더운물, 트랜스지방(가공식품), 수면 부족은 반드시 피해야 한다.

전염성 질환:
신종 플루에서 메르스, 지카 바이러스까지

질병은 크게 감염성 질환과 대사 질환으로 분류할 수 있다. 감염성 질환은 주로 박테리아나 바이러스, 기생충 등의 감염에 의해 발생하고, 전염을 통해 옆 사람에게 확산될 수 있는 질병들을 의미한다. 반면 대사 질환은 당뇨, 고혈압, 고지혈증, 암처럼 감염이 아닌 정상적인 신체 대사에 문제가 생기는 질병들이다.

감염성 질환은 플레밍이 항생제를 발명하고, 위생과 격리에 관한 개념이 생겨나기 전까지 오랫동안 인류에게 두려움의 대상이 되어왔던 질병들이다. 눈에 보이지 않는 세균의 존재를 몰랐기 때문에 전염병이 확산되면 별다른 대책도 없이 두려움에 떨어야 했다.

그 두려움은 지금도 이어진다. 2015년 한국의 메르스 사태, 2009년의 전 세계적인 신종 플루 대유행(pandemic) 그리고 미국에서는 2014년 에볼라와 2015년 디즈니랜드 홍역 사태, 2016년 지카 바이러스까지 전염성 질환에 대한 보도는 늘 사람들의 공포심을 유발했다. 상업 언론 특유의 선정성과 자극성 때문인지 몰라도, 불구경하듯 자극적인 보도가 연일 쏟아졌다. 메르스 때만 해도 시시각각 늘어나는 감염 확정자와 사망자 집계가 뉴스를 통해 보도되었다.

2009년 가족들과 함께 한국에 머물 때 신종 플루가 유행했다. 아이 엄마가 병원 앞에서 발을 동동 구르며 울면서 인터뷰하는 모습이 9시 뉴스에 보도되었다. 병원에 왔는데 치료제인 타미플루(Tamiflu)가 동났다는 것이다. 당시 타미플루가 품귀 현상을 빚었고, 한바탕 소동이 벌어졌다.

뉴스를 보며 근심하는 아내에게 한마디 했다.

"신종 플루? 내년 여름 되면 아무도 기억 못해."

결론부터 말하자면, 신종 플루 사망자 수가 일반 계절성 독감보다도 적었다. 한국에서 계절성 독감으로 인한 사망자 수는 2010년 기준으로 약 2370명이다. 이는 국내 전체 사망자 수의 1%에 해당한다. 미국은 1만 명에서 3만 명 정도다. 물론 건강한 사람이 독감으로 사망하지는 않는다. 영유아와 노약자 그리고 면역력이 저하된 사람들이다. 독감으로 지병이 악화되거나 폐렴과 같은 합병증으로 사망한 경우가 대부분이다.

이후 미국으로 돌아와서 2014년 에볼라 뉴스가 터졌을 때, 그리고 2015년 초에 디즈니랜드발 홍역 사태가 발생했을 때에도 언론에선 난리가 난 듯 떠들어댔고, 나는 매번 똑같은 말을 반복해야 했다.

"내년 여름에 봐. 아무도 기억 못해."

다행스럽게 나의 예언(?)은 단 한 번도 빗나간 적이 없었다. 전염성 질환의 발병 및 확산에 관한 언론 보도를 보면서 늘 드는 생각은, 언론이 그야말로 엉뚱한 내용을 보도한다는 것이다. 세계보건기구(WHO)와 미국 질병통제센터(CDC)에서 뭐 하나 발표하면 언론은 그냥 앵무새처럼 떠드는 건 알겠는데, 확산율이나 유병률, 사망률 때문이라면 정말 보도해야 할 것이 신종 플루나 메르스가 아니라 당뇨와 암이다. 국내 당뇨 환자는 2010년 이미 480만 명을 넘어섰고, 2020년에는 600만 명을 넘어설 전망이다.

국제당뇨병연맹(IDF)에 따르면, 2014년 전 세계 당뇨 환자는 약 3억 8200만 명에 달한다. 2013년에는 약 510만 명이 당뇨 질환 때문에 목숨을 잃은 것으로 추정하고 있다. 사망률로만 따져도 에이즈보다 3배가량 높다. 사람들은 에이즈만 무서운 병인 줄 알고 있는데 당뇨 앞에서는 아무것도 아니다. 메르스는 비교 대상도 안 된다. 당뇨가 매일 뉴스 헤드라인을 장식해도 시원치 않을 지경이다.

하지만 당뇨병은 옆 사람에게 전염되지 않는다고 반문할 수 있다.

당뇨가 전염되지 않는다고? 나는 당뇨도 전염된다고 말한다. 지금 암, 당뇨, 고혈압은 그 어떤 전염병보다 더 빨리 확산되고 있다. 사망자 수도 급증하고 있다. 잘못된 의료 정보, 잘못된 건강 정보 그리고 잘못된 처방과 치료 때문이다.

가족력이라는 것은 사실 부모가 자식한테 옮기는 것과 다름없다. 반드시 병원균을 매개로 해야만 옮는 것이 아니고, DNA를 통해서만 자녀에게 물려주는 게 아니다. 잘못된 습관, 잘못된 입맛, 잘못된 가치관을 통해 그 어떤 질병보다 빠르게 전염되고 유전된다. 엄마의 입맛이 자녀에게 옮겨가고, 입맛을 따라 당뇨와 암도 함께 옮겨간다. 전염병과 무엇이 다른가? 통계적인 숫자만 놓고 보면 메르스보다 전염성이 더 높다. 경제적인 손실만 따져봐도 메르스보다 더 파괴적이다. 이래 지래 메르스보다 더 위험하다.

그렇다면 왜 WHO는 당뇨 사태는 방치한 채 신종 플루나 지카 바이러스 같은 전염성 질환은 확대해서 언론으로 하여금 호들갑 떨게 하는 걸까? 지난 패턴을 보면 답이 나온다.

2009년 조류독감이 전 세계를 강타했을 때, 유일한 치료제는 로슈(Roche)의 항바이러스제 타미플루였다. 당시 엄청 많은 양을 생산하는 바람에 재고가 잔뜩 남았는데, 재고품의 유효기간이 다가오자 때마침 터진 것이 전 세계적인 신종 플루였다. 공교롭게도 치료제는 똑같은 타미플루였다. 결국 신종 플루 덕분에 재고를 모두 처리할 수 있었다. 로슈의 주가가 올라간 것은 두말할 것도 없다.

타미플루 생산은 스위스 제약업체 로슈에서 하고 있지만, 미국의 바이오벤처 기업 길리아드 사이언스(Gilead Science)가 개발했고, 이 기업의 회장은 도널드 럼스펠드 전 국방부 장관이다. 타미플루는 럼스펠드, 부시, 딕 체니 가문을 떼부자로 만들어준 황금알을 낳는 거위였다. 타미플루 덕분에 럼스펠드의 자산은 1200배 증가했다.

2014년의 에볼라 관련 뉴스도 드라마틱했다. 미국인 환자를 방역 장치가 된 비행기에 싣고 본국으로 데려와 격리 시설된 병원에서 치료하는 모습이나, 미국 내에도 에볼라가 퍼져 재앙이 닥칠 것이라고 우려하는 국민들의 모습까지 실시간으로 방영되면서 미디어에서는 할리우드 재난 영화급으로 센세이셔널하게 다뤄줬다.

당시 세계적으로 사망자가 1000명 가까이 늘어나면서 전문가들이 방송에 출연해 우려를 쏟아냈지만, 막상 따져보면 매년 독감 사망자가 미국에서만 수만 명에 달한다. 그러나 독감 사망자의 실시간 집계는 뉴스에 나오지 않는다. 2012년엔 전 세계 홍역 사망자가 12만 2000명이 넘었다. WHO에서는 에볼라보다 홍역이 더 문제라고 말한다. 홍역은 감염 경로라든가 병리 역학이 에볼라 바이러스와 아주 비슷하다. 재채기나 기침으로, 혹은 가까운 신체 접촉을 통해 바이러스가 쉽게 전달, 감염되기 때문이다. 하지만 역시 뉴스에 나오지도 않는다. 홍역 사망자 대부분이 위생 상태와 영양 상태가 열악한 아프리카 빈국에서 발생하고 미국에선 사망자가 단 한 명도 없기 때문이다. 제3국의 홍역 이나 볼거리 사망자는 더 이상 뉴스거리가 아니다.

그렇다면 왜 아프리카 시에라리온 지역의 풍토병에 불과한 에볼라 바이러스가 갑자기 뉴스화되었던 걸까? 에볼라가 지역적으로 확산되고 사망자가 증가하는 현상은 주기적으로 있었던 일인데, 왜 2014년 에 느닷없이 미국에서 뉴스거리가 되었느냐는 것이다.

실제로 들불처럼 번지기 시작한 것은 에볼라가 아니라 뉴스였다. 2011년 타미플루와 마찬가지로 에볼라 뉴스와 때를 맞춰 에볼라 치료제가 준비되고 있었다. 샌디에이고에 있는 바이오벤처 맵 파마수티컬 (Mapp Pharmaceutical)에서 지맵(Z Mapp)이라는 에볼라 치료제를 개발 중에 있었고, 에볼라 뉴스가 나가기 1년 전에 미국 국립보건원(NIH) 과 계약을 맺은 사실이 드러났다. 혈청으로 개발하니까 약뿐만 아니라 백신도 나온다는 건데, 백신 판매를 위해선 대중의 공포가 필요했다.

2016년에는 브라질의 지카 바이러스 뉴스가 전 세계인들에게 충격을 안겨줬다. 머리통이 유난히 작은 아이들의 기괴한 사진과 함께 뉴스가 퍼져나갔다. 임신부가 감염되면 신생아 소두증을 유발한다고 알려지면서 공포가 확산되었다. 치료제나 백신이 없다는 말은 늘 따라붙는 수식어. 미국 보건 당국이 남미와 중미 여행 자제를 권고하면서 올림픽을 앞두고 있던 브라질에 비상이 걸리기도 했다.

모두들 흥분하고만 있을 때, 일부 과학자들이 의문을 제기했다. 지카 바이러스는 1948년 발견되어 학계에 보고되었는데, 지난 60년간 별 탈 없던 바이러스가 과연 2015년 말에 갑자기 늘어난 소두증의 원인이라고 볼 수 있을까? 역학조사 결과, 당시 브라질에서는 4780건의 소두증 의심 사례가 보고되었고 그중 404건이 소두증으로 확인되었으며 그중 17건만 혈액검사를 통해 지카 바이러스 감염이 확인되었다. 404건 중 17건이라면 통계적으로 무의미하다.

　반면, 콜롬비아의 경우에는 3117명의 임신부 지카 바이러스 확진자 중 신생아 소두증 사례 보고가 단 한 명도 없었다는 점을 지적하자 모기가 퍼뜨리는 지카 바이러스가 원인이라 했던 WHO와 미국 질병통제센터의 주장은 쏙 들어갔다. 하지만 공포는 이미 확산되었고 뒷수습에는 아무도 관심을 보이지 않았다. 그렇다면 2015년 말과 2016년 초에 급증한 소두증의 진짜 원인은 무엇일까?

　여러 가지 가설이 제기되었다. 우선 아르헨티나 의사 단체의 주장에 따르면, 피리프록시펜(Pyriproxyfen)이 들어간 물을 마신 결과로 신생아 소두증 발병이 증가했다는 것이다. 피리프록시펜은 유전자 조작 작물로 유명한 몬산토의 제휴사인 일본 스미토모 화학이 개발한 해충 박멸제다. 소두증 발병이 집중된 지역의 지방정부가 모기 유충의 성장을 막기 위해 수돗물에 피리프록시펜을 첨가한 사실이 밝혀졌다. 현재 브라질 정부는 피리프록시펜 사용을 금지하는 조치를 취함으로써 이 가설을 뒷받침하고 있다.

　또 다른 용의자는 아트라진(Atrazine)이라는 제초제다. 몬산토의 라운드업 다음으로 많이 사용되는 제초제인데, 2011년 임신 중 노출되었을 때 소두증을 유발하는 부작용이 발견되면서 위험성을 경고한 제품이다. 브라질 해당 지역 농작물에 과다 살포된 바 있어 의심을 받고 있다.

또한 영양 결핍도 문제로 지적되고 있다. 소두증 급증 지역 주민들은 비타민 A와 아연 결핍이 심한 것으로 나타났다. 비타민 A는 결핍시 소두증을 유발한다고 밝혀진 바 있다. 아연 또한 뇌의 구성과 기능에 중요한 역할을 하는 영양소다.

가장 뜨거운 감자는, 브라질 정부가 2015년부터 시행한 임신부 TDaP 예방접종 의무화다. TDaP는 파상풍, 디프테리아, 백일해 복합 백신이다. 해당 백신은 뇌염과 같이 뇌신경에 손상을 가하는 부작용을 일으킨다. 공교롭게도 TDaP 백신 의무접종 실시 몇 개월 후부터 신생아 소두증이 집중적으로 증가했다. 임신부에게 백신보다는 비타민 A와 아연을 공급하는 게 훨씬 유익했을 것이다.

결국 소두증 증가의 원인은 모기에 의한 지카 바이러스보다는 열악한 위생 환경, 영양실조, 무분별한 살충제 사용, TDaP 백신 등 다양한 원인이 복합적으로 작용한 결과다.

지금까지 사스, 조류독감, 신종 플루, 메르스, 에볼라 등 거의 해마다 애먼 바이러스나 모기한테 죄를 뒤집어씌우면서 마치 온 인류가 멸망할 것처럼 호들갑을 떨었지만, 결국 효과도 없는 백신이나 치료제 개발을 하는 제약 회사의 배만 불려주는 결과를 낳았다.

지카 바이러스 역시 예외가 아니었다. 지카 백신 개발을 서둘러달라고 오바마 대통령이 긴급 자금 18억 달러를 제약업계에 지원하기로 했다는 헛발질 소식에 제약주들만 주식시장에서 강세를 보였다. 늘 있는 일이다. 언론을 통해 공포가 확산될 때 제약 회사들의 주가는 급등한다. 이것이 공식이다. 공포 마케팅으로 돈을 버는 세력이 따로 있는 것이다.

한발 더 나아가, WHO에서는 지카 모기의 확산을 막기 위한 맞불 작전으로 유전자 조작 모기를 활용해야 한다는 황당한 주장까지 내놓았다.

자본주의, 관료주의, 편향된 연구(agenda science)에 볼모 잡힌 보건 당국, 세계보건기구, 제약 회사와 이들의 주장만 앵무새처럼 되풀이하는 언론에 맞춰 돌아가는 현재 상황을 볼 때, 이들을 견제할 수 있는 바른 시민의식과 가치 중립적이고 양심 있는 과학자들의 연구 활동이 절실하다.

감기 vs 독감 vs 유사 감기: 감염성 질환에 대한 오해들

감기에 안 걸리는 사람은 없다. 하지만 감기가 어떤 병인지 잘 아는 사람도 별로 없다. 대부분 감기와 독감과 몸살의 차이를 구분하지 못한다. '의사들이나 알면 되지 일반인들이 그런 것까지 알 필요는 없다'고 생각할 수 있지만, 나는 나의 자녀들이나 부모, 형제, 친척, 친구 등 모두 알았으면 좋겠다는 생각이다. 알아두면 대처 방법이 달라지기 때문이다.

감기는 건강한 일반인들에게 큰 장애를 남기는 위험한 병은 아니지만 가장 흔한 질환 중 하나이고 발열, 콧물, 기침 등으로 일상생활에 많은 지장을 준다. 일분일초가 소중한 현대인들에겐 큰 손실이 아닐 수 없다. 실제로 전체 인구가 감기 때문에 결근하는 일수(日數)를 더해 경제적 손실을 계산하기도 한다.

감기는 의학적으로는 상기도 감염증, 그중에서도 급성 비인두염을 말한다. 원인은 바이러스. 콧물감기를 주로 일으키는 리노 바이러스, 고열과 몸살을 일으키는 콕사키 바이러스, 아데노 바이러스 등 200여 가지가 넘는 다양한 바이러스가 원인이다. 너무 다양한 데다 변이도 잦아서 치료제나 예방 백신을 만드는 것이 불가능하다(가능하겠지만 경제성이 떨어진다).

비인두에서 염증이 시작되면 프로스타글란딘이라는 염증 매개 물질이 뇌에 전달되고 전신 증상이 시작된다. 콧물이 흐르고, 몸에 열이 나고, 기운 없고, 소화 안 되고, 두통이 생기는 등의 증상이 이에 해당된다. 그런데 이러한 증상들은 엄밀히 따지자면 바이러스가 일으키는 증상이 아니다. 우리 뇌의 지시에 따라 우리 몸이 일으키는 증상이다. 왜일까?

답은 감기 바이러스와 효과적으로 싸우기 위해서다. 바이러스들이 일단 몸 안으로 들어오면 이에 대한 인체의 방어 메커니즘이 작동한다. 인체의 대사 기능을 활성화하여 저항력을 키우려 하는 것이 발열이다. 감기 바이러스는 열에 약하다. 반면, 감기 바이러스와 맞서 싸우는 백혈구에게 유리한 환경이다. 열이 1도 올라가면 10% 정도의 대사 기능 향상이 이루어진다. 그러다가 열이 지나치게 오를 경우, 두뇌에 손상을 주지 않도록 편도가 열을 차단한다. 편도선이 붓는 것이다. 또한 기침과 콧물을 통해 바이러스 침입 경로인 호흡기에서 바이러스를 배출한다.

그런데 우리는 어떻게 하는가? 치료랍시고 해열제를 먹여 열을 낮춘다. 조금 불편하다고 콧물약을 먹이고, 진해거담제를 먹여 기침과 가래를 멎게 한다. 편도는 불필요하니 잘라버린다. 응원은 못해줄망정 감기와 싸우려는 우리 몸의 노력에 찬물을 끼얹는 것이다.

아이가 감기에 걸렸을 때 엄마들의 가장 큰 공포는 열이다. 고열로 인해 뇌가 손상되는 것을 알기 때문이다. 바이러스 감염에 의한 발열은 보통 38.4도에서 40도 사이를 왔다 갔다 한다. 41.5도가 넘어가면 뇌에 영향을 끼치지만 대부분의 경우 41도를 넘지 않는다.

38도 이하의 열은 크게 걱정할 필요가 없다. 아이가 열이 날 때 엄마가 해야 할 일은 해열제를 먹이고 편히 자는 것이 아니라 열이 더 오르지는 않나 주기적으로 관찰하는 것이다. 열이 오를 때는 미온수에 적신 수건으로 몸을 닦아주면 해열제만큼이나 효과가 좋다. 간단히 해열제 하나 먹으면 될 일을 가지고 왜 유난 떠느냐는 생각이 든다면 해열제를 먹여도 된다. 어디까지나 각자의 판단에 달린 일이다.

일기예보를 보면 환절기에 감기 조심하라는 말을 자주 듣는다. 환절기에 감기 바이러스가 기승을 부리는 걸까? 갑자기 날씨가 추워졌거나, 또는 더워졌거나 일교차가 심할 때 걸리는 감기는 반드시 바이러스에 의한 것이 아니다. ILI(Influenza like illness)라고 해서 굳이 번역하자면 '유사 독감'이다. 바이러스와는 관계없이 우리 몸이 외부 환경 변화에 맞추기 위해 부대끼는 몸살이다.

미국 질병통제센터의 연구 결과에 따르면, 감기나 독감 증상을 보이는 사람 중에 바이러스에 의한 경우는 13% 정도에 불과한 것으로 나타났다. 날씨나 환경 변화에 맞추기 위해 몸이 부대끼는 몸살이 대부분이고, 실제로 바이러스 감염에 의한 감기나 독감은 비율상 얼마 되지 않는다.

흔히 알려진 상식으로, 감기 바이러스는 저온에서 활동할 수 없기 때문에 남극에선 감기에 걸리지 않는다는 속설이 있다. 하지만 남극에서도 열나고 콧물 흐르고 감기에 잘만 걸린다. 바이러스와 상관없이 몸살에 걸리는 것이다.

변화하는 기온과 환경 속에서 우리 몸이 36.5~37.5도를 항상 유지하기 위해선 보통 노력을 필요로 하는 것이 아니다. 변온동물인 파충류처럼 일주일씩 굶을 수도 없다. 끊임없이 음식을 먹어야 한다. 항온동물의 숙명이다. 외부 온도가 급격히 떨어졌을 때, 시상하부의 체온 중추가 작동해 체온을 끌어올려야 하는데 때론 지나치게 체온이 올라가는 경우가 생긴다. 우리가 흔히 감기라고 생각하는 증상인 발열이나 콧물, 재채기뿐만 아니라 변비, 설사, 피로 등을 동반하는데 바로 유사 독감이다.

환절기 외부 온도 변화뿐만 아니라 과도한 노동이나 갑작스럽게 무리한 운동, 스트레스, 수면 부족에도 비슷한 증상이 나타날 수 있다. 가장 좋은 예방법은 충분한 수면이다. 감기에 걸렸을 때는 쉬어가라는 몸의 신호로 받아들이면 된다.

감기와 독감을 같은 병으로 여기는 사람들이 많다. 증상이 미미하면 감기, 증상이 심하면 독감이라고 생각하는 정도다. 독한 감기가 독감이 아니라 둘은 전혀 다른 질병이다. 다른 유형의 바이러스로 발병한다. 독감의 원인은 인플루엔자 바이러스 한 가지다. 다만 인플루엔자의 종류가 다양하다. H1N1 하는 식으로 알파벳과 숫자로 나가는 바이러스다. 매년 변종을 일으키기 때문에 백신을 만들기도 힘들고, 치료제를 만들기도 어렵다.

감염성 질환에 대한 가장 큰 오해는 이것이다.

독감 바이러스에 스치기만 해도 독감에 걸린다고 생각하는 것이다. 마스크를 쓰거나 재채기하는 사람 옆에 가지 않으려 하는 격리 시도가 불필요하다는 뜻은 아니다. 유비무환! 조심해서 나쁠 것은 없으니까. 하지만 독감이 증상을 일으킬 확률은 3%도 안 된다. 유행성 질병을 일으키는 바이러스도 생존하기가 그리 만만치 않다는 뜻이다. 메르스도 치사율이 40%나 된다고 해서 우려했던 것이지 전염성은 오히려 낮았다. 메르스의 감염병 재생산지수(reproduction number)는 1 기준으로 0.6 수준이고, 전염성이 강한 홍역의 경우 12에 달한다. 재생산지수가 1이면 한 사람의 감염자가 한 명의 2차 감염자를 만든다는 의미다. 숫자가 클수록 전염력이 높다.

감염자가 모두 증상을 나타내는 것도 아니다. 독감 시즌에는 거의 대부분이 목에 바이러스를 보균하고 있는 것으로 봐도 무방하다. 잠을 못 잤거나, 스트레스를 받았거나, 영양 섭취가 부실해서 내 몸의 면역력이 약해질 때 증상이 나타나는 것이다.

전염병이 확산될 때, 같은 병원에서 근무하면서도 어떤 의료진은 감염되고 어떤 의료진은 괜찮다. 그 차이가 방역복 잘 입고 마스크를 잘 쓰고 있어서만은 아니다. 안전 수칙을 잘 지키고 안 지키고의 차이도 아니다. 개인의 면역력 차이다. 이 개인 면역력을 결정짓는 것은 단순히 백신을 맞았는가, 안 맞았는가의 여부보다 영양, 수면, 스트레스, 위생 이 네 가지가 가장 큰 작용을 한다.

메르스에 감염되었던 응급실 의사의 경우, 적어도 세 가지가 부실했을 가능성이 크다. 메르스 비상사태 상황에서 스트레스는 말할 것도 없고, 잠도 제대로 못 잤을 것이며, 먹는 것도 부실했을 것이다. 눈앞에 닥친 엄청난 상황 속에 그 세 가지의 가치나 중요성을 간과했을 가능성이 크다.

아이가 감기에 잘 걸린다고 해서 면역력이 약한 약골로 단정 지어선 안 된다. 통계에 의하면 성인은 1년에 감기 2~3번, 소아의 경우 6번이 평균적이다. 아이가 성인보다 감기에 자주 걸리는 것은 아이의 면역력이 아직 훈련 중이기 때문이라고 이해하면 된다. 감기 안 걸리는 아이는 없고, 감기를 통해 면역력이 보다 튼튼해지는 것이다. 그 아이가 커서 정말 약골이 되었다면, 혹은 커가면서 잦은 중이염, 폐렴, 천식, 알레르기, 아토피 등으로 고생한다면, 어려서부터 자주 병원에 데리고 다니며 항생제를 먹인 엄마의 잘못일 수도 있다.

나는 아이 셋을 키우고 있는데, 우리 아이들은 단 한 번도 항생제를 먹어본 적이 없다. 항생제가 쓸데없는 약이라서 안 먹인 것이 아니다. 항생제는 죽을 사람을 살려내는 기적의 약이다. 전쟁터에서 수많은 젊은이들의 목숨을 구해냈다. 우리 아이들은 다만 죽을 일이 없었을 뿐이다. 감기는 죽을병이 아니기 때문에, 중이염도 죽을병이 아니기 때문에, (아이들이 중이염에 걸린 적도 없었지만) 항생제를 사용할 기회(?)가 없었을 뿐이다.

대신 모유 수유를 했다. 여름 내내 얼굴이 새까매지도록 밖에서 뛰어논다. 잠자는 시간은 매일 열 시간 이상 잔다. 아이들에게 하루 열 시간의 수면은 아이의 성장, 정서, 면역, 건강에 중요한 영향을 끼친다. 숙제나 공부는 감히 잠과 맞바꿀 만한 가치가 없다.

샐러드나 채소를 거부하지 않고 좋아한다. 양파, 마늘, 셀러리, 가지, 당근, 파프리카는 아이들이 가장 좋아하는 음식이다. 가능하면 유기농으로 먹였다. 입맛은 어려서부터 습관을 들여준 덕분이다.

미국이나 한국처럼 풍요로운 환경에선 아이들을 키우면서 항생제를 필요로 하는 경우가 극히 드물다. 위생 상태와 영양 상태가 좋기 때문에 감기가 중이염으로, 또는 폐렴으로 쉽게 번지지 않는다. 폐렴이 발생하면 그때 항생제를 써도 늦지 않다. 미리 약을 복용한다고 해서 폐렴을 예방하는 것도 아니기 때문에, 바이러스 감염인 감기에 항생제를 처방하는 것은 그야말로 무의미하다.

항생제:
아무리 좋아도 남용해선 안 되는 이유

메르스나 지카 바이러스는 치료제가 없다고 해서 공포심이 확산되었는데, 매년 꼬박꼬박 찾아오는 감기나 독감도 치료제가 없기는 마찬가지다. 치료약이 없다는데 무서운가? 하지만 그 이유를 알고 나면 그렇게 두렵지만은 않다. 메르스는 감기의 원인인 코로나 바이러스의 변종이다. 한때 유행했던 사스(SARS)와 똑같은 바이러스다. 코로나 바이러스는 워낙 증세가 미미해서 치료제 개발의 필요성이 없었다. 백신이나 치료제를 만들 가치조차 없던 코로나 바이러스의 변종이기 때문에 메르스의 치료제가 개발되지 않았던 것이다. 감기에 걸렸을 때, 어떤 바이러스에 의해 감기에 걸렸는지 알 길이 없다는 사실도 약을 만들기 어려운 이유 중 하나다.

치료제도 없는데 병원은 왜 갈까? 치료제는 없지만 증상을 완화시키는 약들은 많다. 비스테로이드성 소염진통제(해열 진통 소염), 진해거담(기침 가래 제거), 항히스타민제(콧물 억제) 같은 약들이 있다. 때론 증상 자체가 위험할 수 있기 때문에 증상을 완화시킬 필요도 있고, 환자의 불편함을 해소시켜 휴식 혹은 수면을 취할 수 있도록 도움을 주기 위한 약들이다.

그런데 병원 가면 이런 증상 완화제들과 함께 항생제를 처방해준다. 요즘은 많이 줄어들었다고 하지만, 한국과 미국의 항생제 처방률은 여전히 높은 편이다. 미국 어린이들은 스웨덴 어린이들보다 다섯 배 이상 항생제를 많이 복용하는 것으로 밝혀졌다. 의사가 아무 조치도 안 해주는 것에 대한 환자의 이해가 있어야 하는데, 환자들의 의식이 그렇지 않다 보니 의사들도 뭔가 해줘야 한다는 부담감에 항생제를 처방해준다. 환자들이 병원을 찾을 때는 의사와의 상담이나 조언에 만족하는 것이 아니라 뭔가 조치를 바라고 왔기 때문에 그냥 돌려보내면 불만을 토로한다. 안심하고 푹 쉬라는 의사의 말에 고마움을 전하면서 안심하고 푹 쉬는 환자들은 많지 않다. 처음부터 병원에 약을 탈 마음으로 간 것이기 때문에 약을 얻어오는 것이다.

하지만 대부분의 감기는 약물보다는 집에서 잘 쉬는 게 올바른 처방이다. 여기서 말하는 대부분은 99.9%를 의미한다. 일주일 정도 잘 쉬면 자연치유되므로 항생제가 하는 역할은 없다. 항생제는 항바이러스제가 아니기 때문이다. 항생제는 박테리아에 작용하지만 감기나 독감은 바이러스가 원인이고, 유사 독감이나 몸살의 경우엔 해당 사항이 전혀 없기 때문이다.

이를 잘 이해하는 의사들은 신중하게 항생제를 처방하기 때문에 의원에 따라 항생제 처방 비율은 0%에서 95%까지 그 격차가 심하게 벌어진다. 항생제 처방을 즐기는 의사들은 폐렴이나 중이염 같은 2차 감염을 예방하기 위해 선제적으로 항생제를 처방하는 것이 적절하다고 주장한다. 이는 의학적으로 볼 때 전혀 근거가 없다. 항생제는 예방 효과가 있는 약이 아니고, 함부로 남용해도 되는 약이 아니기 때문이다.

미국소아과학회에서는 이에 대해 분명히 경고하고 있다. 중이염에 걸린 소아 환자에게도 항생제 처방을 자제하거나 신중히 할 것을 권고하고 있다. 특히 소아 환자들의 경우 항생제 남용을 주의해야 할 이유는 여러 가지가 있다.

첫째, 아이의 성장에 악영향을 끼친다. 뉴욕 의과대학에서 동물 실험을 통해 이를 증명했고, 연구 논문이 2015년 학술지 《네이처 커뮤니케이션》에 발표되었다. 특정 항생제가 청력 상실을 초래한다는 연구 결과도 나왔다. 미국 국립보건원이 지원한 한국과 미국 공동 연구팀의 논문이 2015년 학술지 《사이언스 중개의학(Science Translational Medicine)》에 등재되었다.

둘째, 항생제 남용이 소아비만을 유발한다. 2016년 3월 《미국소화기학회 저널》에 발표된 논문에 따르면, 2만 1714명의 아동을 대상으로 한 코호트 연구에서 2세 이하 아동이 항생제 치료를 받을 경우 소아비만 위험이 증가하는 것으로 나타났다.

셋째, 항생제는 오히려 어린이들의 면역을 크게 약화시킨다. 최근에 어린이 아토피, 천식, 알레르기 등 면역 계통의 질환이 폭발적으로 증가한 주요 원인 가운데 하나가 바로 항생제 오남용이다. 우리 면역의 70% 이상을 담당하는 장내 유익균이 멸절하기 때문이다. 감기를 달고 사는 아이, 폐렴과 중이염에 반복해서 걸리는 아이, 방광염이 자꾸 재발하는 할머니 등 모두 항생제 남용이 원인일 수 있다.

넷째, 항생제가 위장 장애를 일으켜 무기질 영양소의 소화와 흡수를 저해하면 영양 결핍이 발생할 수도 있다. 영양소가 결핍된 상태로 무슨 건강을 기대할 수 있을까? 반복되는 크고 작은 감염에 시달릴 수밖에 없다. 그럴 때마다 항생제를 처방받을 것이고, 결국 악순환의 굴레에 빠져드는 것이다.

다섯째, 항생제 과다 처방은 인류 전체를 위협하는 행위다. 플레밍의 페니실린 발견 덕분에 오늘날의 현대 의학이 존재한다고 해도 과언이 아니다. 그러나 항생제 종류가 늘어나고, 의사들의 처방량이 급증하면서 항생제의 기적은 조금씩 빛을 잃어가고 있다. 내성균이 출현하면서 약효가 점점 떨어진 것이다.

의학계는 당혹해하며 더 센 제품을 생산해냈지만, 그럴수록 더 강한 내성균들이 고개를 쳐들었다. 폐구균만 해도 1986년에는 페니실린으로 완치가 가능했다. 그러나 1990년 내성률이 25%로 치솟더니, 2000년대에 들어와선 80%를 넘어섰다. 내성률 80%란 항생제를 처방했을 때 100마리 세균 가운데 80마리가 살아남는다는 뜻이다. 약의 기능을 거의 못하는 셈이다.

급기야 1997년에는 '항생제의 마지막 보루'라 여겨지던 반코마이신(Vancomycin)에도 절멸하지 않는 다제내성균(슈퍼박테리아)이 출현했다. 이로써 항생제는 만병통치약에서 '위험한 약' 취급을 받게 되었다.

백신:
집단면역에서 암 예방 백신까지

　백신에 관한 논쟁은 늘 격렬하다. 과학적 논의가 아니라 감정적이고 정치적인 대립으로 흘러가기 때문이다. 현직 의사나 수련의들조차 이성을 잃고 흥분하는 경우를 자주 본다. 종교적인 절대적 믿음에 기반하고 있기 때문이다. '교리'는 지극히 종교적인 단어로 과학과는 거리가 멀어 보이지만 '백신과학'만큼은 교리에 빠져 있는 게 분명하다.

　그럴 만한 두 가지 이유가 있다. 하나는 '전염병'이라는 공포심을 자극한다는 것이고, 또 하나는 거대한 '이권'과 관련되어 있기 때문이다. 소비자들이 의문조차 품지 못하도록 막아야만 하는 세력이 존재한다는 것이다. 인류가 수많은 질병과 싸우면서 어려운 시간들을 보냈고, 감염성 질환들을 정복하는 데 백신의 공로가 가장 컸다고 하는 흔들리지 않는 믿음이 누구에게나 존재한다. 이제 질병으로부터 조금 자유로워지면서 살 만해졌는데, 백신을 거부하다니! 다시 소아마비나 홍역이 유행하던 시절로 돌아가겠다는 건가? 분노할 수밖에 없다.

　백신을 옹호하는 이들은 전염병의 공포를 강조하기 위해 20세기 초 스페인독감의 대유행과 중세 유럽의 흑사병을 예로 든다. 하지만 한가지 간과하는 것이 있는데 경제적 대공황이나 전쟁, 기근, 난민촌, 포로 수용소, 군대 파병은 매우 특수한 상황에 해당한다. 극도의 스트레스가 발생하는 상황에서는 개체들의 면역 기능이 크게 약화되고 그 결과 질병의 증상이나 확산, 사망률을 증가시키는 요인이 된다. 이는 스페인독감에만 국한된 것이 아니라 홍역이나 뇌수막염, 독감 바이러스나 폐렴균까지 그 무엇이든 큰 위협이 될 수 있다. 게다가 당시의 열악한 영양 상태와 위생 상태 역시 상황을 악화시키는 요인이다. 더 중요한 것은 스페인독감이나 흑사병 모두 백신 없이 소멸되었다.

하지만 대다수 의사들이 백신은 안전하고 효과가 있으며 인류의 건강을 위해 꼭 필요하다고 하지 않는가? 백신에 대한 입장은 미국소아과학회나 대한소아과학회 모두 별 차이가 없다. 백신에 관한 가장 전문가인 의사들과 그들이 속한 학회가 나서서 지지하고 각 국가의 보건당국과 WHO 같은 국제기관이 백신의 안전성과 효과를 보장하는데 이쯤 되면 믿어도 되지 않을까?

하지만 놀라운 것은, 의사들은 백신 전문가가 아니라는 사실이다. 일반의 인식과 달리, 의사들은 백신이나 면역학에 대한 전문가가 아니다. 일부 의사들이 학위에 호소하지만, 이는 잘못된 용도로 학위를 남용하는 것에 불과하다. 학위와 권위를 내세워 미국의사협회가 뭘 했던가? 담배 광고를 했다.

"당신의 의사는 어떤 브랜드의 담배를 피우시나요? 대부분의 의사들은 카멜을 선택했습니다."

1950년대의 담배 광고 카피다. 미국의사협회는 담배업계로부터 광고비를 지원받고, 담배가 소화 기능 개선과 집중력 향상에 효과가 있다고 적극적으로 나서서 홍보했다. 니코틴은 중독성이 없으며 담배 제조 과정에 사용되는 화학 첨가물들은 안전하다는 연구 논문을 발표했다. 담배를 둘러싼 과학적 논쟁은 일단락되었다고 강변했다. 똑같은 의학회가 지금은 보기에 불편할 만큼 맹목적으로 백신을 옹호한다.

백신과 면역학은 별개의 학문이다. 해부학, 생리학, 약리학 등 의과대학 과정의 교과서들을 모두 합치면 6000페이지가 훌쩍 넘어가고, 의대생들은 그 모든 내용을 다 외우다시피 공부해야 한다. 확실히 일반인들이 소화할 수 있는 양은 아니다. 그중 백신이 언급되는 역학(epidemiology), 면역학(immunology), 미생물학(microbiology) 교과서를 다 합쳐도, 백신과 관련된 내용은 20여 페이지에 불과하다. 비율적으로 너무 작다. 의사라는 지위를 내세워 백신 전문가 행세를 하기에는 민망한 수준이다.

또 의사로서 진정한 백신 전문가라면 강압적으로 백신 접종만 강요하는 것이 아니라, 논란이 될 만한 정보가 나왔을 때 백신의 부작용을 신속히 알아보고 환자 편에 서서 실질적인 도움을 줄 수 있어야 한다. 백신이 안전하니까 무조건 접종할 것을 강요하고 부작용에 대해 이야기해주지 않는다면 그것은 세일즈맨이다. 하지만 백신에 대한 신뢰가 지나치다 보면 눈에 드러나는 뻔한 부작용도 간과하게 된다. 연구는 불충분하고 효과는 부풀려져 있는 탈 많은 일개 의약품에 불과한 백신을 맹목적으로 지지하는 것이 아니라 보다 나은 백신 정책과 백신 스케줄을 요구할 수 있어야 진정한 전문가일 것이다.

모든 의사들이 백신을 지지하는 것은 아니다.

미국통합의학학회(AAIM), 미국항노화학회(AAAAM), 미국기능의학학회(AAFM), 국제백신의료위원회(International Medical Council on

Vaccination)에 소속된 수만 명의 의사들이 자궁경부암 백신의 안전성이나 효용성에 대해 의심한다. 프랑스 소아과 의사들 30%가 영유아 대상 백신의 안전성과 효용성에 의구심을 드러낸다. 또한 공개적으로 나서서 이야기하진 않지만, 백신에 대한 의구심을 품고, 자녀들에게 지연 접종이나 선택 접종을 시키는 의사들이 생각보다 많다.

하지만 WHO 같은 국제기구나 미국 식품의약국(FDA) 같은 보건 당국 또한 백신을 지지하지 않는가? 많은 이들이 과대평가하는 것이 FDA의 역량이다. FDA는 백신이나 신약을 검증할 만한 인적, 재정적 여유가 없다. FDA가 신약을 허가해주고 관리 감독하는 기관인 것은 맞지만, 제약 회사는 연구 결과를 제출하기만 하면 된다. 필요한 서류만 구비되면 행정적 절차를 거쳐 신약 허가가 나온다. 연구가 미비하면 FDA가 조사하는 것이 아니라, 다시 연구해오라고 지시할 뿐이다. 마치 미국 이민국의 업무와 비슷하다. 영주권을 신청하는데 서류가 미비하면 '빠꾸'를 맞지만, 서류만 잘 갖춰지면 별문제 없이 영주권이 나오는 것과 비슷한 구조다.

더 놀라운 점은 FDA 재정의 절반 가까이가 제약 회사로부터 온다는 사실이다. 제약 회사와 FDA 사이의 회전문 인사도 유명하다. 미국민들은 이를 빗대 여우가 닭장을 지키는 꼴이라고 비난한다. 우리 식으로 하면 고양이한테 생선을 맡긴 꼴이다.

미국 질병통제센터(CDC)는 더 심각하다. 2000년대 들어서만 수차례에 걸쳐 CDC에 대한 강도 높은 수사가 진행되었다. 수사를 받게 된 이유는 모두 CDC 내부의 부패와 윤리 문제였다. 기관이 제약업계의 자회사로 전락해 업계의 대변인이자 꼭두각시, 나팔수 역할을 하고 있다는 지적이었다. 로버트 케네디 주니어(Robert F. Kennedy Jr.)는 CDC가 독립된 정부 기관이 아니라고 단언한다.

자세히 살펴보면 CDC 자체가 백신 회사라는 것이다. CDC는 20개가 넘는 백신 특허를 소유하고 있다. CDC의 연간 백신 판매 수익은 46억 달러에 달한다. CDC를 운영하는 재정은 백신 판매 수입에 의존하고 있다. 2015년에 이르러서는 CDC의 최고연구책임자 윌리엄 톰슨(William Thompson) 박사의 내부 고발을 통해 CDC가 고의적으로 홍역 백신과 자폐증의 연관성을 밝힌 연구 결과를 조작하고 은폐했다는 사실이 밝혀졌다. 하지만 놀랍게도 미국의 주류 언론들은 이 사실을 전혀 기사로 다루지 않았다. 현재 미국 아동 자폐증 비율이 66명 중 1명으로 증가한 상황에서 CDC가 백신과 자폐증의 연관성을 은폐했는데 기사화되지 않았다는 게 말이 되는가? 반면, 같은 해 발생한 디즈니랜드 홍역 발병 소식은 연일 1면 머리기사를 장식했다. 디즈니랜드 홍역에 감염된 사람은 644명. 미국 전체 인구의 0.0002%에 불과하다. 사망자는 없었다.

보건 당국이나 의료계에 자폐증 증가와 백신의 상관관계를 묻는 것은 담배업계에 흡연과 폐암의 상관관계를 묻는 것과 다를 바 없다. 다 부질없다. '위험'이 존재하는 의료 행위라면 환자에게 자유로운 '선택'이 주어져야 하는 것이 마땅하다. 과학이라는 종교의 고위 성직자를 신뢰할 수도 없고, 보건 당국이라고 부르는 정치적 연합 세력에 우리를 대신해서 결정을 내려달라고 요구할 일은 아니다.

집단면역과 무임승차

최근 들어 집단면역이라는 개념이 대두되면서 백신 예방접종에 회의를 느끼는 이들을 궁지로 몰고 있다. 국가 접종 스케줄에 순응해 백신을 접종받은 대부분의 사람들 눈에는 백신을 지연 접종하거나, 일부 백신을 회피하는 선택 접종자들 모두 증오의 대상이 되었다. 집단면역 체계를 무너뜨리는 위험한 존재들이라는 것이다. 백신 접종에 관한 한 개인의 선택이 타인의 건강권을 위협한다는 것이다.

무임승차라는 말도 등장했다. 다른 사람들이 예방접종을 받았기 때문에 백신 접종을 하지 않고도 질병에 걸리지 않을 수 있다는 것이다. 사회경제학적으로 비유하자면, 생산 활동에 전혀 참여하지 않고 복지만 받아 챙기는, 무위도식하는 자들인 셈이다. 남들 다 내는 세금을 안 내는 사람들이고, 남들 다 가는 군 입대를 거부하며 국방의 의무를 회피하는 자들이니 비난받아 마땅하다. 광신도나 음모론자들인 것이다. 더군다나 그들 때문에 집단면역이 무너져 전염병이 창궐한다면 백신을 접종받은 이들까지 모두 위험에 빠질 수 있다고 하니 분통이 터질 만도 하다. 논리적으로는 그럴듯하다. 집단면역이 사실이라면……

한 가지 간과되는 것은, 백신에 의문을 품는 이들도 처음엔 누구나 다 백신을 신뢰했다는 사실이다. 가족들이나 자녀들이 백신의 피해자가 되기 전까지는 아무도 백신을 의심하지 않았다. '집단면역'이니 '무임승차'니 하는 단어로 이들을 겁박해선 안 되는 이유다. 그것은 '혐오'를 유발하기 위해 사용되는 단어들일 뿐이다. 백신을 접종받는 환자나 백신을 접종하는 의사 모두 의료 소비자들이다. 소비자들의 입장에서 보다 안전한 백신 제품이나 백신 정책을 요구하는 목소리가 위축되어선 안 된다. 사회적으로 전혀 도움이 되질 않는다. 비난과 욕설이 아닌 토론과 공론화는 사회적으로도 이점이 많다. 하지만 지금의 분위기는 백신에 대한 의심을 내비치거나 질문하는 것만으로도 이상한 사람 취급을 받는다. 그 중심에 집단면역이 존재한다.

결론부터 말하자면 '집단최면'만 존재할 뿐, '집단면역'은 없다. 백신을 통해 집단면역을 이룬다는 게 불가능하기 때문이다.

집단면역의 정의는 이렇다. 질병의 유행과 만연 방지를 위해 집단을 대상으로 예방접종을 하고, 집단으로서의 면역 정도를 높이는 것을 집단면역(집단방위)이라고 한다. 홍역을 예로 들어 사회 구성원의 95% 정도가 홍역 백신을 접종받으면 집단면역이 발생해서 백신을 접종받을 수 없는 연약한 개체까지 함께 보호할 수 있다는 것이다.

"공동의 노력으로 연약한 개체까지도 함께 보호한다……."

참으로 인류애적인 아름다운 발상이 아닐 수 없다. 단, 현재의 기술로 이런 일이 가능하다면…….

집단면역의 중요성을 강조하는 데 반복적으로 인용되는 것이 2014년 디즈니랜드 홍역 사태다. 캘리포니아주에서 백신을 거부하는 부모들이 늘어나면서 홍역 백신 접종률이 떨어져 그동안 백신이 이룩해놓은 집단면역 방역 체계에 구멍이 뚫려 디즈니랜드발 홍역이 발병했다는 것이다.

하지만 사실을 알고 보면 디즈니랜드 홍역 사태는 전혀 사태가 아니다. 디즈니랜드 홍역 이전에도 크고 작은 홍역은 흔했다. 디즈니랜드 홍역 사태는 전형적인 기만전술(false flag operation)이고 목적은 캘리포니아주 부모들의 백신 접종 거부 권한을 축소하기 위한 법안 상정의 전초전이었다. 실제로 CNN과 FOX뉴스에서 대대적으로 디즈니랜드 홍역 사태를 다루기 시작했다. 국내 메르스 사태 당시의 분위기 이상으로 심각하게 집중 보도가 이루어졌다. 보도 직후 강제 접종 법안이 기습적으로 상정되어 주 의회를 통과했다.

아이러니하게, 홍역이야말로 백신 프로그램이 집단면역을 망쳐놓은 대표적 사례다. 초기에는 홍역 군집면역을 이루기 위해 55% 접종률이 제안되었는데, 전혀 효과가 없자 75%로 올리고, 85%로 올렸다가 지금은 95%까지 올려놓은 상태다. 가장 최근에는 99% 접종률을 제안하는 논문까지 등장했다. 실제로 99%의 접종률을 유지하는 국가가 있다. 바로 중국이다. 그런 중국에서도 여전히 홍역은 발병하고 있다. 하지만 100% 접종률을 달성해도 홍역은 계속 발생할 것이다. 왜냐하면 백신으로는 절대 집단면역을 이룰 수 없기 때문이다.

'집단면역'을 언급하는 사람치고 '집단면역'의 역사적인 본래 의미까지 알고 있는 사람을 본 적이 없다. 집단면역은 애초에 '자연 감염' 현상을 설명하는 단어였다. 홍역과 관련해서 최초로 생겨난 말이다. 전체 인구의 60%가 자연 감염을 통해 면역이 생기면 그 집단에서 홍역이 사라질 수 있다는 뜻이었다. '집단면역'이란 용어를 백신에 적용한 것은 최근의 일이다. 백신 접종 거부자들이 증가하기 시작하자 '이기주의를 버리고 약한 개체들을 위해 군집면역을 이룩하자'는 식의 호소를 통해 미접종자들을 겁박하기 위해 느닷없이 강조되기 시작한 개념이다. 전체주의적 발상이다.

자연 감염의 경우, 모체에서 자녀에게로 이어지는 평생 면역을 제공하기 때문에 집단에서 질병이 도태되어 사라지는 것이 가능하다. 하지만 백신에 의한 면역은 다르다. 지금 당장 홍역 백신 프로그램을 중단하면 홍역이 확산될 것은 분명하다. 백신으로 단기 면역만 형성하고 평생 면역력을 이루지 못한 결과다. 평생 면역을 갖춘 엄마가 없다 보니 자녀에게 면역력을 전달해주지 못한다. 모두 백신에 의존할 수밖에 없게 된 것이다. 오히려 백신으로 인해 진퇴양난에 빠진 것이다.

간단한 계산만 해봐도 집단면역이 얼마나 허구인지 알 수 있다.

미국에서 홍역 접종을 받지 않은 인구는 2% 정도 된다. 미국 인구가 3억 명이 넘는 것을 감안하면 적어도 600만 명 정도가 미접종자다. 그런데 백신 예방접종을 받았는데도 항체가 발생하지 않는 비율이 또 8~10%에 달한다. 미접종자보다 4~5배 더 많은 숫자다. 한발 더 나아가 최근 밝혀진 사실이, 홍역 백신에 의한 면역력은 짧으면 2년에서 길어야 10년에 불과하다. 20년 이후 접종자의 33%는 아예 항체가 사라진다. 하지만 성인 인구 중 과연 몇 퍼센트나 추가 접종을 받았을까? 베이비부머 세대가 전체 인구의 40%를 차지한다. 지난 40년간 절반이 넘는 인구가 백신에 의한 면역 없이도 잘만 살아온 셈이다. 25세 이상 성인 중 과연 몇 퍼센트나 추가 접종을 받았을까? 20%를 넘지 못한다.

그럼에도 제3국에서 흔한 이 질병이 선진국에선 흔하지 않은 이유는 위생과 영양 상태가 면역에 기여하는 바가 크기 때문이다. 대표적인 사례가 장티푸스와 성홍열이다. 일부 국가에선 여전히 위험한 질병이지만, 선진국에서는 백신 없이도 박멸(eradicate)이 가능했던 이유가 위생과 영양 덕분이다. 단순한 항원·항체 반응을 면역과 혼동하면 안 되는 이유다.

그러므로 미접종자들에게 분노할 필요가 없다. 백신에 대한 믿음이 확고하다면 무엇을 걱정한단 말인가? 가끔 홍역이나 백일해가 발병했을 때 보면 대부분 예방접종을 받은 아이들이다. 백신 접종을 받지 않은 아이들이 질병을 옮기고 다닌다며 비난하는데 그 아이들은 어디서 옮아왔을까? 바로 백신 접종을 받은 아이들에게서다. 백신 접종을 받은 아이들이 병원균을 흘리고 다닌다. 이는 연구를 통해서도 입증되었고, 면역 결핍 환자를 다루는 의료인이라면 누구나 알고 있는 사실이다. 미국 종합병원의 신생아 중환자실에는 아예 경고문이 붙어 있다. 최근 예방접종을 받은 아동들이 질병을 전염시키는 위험 요소가 될 수 있으므로 출입을 금하는 내용이다.

그러니 지금의 집단면역을 둘러싼 논리는 이렇다. 아니, 비논리는 이렇다.

"예방접종을 받지 않은 아동들이 본인들은 질병에 감염되지 않은 채 예방접종을 받은 아이들에게 질병을 퍼뜨리고 다니는데, 접종을 받은 아이들의 백신은 접종을 받지 않은 아이들이 모두 접종을 받아야만 효과가 있다"는 식이다. 무슨 말인지 전혀 이해가 안 되어도 상관없다. 그 정도로 비논리적인 주장이기 때문이다.

홍역은 연간 수만 명의 사망자를 일으키는 위험한 질병으로 묘사된다. 사실일까? 사실일 수 있다. 임신부와 노약자, 1세 이하 영아에겐 치명적일 수 있다. 또 영양 상태와 위생 상태가 엉망인 제3국에선 실제로 위험하다. 하지만 미국의 경우는 달랐다. 백신이 시판되기 이전부터 홍역은 위험한 질병이 아니었다. 대부분의 의사들이 홍역을 아동기에 피할 수 없는, 그러나 사소한 질병으로 간주했다.

전염병 연구의 아버지로 여겨지는 알렉산더 랭뮤어(Alexander D. Langmuir)의 연구를 눈여겨보면 홍역이라는 질병에 대해 상세히 묘사하고 있다. 과연 디즈니랜드 홍역 사태가 CNN에서 떠드는 것처럼 커다란 위험이었을까? 1962년 《미국의사협회지》와 《소아과학》에 실린 그의 보고서 내용이다. 1962년은 홍역 백신 개발이 막바지 단계에 이르렀을 때다. 홍역 사망률은 이미 크게 감소해서, 홍역은 단기간에 스스로 소멸하는 경미한 증상의 사망 위험이 낮은 질병으로 묘사되고 있다. 지난 100년간 생물학적으로 균형을 이루었다고 적고 있다. 홍역은 사망률이나 입원으로 인한 경제적 손실을 우려해야 할 질병이 아니라, 인간의 가치 존중과 홍역에 맞서 싸울 무기(백신을 의미)가 존재한다는 점이 중요하다고 밝히면서 보고서 맨 마지막에 이렇게 덧붙였다.

"'그런데 왜 굳이 홍역을 정복하려 하느냐'고 내게 묻는다면 에베레스트산을 정복한 힐러리 경의 말을 빌려 답하고 싶다. '거기 산이 있으니까.'"

홍역은 이미 위험한 질병이 아니었다. 당시 어린이 만화와 시트콤의 소재로 등장하는 감기 이하의 질병이었다. 이런 사소한 질병을 제3국의 사망률을 예로 들어가며 백신 접종을 장려하는 것은 공포 마케팅이고 백신 만능주의이며, 공중 보건보다는 특정 집단의 수익이 우선시된 정책의 결과다.

"백신은 안전하고, 효과적이며, 생명을 구한다"는 간단명료한 미국 소아과학회의 주장을 대다수 의사들과 환자들이 여과 없이 받아들이고 있다. "집단면역을 이룩하자"는 구호에도 쉽게 동조한다. 둘 다 홀

륭한 아이디어가 아닐 수 없다. 하지만 인류는 아직 그것들을 실현할 만한 기술을 갖추고 있지 못하다는 것이 현실이다. 적어도 현재의 백신 기술로는 불가능하다.

자궁경부암 백신

아이들 무상 급식에 무척이나 인색했던 박근혜 정부가 2016년 뜬금없이 그 비싼 자궁경부암 백신을 무료로 접종하겠다는 호의를 베풀었다. 출시한 지 얼마 안 돼 효과가 확실하게 검증된 것도 아니고, 일본, 스페인, 미국, 유럽 등 전 세계적으로 부작용 사고가 잇따라 집단소송이 진행 중이니 좀 더 지켜보면 좋으련만, 왜 하필이면 논란 많은 자궁경부암 백신을 국가적 차원에서 무료로 접종하는 걸까?

차라리 영유아 예방접종 선택종인 폐구균 백신이나 로타 바이러스 백신을 무료로 한다면 모를까, 느닷없이 가격도 비싼 자궁경부암 백신을 무료로 접종한다니 이 또 무슨 해괴한 수작이란 말인가? 부정적인 의심이 먼저 들기 시작했다.

일본에서 '뇌 장애' 부작용 사고가 잇따르자, 후생성에서 자궁경부암 백신 권장을 취소했고, 그 결과 자궁경부암 백신 접종률이 65%에서 4%로 급감했다. 한국도 그 여파로 인해 접종률이 반 토막 나고 매출액도 65%나 급감했다. 한마디로 아시아 시장이 다 망하게 생긴 것이다. 제약 회사들은 일본 내 매출이 떨어지니까 상대적으로 도덕성이 결여된 한국 정부에 리베이트를 약속하고 세금으로 무료 접종을 실시하자고 제안했을 것이다. 백신 제조사인 머크와 GSK야 늘 해오던 일이었으니까. 이 두 제약 회사는 몇 년에 한 번씩 뇌물과 사기죄로 수조 원대의 벌금형을 받고 있는 기업이다. 이 둘의 조합에서는 다른 그림을 그려보려야 그려볼 수가 없다. 나의 상상력으론 도저히……. 생리대 1만 원도 지원하지 않는 정부의 수십만 원짜리 '통 큰 백신'이라……. 왠지 어색하고 몹시 불편했다.

자궁경부암 백신의 가장 큰 오해는 그 이름에 있다. 드디어 암까지도 백신으로 예방할 수 있다는 사실이 흥미로웠고, 그것도 여성 암을 백신으로 예방할 수 있는 새로운 세상이 도래했다는 큰 상징성을 내포하고 있었다. 그래서 이 백신의 자궁경부암 예방 효과가 적극적으로 홍보되어 국내에서는 흔히 '자궁경부암 백신'으로 통칭되었지만 엄밀히 따지자면 이 백신이 예방하는 것은 인유두종 바이러스(HPV, human papilloma virus)다. 인유두종 바이러스는 성기사마귀, 즉 곤지름을 일으킨다. 미국에서는 그냥 '인유두종 백신'이라 부르지 아무도 '자궁경부암 백신'이라고 부르지는 않는다. 대표적인 제품은 머크의 가다실(Gardasil)과 GSK의 서바릭스(Cervarix)가 있다.

자궁경부암 백신 제조사와 미국 질병통제센터의 설명은 이렇다. 인유두종 바이러스가 자궁경부암을 일으키고, 이 백신은 인유두종 바이러스를 예방하기 때문에 결과적으로 자궁경부암의 효과적인 예방이 가능하다는 것이다. 연역적 논리에 의하면, 맞는 말처럼 들린다. 하지만 현실은 훨씬 복잡하다.

인유두종 바이러스는 150종 이상의 유전자형(genotype)이 존재하고, 모두 각각의 번호가 매겨져 있다. 인유두종 바이러스의 가장 큰 문제는 성기사마귀를 일으키는 것인데, 여성 인구 26% 정도가 감염되어 있다. 그중 90% 정도는 전혀 건강 문제를 일으키지 않는다. 감염 뒤 1년이 지나면 약 70%가 사라지고, 2년 이내에 90%가 스스로 소멸한다. 가다실은 150종의 유전자형 중 네 가지 유전자형에 대해 항체를 만든다. 성기사마귀의 90% 원인이 되는 6·11가와 자궁경부암과 70% '관련' 있는 16·18가에 대한 항체를 만드는 백신이다. 16·18가는 자궁경부암과 '관련'이 있는 것이지 '원인'으로 확정된 것은 아니다. 또한 16·18가 말고도 총 15개 유전자형이 자궁경부암과 관련 있는 것으로 알려져 있기 때문에 백신이 완벽한 방어는 아니다. 나머지 30%에 대한 방어를 할 수는 없다. 실제로 우리나라의 경우 그간의 역학을 보면 16·18가보다 52·58가에 의한 발병률이 높아 부인과에서 백신 접종 후에도 자궁경부암이 발병했다는 보고가 있다. 그래서 최근에는 이를 보완한 가다실9이라는 9가 백신이 출시되었다. 기존의 6·11·16·18가 외에 추가로 31·33·45·52·58가 유전자형을 예방하여 예방률을 90%까지 끌어올렸다는 것이다.

하지만 문제는 16·18가에 대한 항체가 생기면 억눌려 있던 다른 유전자형들의 활동성이 더 살아날 수 있다는 것이다. 활동성뿐만 아니라 독성도 증가한다. 2016년 2월 미국소아과학회 학회지 《소아과학》에서 이 문제를 지적했는데, 자궁경부암 백신 접종을 시작한 2006년 이후, 백신이 타깃으로 삼은 해당 유전자형 4개에 의한 감염은 줄었지만 다른 유전자형들에 의한 감염은 오히려 늘어나 전체 인유두종 바이러스 유병률에는 별 차이가 없었다는 결론이었다. 오히려 자궁경부암 백신 접종 이후 전체 유병률은 54.4%에서 58.1%로 3.7% 증가했다.

어차피 완벽한 것은 없고 최선의 방법이라면 자궁경부암 백신도 좋은 선택이 될 수 있다. 하지만 현재 논란이 되는 것은 의심스러운 효과에 비해 부작용이 빈번하고 부작용의 종류 또한 심각하기 때문이다. 딸아이를 가진 부모의 입장에서는 득과 실을 따져볼 수밖에 없다. 전문가들이 지적하는 객관적인 정보만 공개하면 이렇다.

먼저 자궁경부암은 얼마나 흔한 질병일까? 국가마다 편차가 크다. 전 세계 발병의 약 83%가 개발도상국에서 발병하며, 선진국에서는 부인암의 3.6%에 불과하고 65세 이전에 발생할 위험률이 0.8%에 불과한 대표적인 후진국형 암이다. 우리나라의 경우에도 2007년 《대한의사협회지》에 보고된 고려대 산부인과 이규완·송재윤 교수의 논문 〈자궁경부암의 역학〉에 따르면, 1997년부터 2007년에 이르기까지 10년간 발생률이 감소 추세를 보이는 것으로 나타났다. 자궁경부암 백신 가다실이 국내에 시판된 것은 2007년이므로 백신과는 무관하게 이미 감소 추세를 보이고 있었다는 것이다. 자궁경부암은 사망률 또한 낮아서 5년 생존율이 63~73%로 예후가 좋은 편에 속한다고 논문에서 밝히고 있다.

그럼 자궁경부암 백신 시판 이후의 상황은 어떨까? 자궁경부암의 감소 추세는 계속해서 이어졌다. 단, 자궁체부암 발생률은 오히려 증가했다. 국내 자궁경부암 발생률은 2002년 여성 10만 명당 18.4명에서 2011년 여성 10만 명당 14.9명으로 약 20% 감소한 반면, 자궁체부암 발생률은 2002년 여성 10만 명당 3.9명에서 2011년 여성 10만 명당 7.7명으로 약 2배 증가하는 추세를 보였다.

미국의 경우에는 해마다 1만 1955명이 자궁경부암 진단을 받고

4217명이 사망한다. 미국암학회 통계자료다. 미국의 여성 인구가 약 1억 7000만 명인 것을 감안하면 전체 여성의 0.007%에 해당한다. 99.993%는 백신 없이도 자궁경부암에 걸리지 않는다. 회의적인 것은 전체 인구의 80%가 인유두종 바이러스에 감염된다고 했으니, 과연 인유두종 바이러스를 자궁경부암의 원인으로 지목할 수 있느냐는 것이다. 인유두종 바이러스 감염을 막는다고 해서 자궁경부암을 예방할 수 있느냐는 것이다. 30세 이전의 여성 인구만 해도 6000만 명이 넘는데 30세 이전의 자궁경부암 발병률은 제로에 가깝다. 그런데 백신 접종 대상 소녀들은 11∼12세이고 백신의 효과가 평생 가는 것도 아니어서 예방 효과에 의문이 생길 수밖에 없다.

어린 소녀들에게 자궁경부암 백신을 권장하는 이유는 성 경험 이전에 접종을 해야 효과가 있는 것으로 알려져서인데, 실은 효과보다는 심각한 문제점이 있기 때문이다. 무슨 문제인가? 2006년 5월 18일 개최된, FDA 산하 백신신약제품권고위원회(VRBPAC) 회의록에 기록된 내용을 인용하면, 이미 인유두종 바이러스 16·18가에 감염된 환자에게 가다실 백신을 접종하면 자궁경부암 발병 위험이 오히려 44.6% 증가한다는 것이다. 제약 회사는 이 사실을 알고, 안전성을 확보하기 위해 아직 성 경험이 없는, 즉 16·18가에 감염되었을 확률이 상대적으로 낮은 어린 소녀들을 타깃으로 삼는 것이다. 문제는 12세 소녀들이 자궁경부암 백신을 접종받은 후 성적 활동이 증가하는 성인 나이가 되었을 때, 백신의 면역 효과가 어느 정도 남아 있는지를 연구한 결과가 존재하지 않는다는 것이다.

정확히 구분지어야 할 것이, 자궁경부암은 감염성 질환이 아니라는 것이다. 인유두종 바이러스가 감염을 일으키고 성기사마귀를 일으키는 것은 맞지만, 자궁경부암까지 연결시키는 것은 무리다. 의사들조차도 흔하게 오해하는 것은 가다실 백신의 약동학(藥動學) 결과, 백신 3차 접종 1개월 후 면역원성 평가에서 해당 유전자형에 대해 99.5~99.8%에 달하는 항체가 형성되는데 이를 자궁경부암 예방 효과로 받아들인다는 것이다. 항체 형성을 면역으로 오해하면 안 된다. 자궁경부암 환자의 90%에서 인유두종 바이러스 감염이 발견되었다고 하면 인과관계가 성립되는 것처럼 보이지만, 인유두종 바이러스 감염자의 1% 미만만 자궁경부암을 일으킨다면 이야기가 달라진다. 어차피 대부분의 여성이 인유두종 바이러스에 감염되었기 때문에 90%라는 통계가 나올 수밖에 없다. 성기사마귀는 쉽게 치료가 가능하고 팹스미어(Pap smear) 검사로도 사전 조치와 예방이 충분하므로 백신에 기댈 이유가 없다.

그렇다면 자궁경부암 백신의 부작용 비율은 어떨까? 2016년 4월 의학 저널 《백신(Vaccine)》에 게재된 연구를 살펴보면, 캐나다 앨버타에서 접종받은 소녀 19만 5270명을 추적 조사한 결과, 1만 9351명이 접종 42일 이내에 응급실을 방문했다. 10%에 가까운 숫자다. 2014년 통계에 의하면, 미국 백신 부작용 보고 시스템(VAERS)에 접수된 자궁경부암 백신 부작용 신고 건수가 4만 3532건이었고, 그중 250건은 사망 사고였다. 전체 백신 부작용 신고 중 25%가 자궁경부암 백신에 의한 것이었다. 자궁경부암 백신이 시판된 지 불과 10년밖에 안 되었다는 점을 감안하면 다른 백신들에 비해 부작용 확률이 현저히 높다는 것을 알 수 있다.

처음부터 가다실 백신에 대한 우려를 표명했던 면역학자들은 백신에 대한 미비한 연구를 문제 삼는다. 효과나 안전성을 담보할 만큼 충분한 연구가 이루어지지 않았다는 것이다. 가다실은 허가를 받는 과정에서 16세 소녀 1100명을 대상으로 2년간의 관찰 실험만 마치고 출시되었다. 1100명에 불과한 표본과 2년의 짧은 기간은 의미 있는 데이터베이스가 될 수 없다. 상식적으로 납득하기 어려운 수준이다. 가다실 백신을 환자에게 사용해야 하는 의사들이 나서서 문제를 제기해야 마땅하다. "이런 부실한 제품밖에 없느냐"고 따져야 한다. 현재 출시된 제품은 11~12세 소녀들에게 권장하는데 이 나이를 대상으로 한 연구는 아예 존재하지도 않는다. 또 유전자 조작 단백질을 사용한 최초의 GMO 백신이라는 점과, 안전성 연구 당시 대조군에 사용한 플라세보가 알루미늄이었다는 점도 문제로 지적되고 있다. 지금 시판되고 있는 백신 중 알루미늄 함량이 가장 높은 백신이기도 하다. 알루미늄은 신경독소다. 가다실 백신 부작용의 대부분은 신경학적 질환이다. 하지만 제조사와 미국 질병통제센터는 알루미늄 함량이 미량에 불과하므로 별문제 없다는 입장이다. 아무도 나서서 추가 연구를 진행하지는 않는다.

백신으로 암을 예방한다는 아이디어는 좋다. 다만, 현재로선 그 효과에 대한 판단을 내릴 수 없는 상태다. 전 세계에 공통적으로 보고되는 부작용들을 주의 깊게 관찰하고, 부작용 피해자들의 목소리에 귀 기울여 문제 될 것은 전혀 없다. 자궁경부암 퇴치가 시급한 질병도 아니지 않은가? 신중해서 손해 볼 사람은 아무도 없다. 출시 전 허가를 받는 과정에서 연구가 너무 미흡하다는 점을 감안한다면, 제품의 사용

여부에 대해서는 각자가 알아서 선택하면 된다. 정부에서 세금을 쏟아부어가며 지원할 사업은 아니다. 정부와 보건 당국은 제약 회사와 별개로 자체적으로 더 연구해야 할 책임이 있다. 그래도 늦지 않을 것이다. 서두르지 않았다고 후회할 일은 없을 것이다.

대상포진과 대상포진 백신

대상포진은 극심한 통증을 동반하는 피부 발진과 수포가 특징으로 때론 심각한 합병증이 생기는 경우도 있다. 보통 몸 한쪽에만 나타나는데, 소아기 때 감염되었던 수두 바이러스가 신경절에 잠복해 있다가 면역이 떨어졌을 때 신경을 타고 다시 피부로 내려와 그곳에서 염증을 일으키기 때문이다. 그래서 젊은 사람에게서는 드물게 나타나고 대개 면역력이 떨어지는 60세 이상의 성인에게서 발병한다. 최근에는 60세 이하에서도 증가하는 추세다. 면역력이 약해진 에이즈 환자나 당뇨 환자, 암 환자는 발병 위험이 더 높다.

그런데 이상한 것은 대상포진이 최근 들어 급격히 증가했다는 사실이다. 이론적으로는 먼저 수두 바이러스에 감염되어야 대상포진에 걸릴 수 있는데, 수두 발병은 증가하지 않고 오히려 감소했다. 그럼에도 불구하고 성인들의 대상포진만 빠르게 증가한 이유는 뭘까? 수두 바이러스가 원인이라고 말할 수 있을까?

정작 눈에 띄게 늘어난 것은 영유아기에 접종하는 수두 백신이다. 수두 백신이 국가 예방접종에 포함되면서 접종률은 더 높아졌다. 수두 백신을 접종받은 세대가 성인이 된 후 대상포진이 급격히 증가했다. 둘 사이의 상관관계는 충분히 의심해볼 만하다. 실제로 2002년 《미국 의사협회지》에 실린 연구에 따르면, 아이들에게 수두 백신을 접종하면 성인이 된 후 대상포진에 걸릴 확률이 더 높아지는 것으로 나타났다. 왜냐하면 백신이 제공하는 면역력은 자연적인 질병 감염을 통해 얻는 면역력과 다르기 때문이다. 대부분의 경우 아무런 문제를 일으키지 않는 온순한 질병인 수두에 대해, 평생 면역도 아닌 단기간의 면역만 제공하고 그 대가로 대상포진의 위험을 높이는 것이 좋은 거래인지 생각해봐야 한다. 잘 알려지지 않은 사실 중 하나는, 수두 바이러스가 신경계를 공격해 다발성 경화증을 예방한다는 사실이다. 다발성 경화증에 대한 면역이 생기니, 수두에 걸리는 장점도 있는 셈이다.

최근에는 성인을 대상으로 하는 대상포진 백신이 출시됐다. 대상포진 백신은 어떻게 작용하는가? 여느 백신과 다르지 않다. 근육에 주사해서 항체를 생성한다. 하지만 일반적으로 바이러스는 근육을 통해 감염되지 않는다. 정상적인 자연환경에서는 발생하지 않는 일이다. 대부분의 면역 체계는 입이나 콧구멍, 성기와 같이 체내와 연결된 구멍들에, 그중 특히 소화기관에 집중되어 있다. 입에서 항문까지 전체 소화기관은 음식물을 흡수하는 기능뿐 아니라 면역 기능도 담당한다. 대부분 이곳을 통해 감염이 발생하기 때문이다. 이곳의 점막과 유산균이 외부의 바이러스로부터 우리 몸을 지키는 1차 방어선이다. 80%의 면역 세포들이 이곳에 집결해 있다.

세균이나 바이러스가 혈관에 침투했다는 것은 이곳의 1차 방어선이 무너졌음을 의미한다. 그런데 백신은 이곳을 우회해서 체내로 진입하고 손쉽게 혈관까지 도달하는 것이다. 그 때문에 점액성 항체는 못 만들고, 혈액 항체만 만들어진다. 자연적인 면역력과는 큰 차이가 난다. 면역은 단순한 항원·항체 반응에 그치는 것이 아니라 훨씬 복잡한 단계와 과정을 필요로 하기 때문이다. 장내 미생물과 유전체까지 동원되는 내부 환경이 곧 면역이다. 점액이 노출되면 엄마의 젖샘을 자극해 항체를 생산한다. 모유 수유를 한 아이들이 장기적인 면역력을 얻고 훨씬 건강한 이유다. 백신을 접종받고 자란 지금의 엄마들 세대는 질병에 대한 항체 수치가 낮은 편이다. 따라서 자녀들도 흔한 질병으로부터 보호받지 못하고 있다.

그렇다면 대상포진 백신을 접종받는 것이 유익할까?

그전에 먼저 짚고 넘어가야 할 것이 있다. 대상포진 백신은 수두에 감염된 경험이 있는 60세 이상 성인을 대상으로 한다. 미국 FDA의 연령에 따른 허가는 혼선만 초래한다. 왜냐하면 대상포진은 아무 나이에나 걸릴 수 있기 때문이다. 수두 바이러스가 잠복하고 있다 해서 모두 대상포진에 걸리는 것은 아니다. 대상포진을 촉발하는 것은 스트레스, 약물, 스테로이드, 항암 치료, 방사선 등이다. 스트레스가 가장 흔한데 정신적, 육체적 스트레스 모두 포함한다. 즐겁게 여행을 다녀온 후 육체적 피로가 쌓여 대상포진이 생기는 경우도 흔하다.

대상포진 백신 접종 이전에 점검해야 할 것들이 있다. 우리에게 주어진 면역력을 믿느냐는 것이다. 피부와 점막, 장내 유익균과 내부 환경은 질병으로부터 우리를 보호할 만큼 충분한 힘을 갖고 있다. 여기에 힘을 실어주는 것이 충분한 영양과 깊은 수면, 낮은 스트레스와 적당한 운동을 통한 건강하고 충만한 생활 습관이다. 백신은 아무리 좋아봐야 인위적인 면역을 일시적으로 제공할 뿐이다. 반면 알루미늄 같은 첨가물들이 위험한 수준으로 많이 들어 있다.

대상포진 백신을 포함한 상당수의 약독화(弱毒化) 백신이 살아 있는 바이러스를 주입한다. 생백신은 일부 환자에게 질병을 유발하기도 하고, 실제 바이러스처럼 주변으로 전파되기도 한다. 건강 상태가 약화된 사람들이 주로 피해를 입는다. 이상적으로 건강하다면 대상포진 백신을 필요로 하지 않는다.

미국 FDA에서는 네오마이신 항생제에 알레르기가 있거나 백신 성분에 알레르기가 있는 사람은 대상포진 백신을 접종받지 말라고 경고하고 있다. 따라서 백신 접종을 결정하기 전에 설명서를 읽어볼 필요가 있다. 면역력이 저하된 환자들과 스테로이드 약물 치료 중이거나 항암 치료, 방사선 치료 중에 있는 환자도 접종을 피해야 한다. 아이들과 임신부도 접종을 피해야 하고, 나이가 50세 이하인 경우도 대상에서 제외된다. 왜냐하면 연구 결과 60세 이상에서만 효과가 있다고 증명됐기 때문이다.

다 제외하고 나면 도대체 누가 언제 맞아야 할까?

위의 해당 사항이 없는 건강한 성인 중 대상포진 백신이 예방해줄 거라고 믿는 사람들이 접종을 받으면 된다. 왜냐하면 '믿음'도 '건강'을 이뤄내기 때문이다. 많은 이들이 백신이 질병으로부터 자신을 보호한다고 믿는데, 그 '믿음'만으로도 충분한 보호 효과가 있음을 인정한다. 그런 사람들이 대상포진 접종을 받으면 된다. 다만, 먼저 충분한 검토를 하고 결정할 것을 주문할 뿐이다.

전체주의의 망령

미국과 유럽에선 예방접종률이 하락하는 추세다. 자녀들에게 지연 접종을 시키거나 백신 자체를 거부하는 부모들이 늘어나고 있다. 하지만 대부분의 사람들에게 예방접종은 그 득실을 따져볼 필요도 없이 전 국민, 아니 전 인류가 접종을 받아 질병으로부터 인류 공동체를 보호해야 한다고 믿는 신앙의 대상이다. 대부분의 국민들이 별다른 의심이나 거부감 없이 백신 접종 정책에 복종해서 예방접종을 받았기 때문에 이를 거부하는 이들에게 분노할 수밖에 없다. 따라서 양쪽 진영의 갈등은 심각할 수밖에 없다. 한국의 경우 2017년 발생한 '안아키' 사태에서 그런 분위기를 감지할 수 있었다.

예방접종률 하락에 위기를 느낀 미국의 일부 주정부와 유럽의 보건당국은 앞다투어 강제 접종 법안을 채택하고 있는 추세다. 이미 미국 일부 주에서는 강제 법안이 시행되었고 유럽에선 이탈리아가 뒤를 따랐다. 백신 접종을 받지 않은 아동들은 다른 아동들에게 위험이 되므로 취학을 금지하는 법안이다. 다른 아이들을 위험에 빠뜨린다는 단순명료한 논리는 사람들의 동의를 얻기에 충분했다. 한국도 이에 동참할 가능성이 높다. 안아키 엄마들처럼 일탈을 일삼는 부모들 때문에 집단면역이 허물어질 수 있고, 공중 보건이 위협을 받으니 강제로라도 접종이 필요하다는 논리를 앞세울 것이다. 그래서 접종받지 않은 아동은 취학을 금지시키는 전체주의적 법치를 앞세울 것이다. 개인의 선택이나 자유가 제한되지만, 개인의 자유보다 더 중요한 공공의 이익을 위함이니 어쩔 수 없다. 미접종 아동들이 과연 집단면역에 위협이 되는

지에 대해선 앞선 '집단면역' 챕터에서 충분히 설명되었다.

무의식적으로 강제 접종을 지지하는 이들이 놓치고 있는 심각한 문제가 바로 전체주의다. 전체주의 혹은 집단주의는 개인보다 사회나 집단, 국가가 중요함을 강조한다. 개인은 전체의 이익을 위해 행동해야 하고 전체를 위해서는 개인의 자유나 선택이 제한될 수도 있다는 주의로, 개인주의와 반대되는 개념이다.

질문은 이것이다. 과연 사회가 무제한적인 힘을 갖고 개인에게 특정 의료 행위를 강요하거나 강제적으로 집행할 수 있느냐는 것이다. 사회적 공중 보건을 지키기 위해서는 강제 접종이 반드시 필요하고, 도덕적으로 전혀 문제가 없다고 여긴다면 전체주의다. 반면, 나 자신이나 자녀에게 어떠한 의료 행위를 선택하거나 거부할 권리가 있으며, 이러한 자유는 법적으로 보장받아야 한다고 여긴다면 개인주의다.

백신 강제 접종을 찬양하는 이들은 개인의 선택이 타인에게 영향을 끼칠 수 있으므로 개인의 상황이나 선택에 상관없이 누구나 접종을 받아야 한다고 주장한다. 반면, 강제 접종을 거부하는 이들은 본인들의 선택이 이론적으로 미래에 문제를 일으킬 수도 있다는 가능성에 머무르지만, 강제 접종 명령에 따를 경우 즉각적으로 영향을 받는다고 반박할 것이다. 백신이 부작용을 일으킨다는 점에 대해 서로 합의할 수 없는 것처럼, 백신이 없으면 반드시 질병이 확산된다는 점도 서로 합의될 수 없는 부분이다. 이미 오랜 기간 끝없이 이어져온 쟁점들이다.

집단주의적 사고방식이 지배하는 사회에선 원치 않는 의료 행위라 할지라도 폭력적으로 강제될 수 있다. 강제는 폭력을 의미하기 때문에 필연적이다. 그럴 경우 이미 피해는 발생한 것이다. 개인의 자유가 박탈되었기 때문이다. 하지만 전체주의는 이를 수용한다. 왜냐하면 그렇지 않을 경우 더 나쁜 일이 발생할 수도 있다는 가능성이 존재하기 때문이다.

전체주의는 수많은 개인들의 의견이나 자유로운 생각을 관리하는 일이 불가능하기 때문에 전면에 내세우는 것이 한 가지 있다. 법과 명령 앞에 복종할 것을 강조한다. 개인이 본인의 상황에 따른 세부적인 상황을 논하려는 시도는 사회적 집중력을 분산시키는 골칫거리로 간주된다. 그런 개인이 늘어나면 국가의 위협으로 여긴다. 전체주의는 수백, 수천만 명의 서로 연결된 개인들이 효율적으로 개인적 의사 결정을 내리는 복잡성을 용납하지 못한다. 그 때문에 법령을 따르지 않는 개인에 대해 폭력적 강압을 가하는 것이다.

사회주의와 공산주의가 이렇게 태어났다. 파시즘과 나치즘 역시 대표적인 전체주의다. 다양한 종류의 전체주의가 존재해왔지만 모두 수백만 명의 희생자를 내는 원인이 되고 말았다. 물론 처음부터 그렇게 시작한 것은 아니었다. 모든 전체주의는 좋은 의도로 시작되었다. 모든 전체주의는 인류애 넘치는 이들이 국가나 민족 전체를 위한 최고의 통치 시스템을 도모하면서 탄생했다. 하지만 효율적으로 시스템을 운영하고 관리하는 과정에서 법질서에 집착하게 된 것이다. 법질서가 그 무엇보다 높은 가치가 되었다. 심지어 대규모 학살이 필요하다면 기꺼이 대가를 치렀다. "사회 전체와 국가의 안보를 지킬 수만 있다면 수십만 명의 희생쯤이야……."

강제 접종을 지지하는 이들은 자연스럽게 전체주의를 받아들인 것이다. 아니, 받아들인 것이 아니라 전체주의는 오랫동안 한국민의 사상 속에 자리 잡고 있었다. 일제 강점기를 지나 독재 시대를 지나면서 자연스럽게 학습되었다. 명령에 죽고 사는 군대 문화가 법질서를 잘 따르는 국민들을 키워낸 것이다. 백신 강제 접종을 지지하고, 안아키를 비난하는 이들 대부분은 집단면역의 복잡함을 이해하는 이들이 아니다. 그냥 들은 대로 받아들였고, 그렇지 않으면 질병이 확산될 수도 있다는 공포 마케팅에 넘어간 이들이다. 백신의 실효성이 어느 정도인지도 모르고, 자폐증을 유발할 만한 유전적 소인이 무엇인지도 모른다. 하지만 꼭 뭘 알아야만 큰소리치는 것은 아니다. 잘 몰라도 얼마든지 큰소리칠 수 있고 오히려 목소리만 더 크다. 보수단체 회원들을 보라. 그들에겐 이슈에 얽힌 복잡한 세부 사항을 이해하는 것이 중요한 것이 아니다. 그냥 법질서를 지키고 복종하는 것이 중요할 뿐이다.

그들이 악해서 그런 것도 아니다. 제약 회사 CEO들이 악해서 그런 것이 아닌 것처럼. 만약 정말로 악해서 그런다면 이 문제는 오히려 쉽게 해결될 수 있을 것이다. 그렇지 않은 것이 문제다. 인도주의적이고 연민 가득한 이들이 선한 의도로 학살을 자행한 사람 수가 그 어떤 악랄한 독재자가 학살한 사람 수보다도 더 많다. 그래서 위험하다. 너무나 올바른 일처럼 보이기 때문이다. 전체주의적 발상에 빠져 있다 보면, 전체주의가 사회를 이롭게 할 것이라는 확신이 서기 마련이다.

그 때문에 어떤 경우에도 개인의 자유를 보장하는 것을 지지해야 한다. 이를 위해 싸워야 한다. 동의하지 않는 내용이라도 개인의 자유를 보장하는 쪽의 손을 들어주어야 한다. 정부 정책을 평가할 때도 같은 질문을 던져야 한다. 개인의 자유를 확대하는 정책인가? 아니면 억압하는 정책인가? 그렇게 해서 유럽과 미국이 발전해왔다. 우리나라도 많이 늦었지만 그런 방향으로 나아가고 있지 않은가? 박애주의적인 정부 정책이나 섬세한 법률이 필요한 것이 아니다. 오히려 그러한 간섭이 없는 상태, 바꿔 말하면 개인의 자유가 확대되면서 민주주의는 발전해왔다.

백신 강제 접종은 시작에 불과하다. "전염병에 걸리지 않으려면 모두 다 백신 접종을 받아야 한다"는 단순한 메시지가 한발 더 나아가면 이런 상황이 될 것이다.

"항생제를 복용하라. 사회 전체의 건강을 위해!"

"항우울제를 복용하라! 사회 전체의 정신 건강을 위해!"

"아이들에게 분유를 먹여라. 모유는 수준 미달이기 때문에!"

이 기사는 검열…… 이 노래는 금지곡…….

전체주의자들은 쉽게 언론을 장악할 수 있다. 사람들의 생각을 조종할 수 있다. 이미 안아키 사태에서 보여줬다. 안아키 사태가 터지기 6개월 전인 2016년 겨울, 수두 백신 사태가 발생했다. 국가 필수 예방접종 항목으로 지정돼 영유아기에 누구나 맞아야 하는 수두 백신의 절반가량이 전혀 효과가 없는 엉터리로 드러난 것이다. 경제적으로 따지면 125억 원의 혈세가 낭비되었다.

안아키와 비교했을 때 어떤 것이 더 큰 뉴스인가?

하지만 수두 백신 사건은 언론에서도 조용했고 별다른 이슈가 되지도 않았다. 안아키 소식에 분노하던 이들이 이 뉴스를 접했더라도 덜 흥분했을 것이다. 엉터리 수두 백신의 가장 큰 피해자는 누구인가? 접종받은 아동들이 1차 피해자지만 가장 큰 피해자는 이를 믿고 접종한 의사들이다. 가장 분노해야 할 단체는 어디일까? 아마 의사협회일 것이다. 저탄고지 식단에 대해서도 5개 의학회가 성명을 내고, 안아키 사태에 대해서도 발 빠르고 호기롭게 성명을 발표한 대한의사협회가 엉터리 수두 백신과 관련해서는 한마디 말도 없었다. 소아과 의사들이 수두 백신 제조사를 소송했다는 기사도 본 적이 없다.

놀랍게도 엉터리 수두 백신을 맞고도 집단면역은 잘 유지되었다. 수두 발병은 늘었으나 대한민국에서 수두는 치명적인 질병이 아니라는 것을 확인시켜줬다. 누차 강조하지만 홍역이나 수두 백신 접종을 중단하면 질병이 어느 정도 확산될 것은 분명하다. 하지만 한국이나 미국에서 이들 질병의 발병률이나 사망률은 시에라리온이나 방글라데시와는 다르다. 이미 백신이 개발되기 이전에 발병률과 사망률이 감소하던 질병들이다. 그런 이유로 일본은 수두 백신을 발명한 나라지만 수두 백신을 기본 접종에 포함시키지 않고 있다. 대부분의 유럽 국가들도 수두 백신을 권장하지 않는다. 그런데 우리나라는 뒤늦게 2005년에 이르러서야 느닷없이 수두 백신이 국가 예방접종으로 지정되었다. 어떤 기준에 의한 결정이었을까? 전혀 불편하지 않은가? 과연 수두 백신을 국가 예방접종에 계속 포함시켜야 할지 검토해봐야 될 일이다. 자유로운 사상이 보장된 사회라면 이러한 재검토 논의가 이루어질 것이다. 많은 의견들이 오갈 것이다. 분노하고 윽박지르며 싸우기 전에.

하지만 모두가 이런 분위기를 원하는 것은 아니다. 자유롭게 생각하고 자유의 확대를 원하는 개인들은 전체주의자들에게 홍역이나 수두보다 훨씬 더 큰 위협으로 여겨지고 있기 때문이다.

이제는 건강 주권을 회복할 때

가면 갈수록 세상이 뭔가 잘못되어도 단단히 잘못되었음을 느낀다. 건강에 관한 자료들을 찾아보고, 생협 같은 곳에서 장을 보며 유기농 음식을 고집하고, 화학 섬유세제나 식기세척제를 피하면서 자연주의적 삶을 고집하면 주변에서 "유난 떤다"고 핀잔을 준다. 건강염려증 환자 취급을 당하기 십상이다. 반면, 패스트푸드와 편의점 음식으로 끼니를 때우고 운동은 전혀 안 하고 사는 것에 대해선 아무도 뭐라고 하지 않는다. 자동차나 집은 재정이 감당할 수 있는 최대 수준으로 장만해 허덕거리면서도, 유기농은 비싸다고 느껴져 얼른 손이 안 간다. 우리의 가치관이 어디에 있는지 정확히 알려주는 현상이다.

누구나 다 그러고 살지 않느냐고 자위할 수 있다. 하지만 흔하다고 해서 흔한 것이 정상은 아니다. 현재 돌아가는 상황을 정확히 이해하고 있다면 일부러 애써가며 건강을 지키기 위해 노력하는 것이 정상이다. 맞다. 아는 게 병이다. 모르는 게 약이라는 말이 딱 어울리는 시대를 살고 있다. 노이로제에 걸려도 전혀 이상할 게 없을 정도로 환경은 오염되어 있고 먹거리의 위협은 심각한 상황이다. 스스로의 노력 없이 당뇨나 고혈압, 콜레스테롤 등의 만성적인 대사 질환을 의사 처방대로 약만 잘 챙겨 먹으면서 음식이나 생활 습관을 돌아보지 않는 것이 정상은 아니다.

해가 갈수록 암 환자들이 늘어나고 당뇨와 고혈압 환자들이 급증하고 비만 환자가 늘어난다. 한국과 미국 모두 암 발병률이 출산율을 앞질렀다. 이런 현상을 보면서도 대부분의 사람들이 그냥 그런가 보다 하고 살아간다. 속 시원한 설명이 없지만 괜찮다. 관심이 없으니까. 그런 일이 있는지조차 모르는 경우가 대부분이다. 왜 이렇게 되었을까 한 번쯤은 깊이 생각해보는 것도 괜찮다. 아니, 생각 좀 하고 살자. 특히 나 자신이나 가족의 건강 문제라면 더욱 그래야 한다. 하지만 사람들은 1초의 망설임도 없이 "나이 들면 어쩔 수 없다"라든가, "유전이라 어쩔 수 없다"는 식의 결론을 내린다. 나 자신의 문제임에도 불구하고 여전히 관심은 다른 데 가 있다. 왜? 정부 보건 당국과 병원에서 알아서 잘해줄 테니까! 그들이 할 일이니까! 믿음이 크다.

어른뿐만 아니라 아이들이 자라면서 이래저래 아픈 게 정상이라고 여기는 시대에 살고 있다. 아이들의 질병과 건강 문제가 젊은 엄마들 일상의 평범한 대화가 되었다.

• 미국 아동의 3명 중 1명이 과체중이다.

- 6명 중 1명이 학습 장애
- 9명 중 1명이 천식
- 10명 중 1명이 주의력 결핍 과잉 행동 장애(ADHD)
- 12명 중 1명이 음식 알레르기
- 20명 중 1명이 간질, 발작
- 68명 중 1명이 자폐 혹은 자폐 스펙트럼 장애를 앓고 있다.

한국도 별다르지 않다. 무섭게 따라가고 있거나 이미 추월했다. 전체 아동의 절반이 한 가지 이상의 만성 질환을 갖고 살아간다. 이런 것들이 정상 혹은 평균으로 받아들여지는 시대에 살고 있다.

더 무서운 것은 아무리 그래도 사람들은 여전히 별생각 없이 살고 있다는 점이다. 깊이 생각해보지도 않고, 질문하지도 않으며, 알아보려는 노력조차 하지 않는다. 한눈파는 사이에 GMO 식품은 식탁을 완전히 점령했고, 아이들 백신 접종 가짓수도 슬금슬금 늘어만 가고, 새로운 식품첨가물들이 추가되지만 그런 일이 있는지도 모르고, 그런 것들이 우리 삶에 중요한 문제들인지 인식조차 못한 채 살아가고 있다. 마트에서 파는 것들은 아무거나 사서 아이들에게 먹이고, 병원과 약국에서 아무렇지도 않게 이런저런 약들을 지어다 먹이면서 역사상 건강 상태가 가장 형편없는 세대를 만들어냈다. 개선해보자는 엄마들이 오히려 건강염려증 환자로 내몰리는 세상이다. 건강에 대한 관심이 아이들 학원, 입시에 대한 관심에 밀린다. 훌륭하게 기능하는 몸을 망가뜨려놓고 다시 고치려 하는 노력이 건강을 유지하는 노력보다 열 배는 힘들다고 본다. 그래서 대부분 회복하지 못하는 것이다.

건강을 되찾고 싶다면 건강 주권부터 먼저 회복해야 한다. 그러려면 부모들이 아이들을 위해 일어서고 환자들이 스스로 일어서는 수밖에 없다. 지금의 대유행병을 만들어낸 식품 산업, 의료·제약 산업에 요구해야 한다. 소비자로서 당당하게 도전하고 질문해야 한다. 그런데 뭘 알아야 질문을 하고 요구할 것 아닌가? 안타깝게도 대다수 사람들이 단잠에 빠져 있다. 소비자들은 말 그대로 소비되는 존재에 불과하다. 기업이 마케팅과 가격으로 얼마든지 농락할 수 있는 가벼운 상대들이다. 소비자들의 관심은 각기 다른 곳에 분산되어 있기 때문에 합쳐진 힘을 내기 어렵다. 큰 힘을 발휘하지 못한다. 불매운동의 성공 사례가 거의 없는 이유다. 내 건강, 내 가족들의 건강이나 지키는 수밖에 없는데 그조차 허락되지 않는 사회로 흘러가고 있다. 건강은 이제 말 그대로 지켜야 할 대상이다.

"내 건강은 내가 지킨다."

어디서 들어본 듯한 구호다. 누가 들어도 맞는 말이니, 흠 잡을 것도 없고 왠지 자연스럽다. 하지만 현실은 "내 건강은 의사가 지킨다"는 식이다. 혹은 "내 건강은 정부 보건 당국이 지킨다"는 믿음 속에 살아가고 있다. 이 얼마나 부자연스러운 말인가? 내 건강에 대한 책임은 나에게 있지, 의사에게 있는 것이 아니다. 하물며 정부에 있을까? 정부는 세금 수입도 신경 써야 하고 경제 논리도 따지다 보니 경마 사업과 카지노를 운영하고 전매 사업으로 담배를 판매하기도 한다. 이해관계가 복잡하게 얽혀 있는 정부 당국에 건강 문제를 전적으로 믿고 맡기기에는 무리가 따를 수밖에 없다. 또한 정부도 정부 나름이다. 유전자 조작 작물의 재배와 수입 자체를 원천적으로 봉쇄하는 국가가 있는가 하면, 무분별하게 전면 수입을 개방하는 나라도 있다. 국가와 정부마다 가치관의 차이가 있기 마련이고, 그 국가의 가치관이 개인의 가치관과 충돌할 수도 있다.

따라서 결론을 내리자면 건강 문제는 어디까지나 개인의 몫이다.

내 꿈은 80세에 손자 손녀들과 로키산맥을 오르는 것이다. 그러려면 지금 중년의 시기가 중요하다. 얼마나 오래 젊음을 유지할 것인가? 어떻게 중년의 시기를 보내는가가 결정짓는다. 예외는 없다. 이제는 더 이상 수명이 문제가 아니다. 삶 속에서 건강하게 보낸 기간이 얼마나 길었느냐가 더 중요하다. 80세가 넘어서도 넘치는 기력으로 로키산맥을 오를 수 있고, 치매나 관절염 등으로 양로원에 누워 지낼 수도 있다. 그 운명을 가르는 것은 무엇일까? 의료 기술의 발달일까? 타고난 유전일까? 아니다. 노년기의 건강은 어쩌다 뚝 떨어지는 행운이 아니고 타고난 팔자가 아니다. 어떻게 살았는가 하는 문제다. 일찍부터 건강을 챙기고 그 건강을 얼마나 유지하느냐에 달려 있다. 이미 중년을 넘겼다고 해서 포기할 필요는 없다.

"나무 심기에 가장 좋은 때는 20년 전이었다. 그다음 좋은 때는 바로 오늘이다."

공자님 말씀이다. 너무 늦은 사람은 없다.

그동안 많은 환자들을 관찰한 결과, 아직까지는 질병을 그냥 운이 없었던 결과로 받아들이는 이들이 더 많았다. 세월과 함께 질병의 수가 늘어감에 따라 처방약의 가짓수도 늘려가며 고달픈 노년기를 맞는 이들이 대부분인데, 만약 그들에게 선택의 여지가 있었다면 그런 삶을 선택했을 환자는 없을 거라고 본다. 이유는 몰랐기 때문이다. 믿었기 때문이다. 적어도 올바른 정보를 가지면 본인의 선택이니 덜 억울할 수 있다. 하지만 잘못된 정보에 속아서 그렇다면 억울한 인생들이 너무 많다. 지금까지 건강하지 못했다면 당신의 책임이 아니다. 하지만 이 책을 읽고 난 후에는 독자 여러분들의 책임이다.

질병의 문제를 다르게 접근하는 삶의 방법에 초대를 받았으니, 직접 시도해보고 경험해보시라. 그 경험으로 그동안의 믿음에 변화가 생기고, 그로 인해 삶이 바뀐다면, 얼마든지 건강하고 충만한 인생을 살아낼 수 있다. 삶의 지평을 넓힐 수 있다.

환자 혁명

초판 1쇄 발행 | 2017년 11월 11일
초판 52쇄 발행 | 2024년 9월 30일

지은이 | 조한경
발행인 | 김태진, 승영란
편집주간 | 김태정
마케팅 | 함송이
경영지원 | 이보혜
디자인 | 여상우
출력 | 블루엔
인쇄 | 다라니인쇄
제본 | 경문제책사
펴낸 곳 | 에디터
주소 | 서울특별시 마포구 만리재로 80 예담빌딩 6층
전화 | 02-753-2700, 2778 팩스 | 02-753-2779
출판등록 | 1991년 6월 18일 제313-1991-74호

값 15,000원
ISBN 978-89-6744-179-1 03510

ⓒ 조한경, 2017